ANATOMY OF FITNESS

코어 운동 교과서

3D 그림으로 보는 코어 피트니스 아나토미

ANATOMY OF FITNESS

코어 운동 교과서

3D 그림으로 보는 코어 피트니스 아나토미

홀리스 랜스 리브만 지음

현명기 감수

도서출판 프로제
부산광역시 수영구 광남로 160-1
두원빌딩 2층 [48284]
051-755-3343

초판 1쇄 발행일 2019년 1월 14일
1판 1쇄 발행일 2019년 1월 17일
발행인: 김영두
지은이: 홀리스 랜스 리브만
옮긴이: 이지애
해부학 감수: 현명기
마케팅: 이영옥
모델: 코리 코헨
일러스트레이터: 헥터 아이자
사진: 조나단 콘클린 포토그래피 주식회사
리터칭: 마요카 디자인

ISBN: 979-11-86220-37-5

이 책의 한국어판은 저작권사와의 독점 계약으로 프로제에 있습니다.
저작권법에 의해 한국 내에서 보호를 받는 저작물이므로 무단전재와 복제를 금합니다.

Copyright © Hinkler Books Pty Ltd 2013 코어
Printed and bound in Korea

항상 각각의 동작을 시작하기 전에 준비 운동을 하도록 하십시오. 또 운동을 통한 다이어트를 시작하기 전에는 의사 또는 운동 전문가와 상의를 하시기를 권장합니다. 이 책에서 설명하는 운동을 하다가 발생할 수 있는 부상이나 어떠한 피해에 대해 출판사는 아무런 책임이 없음을 밝혀 둡니다.

차 례

코어의 이해. 8
집에서 운동하기. 14
코어에 영양분 공급하기. 16
인체 해부도. 20

워밍업
바로 누운 허리 스트레칭 24
옆구리 스트레칭 25
하프 닐링 로테이션 26

코어 안정화 운동
플랭크 30
플랭크 업 32
사이드 플랭크. 34
리치 언더 사이드 플랭크 36
밴드 로우 사이드 플랭크 38
파이어 하이드런트 인 아웃 40
T 스태빌리제이션 42
짐볼을 이용한 아토믹 푸시업 44
짐볼 파이크 46
짐볼 잭나이프 48
짐볼 레터럴 롤 50
짐볼 롤아웃 52
짐볼 하이퍼익스텐션 54
마운틴 클라이머 56
스쿼트 58
메디신 볼 스쿼트를 응용한 프레스. 60
밸런스 푸시업. 62
짐볼 위 무릎 앉기 64
메디신 볼 어깨 위로 던지기 66
짐볼 스플릿 스쿼트 68
짐볼에 엎드려서 하는 어깨 외회전 운동 70
짐볼에 앉아서 하는 어깨 외회전 운동 72
메디신 볼 워크 오버 74
짐볼 밴드 플라이. 76

짐볼 워크 어라운드 78
짐볼 위에서 메디신 볼 들어올리기 80
사이드 런지와 프레스 82
엉덩이 교차하기 84
엉덩이 올리기 86
짐볼 위에서 엉덩이 올리기 88
짐볼 브릿지 90
스티프 레그드 데드리프트 92
한 다리로 낮게 서 있기 94

코어 강화운동

싯업 98
누웠다 일어나 무릎 닿기 100
한 팔 싯업 102
메디신 볼 싯업 104
크런치 106
자전거 자세 크런치 108
메디신 볼로 하는 대각선 크런치 110
짐볼 옆구리 크런치 112
V업 114
짐볼 크런치 116
리버스 크런치 118
메디신 볼 크게 회전하기 120
메디신 볼 슬램 122
밴드로 하는 무릎 자세 크런치 124
한 팔 밴드 당기기 126
펭귄 크런치 128
밴드를 이용한 우드 찹 130
짐볼을 이용한 우드 찹 132
서서하는 메디신 볼 러시안 트위스트 134
앉아서 하는 짐볼 러시안 트위스트 136
짐볼 러시안 트위스트 138
짐볼 위에서 하는 다리 교차해서 올리기 140
다리 올리기 142

옆으로 다리 올리기 144
톱 자세 146
옆구리 내리기 148
버티컬 레그 크런치 150
밴드 롤 다운 트위스트 152
굿모닝 154
슈퍼맨 156

쿨 다운
등 올리기 스트레칭 160
아기 자세 161
짐볼 위에서 하는 복부 스트레칭 162

다양한 운동 프로그램
초급 운동 166
50세 이상을 위한 운동 166
상복부 운동 168
하복부 운동 168
종합 운동 170
스포츠 운동 172
워리어 운동 174
비키니 몸매 운동 176
밸런스와 자세 운동 176
강화 운동 178

마치며 180
용어 해설 182
포토 인덱스 186
저자 및 감수자 소개 192

코어의 이해

지난 십 년 동안 코어(core) 운동이 크게 유행했습니다. 그러나 코어 바로 알기는 더 이상 일시적인 유행이 아닙니다. 건강한 몸을 만드는 핵심은 강력하고 안정적인 코어의 중요성을 인지하는 것입니다.

요즘에는 피트니스를 열심히 하는 많은 분들이 코어란 말을 너무 자주 사용해서 오히려 코어의 진정한 의미를 파악하기가 어려워졌습니다. 복근 강화를 원하는 주부들부터 더 강력하고 정확한 백핸드 스윙을 하기 위해 노력하는 주말 테니스 광, 또는 단순히 허리 통증이 좀 사라지기를 원하는 사무직 중역까지 모두 코어에 대해 얘기하죠. 또 자세를 개선하거나 날씬하고 탄탄한 몸매를 갖길 원하는 분들에게도 "코어 운동"이 큰 화제가 되고 있습니다.

코어란 무엇인가?

코어는 몸통 부분에 있는 허리, 복부, 엉덩이 근육계로 구성되어 있습니다. 이 근육들이 함께 작용하여 우리 몸을 지탱하고 움직입니다. 각 방향으로 몸을 움직일 때도 이 코어 근육을 사용합니다.

주요한 코어 근육은 척추 굴근, 척추 신근, 엉덩이 굴근과 엉덩이 신근입니다. 척추 굴근은 전복(前腹)으로도 불리는데 보통 영어로는 "앱스(abs)"로 불리는 근육군(群)이죠.

복부 군은 복직근(腹直筋)과 복횡근(腹橫筋), 그리고 내사근(內斜筋), 외사근(外斜筋)으로 이뤄져 있습니다. 보통 "식스팩"이라 불리는 복직극은 탄력있는 윗배와 아랫배를 만들 뿐 아니라 척추를 안정적으로 유지하며 몸통을 좌우로 움직이거나 돌리는 역할을 합니다.

후복근이라고도 부르는 척추 신근에는 기립근, 요방형근(腰方形筋), 다열근이 있습니다. 크리스마스 트리 모양의 기립근은 근육군으로 요추에서 경추까지 걸쳐 있는 힘줄입니다. 기립근은 척추의 움직임과 안정성을 담당하죠.

엉덩이 굴근에는 장요근(腸腰筋), 대퇴직근(大腿直筋), 봉공근(縫工筋), 대퇴근막장근(大腿筋膜張筋), 치골근(恥骨筋), 장내전근(腸內轉勤), 단내전근(短內轉筋), 박근(薄筋)이 있습니다. 엉덩이 신근은 대퇴이두근(大腿二頭筋), 반건양근(半腱樣筋), 반막근(半膜筋)으로 구성된 대둔근(大臀筋)과 슬건(膝腱)으로 이뤄졌죠. 엉덩이 굴근과 신근은 엉덩이의 움직임을 지탱하는 동시에 굽히고 필 수 있게 합니다. 코어 근육이라는 힘의 발전소에서 일종의 토대 역할을 하는 셈이죠.

강력한 코어는 몸을 건강하게 하고 기능적으로 잘 움직이도록 유지해줍니다. 요즘에는 미끈하게 보기 좋은 복부를 만들기 위해 효과 빠른 다이어트와 운동 도구 혹은 시술까지 찾는 분들이 많습니다. 그러나 오랫동안 지속되는 진짜 복근을 얻고 싶다면 건강한 다이어트를 하면서 이 근육군을 힘 있고 유연하게 만드는 코어 운동을 해야 합니다.

강력한 코어는 강한 신체다

날씬하고 탄력 있는 코어를 유지하면 미적인 효과 외에도 중요한 기능상의 장점을 얻을 수 있습니다. 허리 통증이 완화되고 균형이 개선되며 몸이 똑바로 펴져서 키가 커 보이게 됩니다. 이런 자신의 모습을 상상해 보세요. 무거운 물건도 힘 들이지 않고 척척 들 수 있습니다. 또한 강력한 코어는 나이가 많으신 분들도 일상적인 동작을 쉽게 할 수 있게 합니다. 요컨대 코어 운동은 육체가 최상의 상태에서 활동할 수 있도록 유지해주는 보증서입니다.

강력한 코어를 유지함으로써 보조 근육도 최적의 지원을 받을 수 있습니다. 실제로 코어는 활동의 중심이기 때문에 어떤 근육을 사용하든 함께 움직입니다. 팔뚝 운동을 한 후 복부가 꽤 당기는 경험을 한 적이 있나요? 이 역시 코어 근육이 사용되었기 때문입니다.

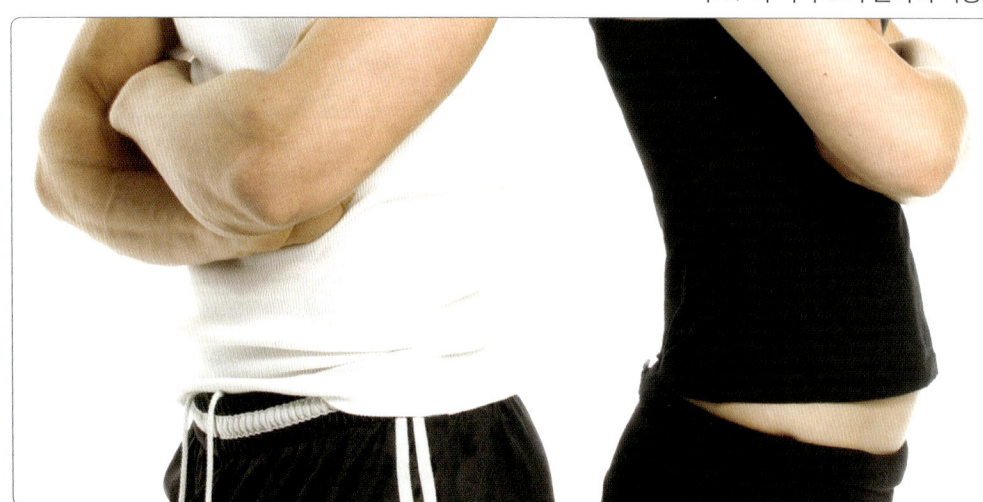

작은 근육계의 장점

코어 근육은 가슴이나 팔 근육처럼 크기를 키우기 위해 운동하는 근육계와는 달리 크기를 줄이기 위해 운동하는 유일한 근육계입니다. 코어 운동을 하면 미끈하고 정리된 복부뿐만 아니라 기능상으로 건강한 코어를 갖게 됩니다. 모든 동작을 잘 순환하고 수축하며 지탱할 수 있게 되는 것입니다.

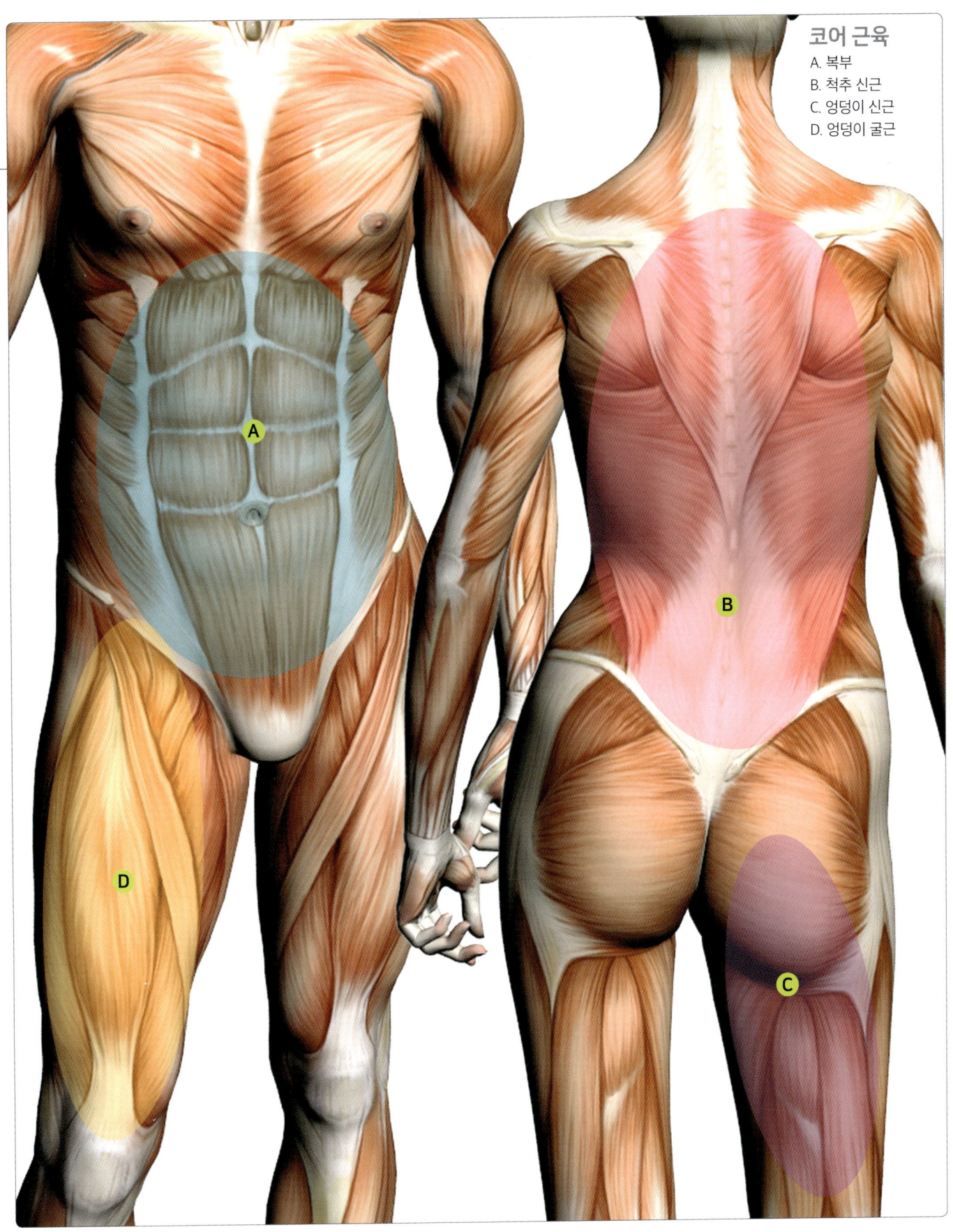

코어는 힘의 발전소

코어는 기능적인 모든 활동에서 지주 역할을 하며 끊임없이 다른 근육군을 돕습니다. 바닥에 물건을 집기 위해 무릎을 굽히고 앉을 때, 코어 근육은 그 수직적인 동작의 통합성을 유지하는 데 쓰입니다. 머리 위로 물건을 들어올리는 데는 주로 삼각근과 삼두근이 쓰이는데, 코어 근육 역시 몸을 지탱하고 균형을 잡기 위해 사용됩니다. 들어올릴 동안 몸통이 고정돼 있도록 말이죠. 코어 근육의 작용 없이 몸통을 바로 세우는 것은 거의 불가능합니다. 만약 앞선 동작에서 코어 근육의 보조가 없다면 척수가 압박되어 매우 힘들고 위험해질 겁니다.

코어는 모든 근육 운동을 시작하기 위한 중앙 발전소 역할을 합니다. 우리가 떨어진 물건을 주울 수 있는 것 또한 코어 근육이 사두근과 둔근(臀筋)이 동시에 작용하고 몸을 수축하여 자세를 똑바로 유지하도록 돕기 때문입니다. 운동을 하거나 단순한 일상의 업무를 수행하는 데도 코어 근육은 꼭 필요합니다. 코어의 도움 없이 근육을 수축하는 것은 플러그를 꽂지 않은 채 TV를 켜는 것과 같지요.

코어 운동의 기초

코어 운동은 기본적으로 몸을 통합된 전체로 다룹니다. 이 책에 실린 운동 중 일부는 몸의 한 부분을 더 강화시키는 효과가 있기는 하지만 목표는 어디까지나 몸 전체에 걸쳐 근육의 기능을 강화하고 몸 상태를 안정적으로 개선하는 것입니다.

여러분은 매일 코어 근육에 의지하고 있습니다. 일상에서 이두박근이 수축하거나 벤치 프레스를 할 때처럼 팔을 최대한 올릴 일은 거의 없지만 바닥의 물건을 주운 후 상체를 돌려 다시 내려놓는 일은 흔하지요. 이 동작은 하나의 분리된 근육의 힘이 아닌 코어를 포함한 근육군의 협력으로 진행됩니다.

중립 자세

중립 척추 또는 중립 위치로도 알려진 중립 자세는 코어 운동의 핵심 요소입니다.

따라서 코어 운동 요법을 시작하기 전에 먼저 중립 자세가 무엇인지 이해할 필요가 있습니다. 중립 자세는 동작을 시작하기에 가장 효율적인 자세로 코어 근육의 바른 위치를 찾아서 강화하는 효과가 있습니다. 이 자세를 취하면 척추가 끝에서부터 바르게 정렬됩니다. 원래 척추는 일자로 되어 있지 않고 목과 등, 허리를 걸쳐 곡선을 이룹니다. 이런 구조는 척추에 압박과 부담이 가는 것을 막아주는데 골반이 기울어져 있다면 척추 역시 비틀리게 됩니다. 골반을 조정하면 척추 역시 정렬이 됩니다.

골반을 뒤로 돌리면 허리의 곡선이 늘어나는 것을 알게 될 겁니다. 앞으로 돌리면 줄어들게 되죠.

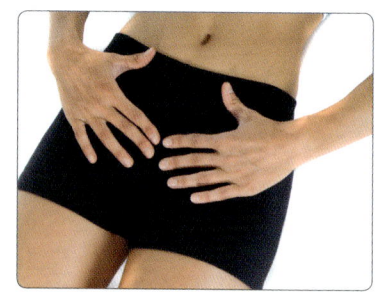

중립 자세를 하려면 똑바로 누워서 엄지를 엉덩이뼈에 놓고 나머지 손가락은 치골(다리 사이의 뼈)에 둬 삼각형을 만듭니다. 중립 자세에서는 모든 뼈가 튀어나오거나 한쪽으로 돌아가는 일이 없이 평평하게 정렬됩니다. 엎드려서 중립 위치를 찾을 때는 등이 약간 납작해질 때까지 치골을 운동 매트에 대고 누르거나 배를 살짝 듭니다. 턱을 당겨서 이마는 매트에 두세요.

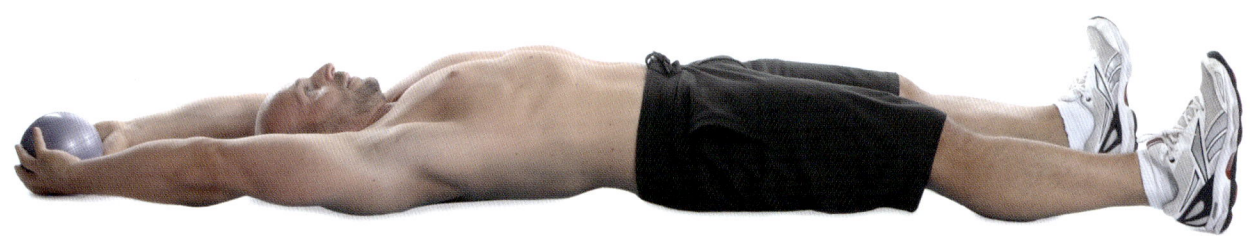

코어 운동의 세 가지 핵심

코어 운동을 성공적으로 수행하기 위한 핵심은 호흡, 자세, 스피드입니다. 이 세 가지의 요소를 굳건히 지키면 코어 근육이 효과적으로 발달하게 됩니다.

다만 쉼 없이 반복하는 것은 권유하지도 않고, 필요하지도 않습니다. 정해진 세트를 수행하는 것만으로도 충분히 강도 높은 근육 운동을 할 수 있습니다.

코어 테스트

우리는 보통 앉을 때 바른 자세를 유지하기 위해 의자의 등받이 같은 인공적인 도움에 의지하곤 합니다. 하지만 이런 인공적인 요인들이 척추가 약해지고 복부에 탄력이 없어지는 주요 원인이 되기도 합니다. 코어를 쓰지 않은 채 구부정해진 척추가 아파올 때까지 앉아서 보냈던 그 긴 시간들을 생각해 봅시다. 만약 사무직으로 일한다면 운동을 통해 코어를 시험해 봄으로써 큰 효과를 볼 수 있습니다. 근무 환경에 약간의 장비를 추가해서 피트니스 시간을 늘릴 수도 있겠지요.

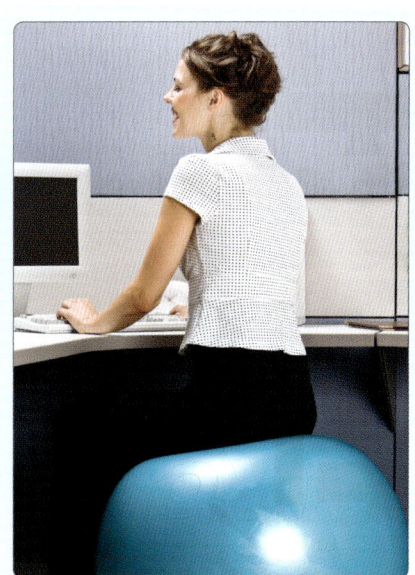

평소에 책상 앞에서 긴 시간을 보낸다면 사무실 의자를 짐볼로 바꿔보세요. 짐볼 위에 앉아 균형을 맞추려 노력 하는 동안 미세한 자세 맞춤을 계속하게 될 텐데 이것이 코어에 크게 작용합니다. 요즘에는 제조사들이 아예 균형을 잡는 용도로 쓰이는 공 의자도 제작하고 있다고 합니다.

호흡

호흡 속도는 자연스럽고 일정하게 유지하세요. 근육 스트레칭을 하며 두 번 깊은 들숨을 쉽니다. 들숨은 화살을 쏘기 전에 대에서 화살을 잡아당기는 것과 같습니다. 그런 다음 화살을 쏘는 동작처럼 힘껏 들이마셨다가 천천히 내쉽니다. 운동의 최고조에서는 잠깐 숨을 참은 후 마치는 것을 목표로 하세요. 운동이 최고조에 이르렀을 때는 잠깐 숨을 참고 마무리하면 됩니다.

자세

자세는 효과적인 코어 운동에서 매우 중요합니다. 모든 운동에는 올바른 시작 위치와 동작의 경로, 행동이 있어요. 운동의 순서를 꼼꼼히 읽으면서 이 세 가지를 생각해 보세요. 그리고 각 단계를 조절하며 정확하게 수행 하도록 천천히 해 봅니다. 반복해서 운동하는 내내 자세를 조절하면 보다 쉽게 동작을 할 수 있고 힘과 체력, 유연성이 발달합니다.

속도

운동은 지나치게 서두르거나 느려지지 않도록 적절한 페이스를 유지해야 합니다. 올바른 자세를 유지하면서 나에게 맞는 속도를 택해서 세트를 반복하는 동안 지속합니다. 원래 인간의 본성은 고통을 피하게 되어 있습니다. 짐에서 운동하는 사람들 중에 많은 이들이 낮은 강도나 제한된 동작으로 과도한 횟수의 운동을 하는 것도 이런 이유에서입니다. 하지만 근육의 모든 부위에 집중해서 최고치로 수축하도록 몇 개의 세트 동작을 잘 수행하는 것이 너무 많은 동작을 전부 수행하는 것보다 훨씬 효과적입니다.

운동을 할 때마다 최선을 다하세요. 짐에 다니면서 싯업을 천 번이나 한다고 자랑하는 사람이 있는데 그중 코어 운동에 효과가 있는 것은 기껏해야 백 개 정도뿐입니다. 지나치게 많이 반복해서 운동하면 속도와 탄성이 떨어진다는 문제는 제외하더라도 보통 목과 허리에 부담이 커지기 마련입니다. 최적의 성과를 위해 수축과 압박보다 근육을 늘리는 것을 목표로 하세요.

워밍업에서 쿨 다운까지

근육이 차갑게 식은 상태면 혹사하게 되어 늘어나거나 찢어지기 쉽습니다. 그러므로 무슨 운동을 하든 먼저 근육을 좀 '녹이는 과정'이 필요합니다. 몸은 따뜻할 때 최적의 성능을 발휘하며 활동의 준비를 갖춥니다. 5-10분 정도 실내 자전거를 돌리거나 러닝머신 걷기 같은 심혈관 운동을 할 때에도 먼저 5분 스트레칭을 해줍시다. 이것만으로도 몸의 온도가 올라가 본격적인 운동을 시작할 준비를 갖추고 부상을 방지할 수 있습니다.

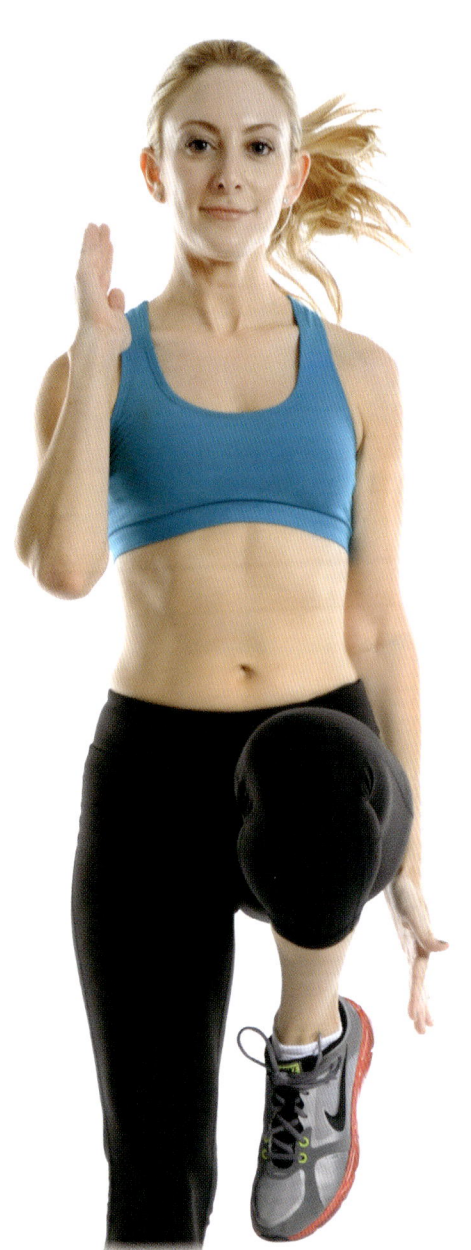

스트레칭은 특정한 근육의 유연성을 개선하고 근육의 운동 범위를 넓히는 데 효과가 있어서 탄탄한 근육 조직을 만들어줍니다. 이렇게 워밍업을 하고 코어 운동을 마쳤다면 이제는 쿨 다운을 할 차례입니다.

운동은 심박 수를 높이고 근육을 늘어나게 합니다. 운동을 마친 후 몇 분의 스트레칭이 포함된 쿨 다운 운동과 심근강화 운동을 하면 심박 수를 낮추고 운동의 부산물로 생산된 젖산이나 다른 독성을 없애는 데 도움이 되죠. 올바른 워밍업과 쿨 다운 운동은 짐 내외에서 장기간 운동을 하는 데 큰 도움이 됩니다.

코어의 안정화 및 코어 강화

이 책은 코어의 힘을 키우는 것과 안정시키는 것 양쪽에 중점을 두고 있습니다. 안정화 운동은 움직이는 동안 코어를 지탱하는 근육을 단련하는 효과가 있습니다. 또한 척추를 보호하는 역할을 하는 눈에 보이는 복부 근육을 다지는 데도 효과가 있죠. 코어 안정화 운동을 수행 하는 동안, 척추는 중립 위치에서 움직이지 않아야 합니다. 안정화 운동은 복부 근 조직은 선명하게 해줄 뿐만 아니라 코어의 기능을 개선하는 효과가 있습니다.

한편 코어 강화 운동은 코어에 직접적으로 작용하며 근육을 단련하는 동시에 힘과 지구력을 생성합니다. 이 운동들이 바로 복직근의 각 부분들이 두드러져 보이는 "식스팩"을 만드는 동작이에요. 코어 강화 운동은 보통 복부, 복횡근, 사근을 목표로 합니다. 그래서 이 운동을 하면 배 근육이 발달해 허리둘레가 점차 줄어들게 됩니다.

이 책의 사용법

각 장은 단계별로 나뉘는데 워밍업 스트레치와 코어 안정화 및 강화, 쿨 다운 과정으로 구성돼 있습니다. 각 장에는 동작에 관한 짧은 개요와 함께 동작을 시연하며 단계별로 알려주는 사진이 들어가 있습니다. 또 방법에 대한 팁과 핵심 근육에 주석을 단 해부도 포함되어 있습니다. 일부 운동에는 변형 동작이 있는데 이는 적용법을 설명하는 상자 글에서 소개하고 있습니다.

각 운동과 함께 목표 부위를 강조하고 난이도를 측정하며 평균운동 시간을 한 눈에 알려주는 짧은 안내문도 운동별로 디자인되어 있습니다. 마지막 범주는 주의사항 목록입니다. 목록에 있는 문제에 해당되는 경우라면 해당 운동은 피하는 것이 좋습니다.

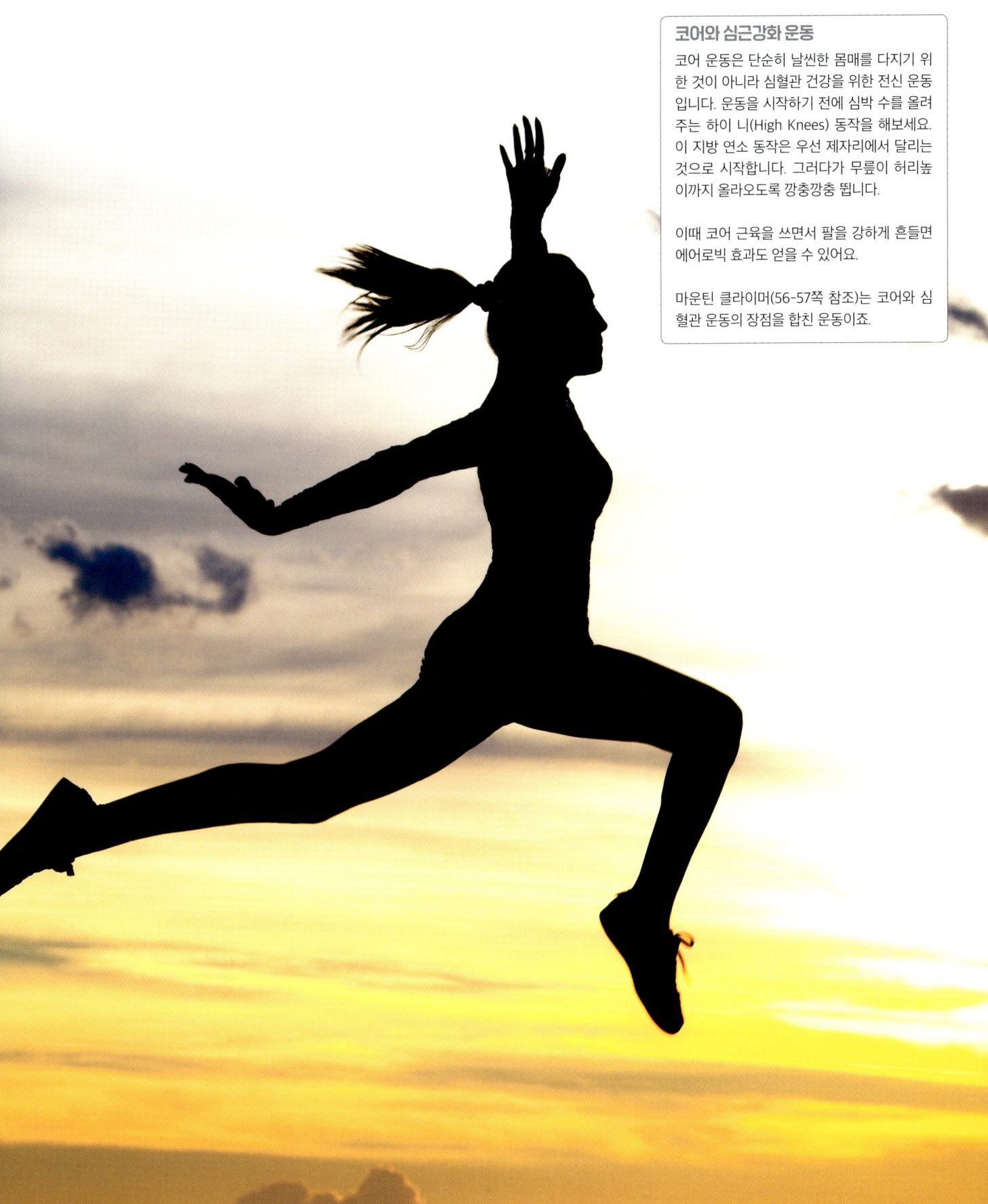

코어와 심근강화 운동

코어 운동은 단순히 날씬한 몸매를 다지기 위한 것이 아니라 심혈관 건강을 위한 전신 운동입니다. 운동을 시작하기 전에 심박 수를 올려주는 하이 니(High Knees) 동작을 해보세요. 이 지방 연소 동작은 우선 제자리에서 달리는 것으로 시작합니다. 그러다가 무릎이 허리높이까지 올라오도록 깡충깡충 뜁니다.

이때 코어 근육을 쓰면서 팔을 강하게 흔들면 에어로빅 효과도 얻을 수 있어요.

마운틴 클라이머(56-57쪽 참조)는 코어와 심혈관 운동의 장점을 합친 운동이죠.

집에서 운동하기

필요한 것은 정확한 계획과 몸을 만들겠다는 강한 의지뿐입니다. 비싼 헬스클럽에서 개인 트레이너에게 훈련 받는 것만큼 효과적인 코어 운동 요법을 이제 집에서 시작해봅시다!

주위의 시선을 사로잡는 몸을 만들기 위해 건물의 여러 층에 최신식 설비를 가춘 헬스클럽에 등록할 필요는 없습니다. 최신 설비가 거의 없는 변변치 않은 헬스클럽이나 기본 기구만 있는 집에서도 얼마든지 군살 없는 몸을 만들 수 있습니다. 여기에 추가할 것이 있다면 몸을 만들겠다는 열정과 목표가 분명한 계획뿐입니다.
사실, 목표를 설정하고 집에서 피트니스를 하는 전략이 눈이 휘둥그레지는 최신식 장비와 수강생으로 가득한 일반 헬스클럽에서 하는 전략보다 더 좋을 수 있어요. 집에서는 누구의 눈치도 보지 않고 운동을 계속 즐기기 위해 여러 가지 실험을 할 수 있고, 자신만의 속도로 운동에 집중할 수 있기 때문이죠.

집에서 운동 시 필요한 용품
집에서 하는 코어 운동에는 전문 용품이 거의 필요 없습니다. 저항력을 제공하는 체중이 최고의 장비인 셈이죠. 다양한 피트니스 요법을 위해 집 주위의 물건들을 이용해 봅시다. 의자를 버팀목으로 사용하여 딥스와 푸시업을 하고 계단은 런지 시 활용할 수 있죠. 또 빗자루는 균형 잡기와 비틀기 동작에 쉽게 사용할 수 있습니다. 크고 두꺼운 수건이나 카펫은 가벼운 쿠션으로 쓸 수 있고 매트가 없는 바닥에서는 미끄럼 방지 역할을 하죠.

집에서 하는 운동에 변화를 주는 비교적 저렴한 용품들이 많이 있는데 덤벨 같은 경우 쉽게 저항력을 올릴 수 있고 공간도 매우 작게 차지합니다. 용품을 최소한으로 유지하고 싶으면 무게 단위를 쉽게 바꿀 수 있는 조절 가능한 덤벨을 구매하세요. 안전한 잠금장치가 있고 탈부착이 용이한 덤벨 디스크 세트를 찾아보는 것도 좋습니다.

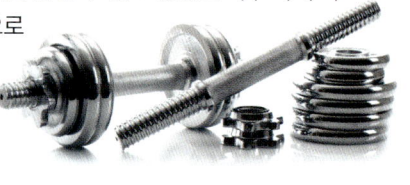

탄성 밴드를 사용하면 운동을 더 늘릴 수 있습니다. 밴드의 한쪽을 발로 밟아 고정하거나 견고한 물건에 연결해서 쉽게 운동 방향을 바꾸고 강도를 올릴 수 있죠. 이러한 탄성 밴드는 여러 단계별로 출시되는데 이를

코어 운동을 위한 장소
집이 아무리 협소하더라도 코어 운동하기에 충분한 공간을 만들 수 있어요. 장소는 운동용 매트보다 더 클 필요가 없습니다.

우선, 일상의 어수선한 잡동사니들과 가능한 한 멀리 떨어진 곳에 매트를 깝니다. 방해되는 것들이 적을수록 호흡과 모양, 속도에 집중 할 수 있어요. 옷장이나 선반이 가까이 있으면 편리합니다. 볼이나 덤벨 등 운동 용품을 보관할 수 있고 또 운동 준비도 간편하죠.

코어 운동을 하는 시간을 지정해서 정기적인 일정을 만드세요. 운동을 지속하려면 습관을 들이는 것이 중요합니다. 이때 운동 장소를 매력적이고 활력 있게 꾸미는 것이 도움이 됩니다. 단순한 것에 끌린다면 공간을 여유 있고 조용하게 만드세요. 하지만 자극이 되는 물건들을 들여 놓는 것을 꺼릴 필요는 없습니다. 큰 거울이나 인체 골격 및 인체 앞, 뒤 주근육의 해부 그림은 공간에 흥미를 더해주죠. 이러한 시각 자료들은 꼭 필요하지는 않지만, 운동 체험을 향상하는 정보를 제공하고 집중을 유지할 수 있도록 도와줍니다. 공간이 매력적일수록 더 가고 싶어지는 법이니까요.

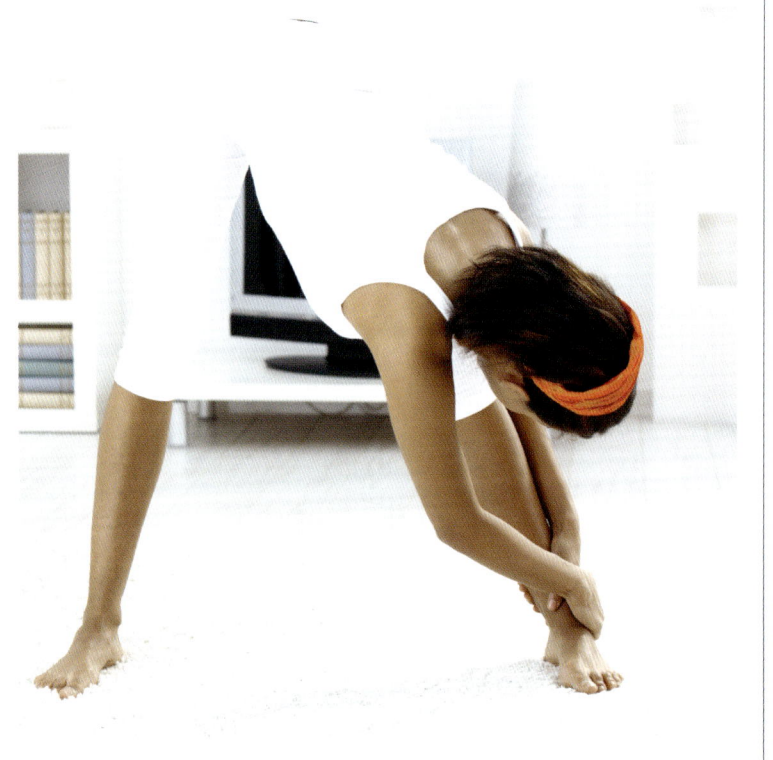

사용하면 일상적 운동에 또 다른 색다른 재미를 더해 줍니다. 매우 가볍고 거의 공간을 차지하지 않는 탄성 밴드는 집을 떠나서도 운동을 계속 하고자 하는 여행자들에게 완벽한 도구입니다.

볼은 코어 운동 프로그램에 많이 사용하며 메디신 볼(운동용으로 던지고 받는 무겁고 큰 공)은 덤벨 대신으로 사용 가능합니다. 아래의 운동 연습에서 자주 소개될 짐볼은 공기주입식으로 크고 튼튼하며 균형과 유연성 개선에 유익합니다.

운동복

운동복을 고를 때에는 편하고 활용도가 높고 스타일이 마음에 드는 것으로 하세요. 통기와 단열이 잘 되고 쾌적하며 움직이기에 불편한 점이 없어야 합니다. 그렇다고 헐렁한 티셔츠나 늘어지는 트레이닝 바지를 대충 입으라는 것은 아닙니다. 몸에 딱 맞는 반바지와 상의는 근육 조직을 압박하지 않으면서도 근육과 함께 자연스럽게 움직이죠. 집에서 운동하더라도 멋진 운동복을 입으면 자극이 됩니다. 거울 앞에서 운동해 보세요. 운동을 시작한 초기에는 딱 붙는 옷을 입은 자신이 마음에 안 들 수 있지만 몸의 변화를 훨씬 더 분명하게 보게 될 겁니다. 이거야말로 진정한 자극이죠.

또 신발은 쿠션감이 좋고 발을 잘 받쳐주는 것으로 사세요. 발은 몸의 주춧돌입니다. 시중에서 코어 운동용으로 특화된 운동화가 나와 있기는 하지만 튼튼하며 여러 스포츠에 활용 가능한 일반적인 운동화로도 충분합니다.

운동 시간과 장소

효과적인 운동은 시간과 장소를 따로 마련하는 것에서 시작됩니다. 시간과 장소를 투자해서 여러분의 도구인 몸을 정비하는 것이지요.

먼저 운동에 집중할 수 있는 조용한 장소를 고릅니다. 음악이나 방 온도, 조명 등은 최적의 장소를 만들어내는 효과적인 요인입니다. 집에서 운동하는 것의 장점은 이런 요인들을 취향에 맞게 맞출 수 있다는 거죠.

운동장소의 바닥은 편해야 합니다. 매트 위에서 할 경우 똑바로 잘 펴서 말린 곳이 없는지 확인 하세요. 또 주변을 넉넉하게 확보합니다. 근육을 자유롭게 쭉쭉 펼 수 있어야 하니까요. 완전히 펴지지 않으면 근육이 불완전하게 발달합

짐볼

광고에서 자주 볼 수 있는 잘 터지지 않는 짐볼 같은 단순한 도구는 집에서 하는 운동에 또 다른 변화를 줍니다.

이 튼튼한 공기 주입식 공은 스위스 볼, 운동 볼, 바디 볼, 밸런스 볼 등 여러 이름으로 알려져 있습니다. 원래 물리 치료 환자를 위해 계발됐지만 이제는 다양한 곳에서 상업적으로든 개인적으로든 기본 도구로 사용되고 있죠.

직경 15에서 33 인치(35-85 센티미터)에 이르는 짐볼로 운동을 하면 계속 균형을 잡아야 돼서 특히 코어 쪽의 많은 근육들을 사용하게 됩니다. 짐볼로 코어 안정화와 강화 운동을 둘 다 할 수 있죠.

니다. 최대 관절 가동 범위를 확보하는 것은 운동 과정에서 매우 중요합니다.

이제 운동을 시작할 준비가 됐네요. '시작하기'가 중요합니다. 처음에는 쉬울 것 같지만 요즘처럼 무섭도록 빠르게 돌아가는 세상에서는 운동 중에 잠시 깜빡한 것에 대해 생각하다가 주의가 산만해지기 쉬워요.

다른 모든 걱정은 운동 장소 바깥에 두도록 합니다. 태블릿이나 스마트폰 등 여러 전자제품들을 모두 끄세요. 운동이 끝나면 모두 아무 문제없이 잘 돌아가고 있을 겁니다.

몸을 돌보기 위해 시간과 장소를 마련하는 것은 많은 사람들에게 어려운 과제입니다. 집에서 하든 집에서 매트를 깔아놓고 하든 운동을 시작하는 것 자체가 훈련과 시간 관리, 헌신을 요구합니다.

우리에게는 모두 똑같이 하루 24시간이 주어집니다. 주부부터 대기업의 중역까지 모두가 바쁘게 살아가죠. 하지만 출근 전 짬을 내서 15분, 점심시간에 20분, 혹은 저녁 후 30분 등 여러분은 몸을 돌보기 위한 시간은 분명히 낼 수 있습니다.

스스로를 잘 통제해서 여러분의 24시간을 최대한 활용해서 운동을 해보세요.

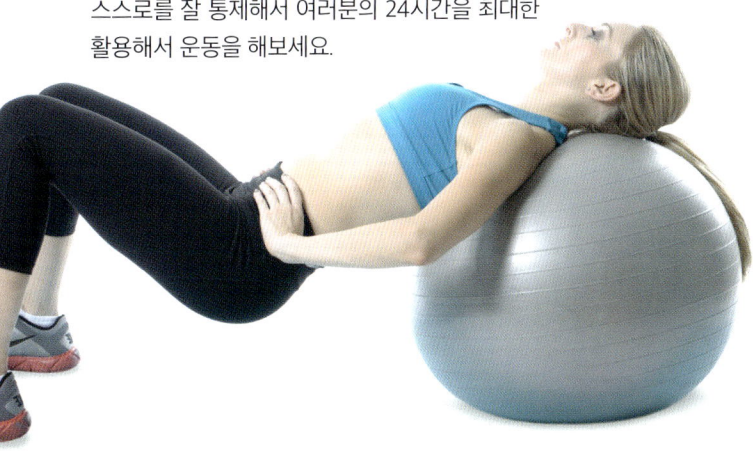

코어에 영양분 공급하기

꾸준한 운동만이 성공적인 코어 운동의 공식입니다. 강하고 건강한 몸을 위해서 건강한 영양 섭취와 함께 운동을 병행하는 것을 목표로 해야 합니다.

코어 운동을 하면 체지방이 감소하고 탄탄한 근육은 많아지는 몸매가 됩니다. 건강한 식단과 함께 스트레칭, 근력 및 심혈관 운동을 결합한 매일의 운동을 확고하게 수행함으로서 탄탄하고 장기적인 코어 근육을 유지하게 됩니다.

연료로써의 음식

최상의 결과를 위해서는 올바른 연료 공급이 매우 중요합니다. "내가 먹는 것이 곧 나다." 란 옛 말은 몸매 관리에 딱 맞는 얘기죠. 거의 모든 사람들이 음식을 극도로 제한함으로써 마르거나 날씬해 질 수 도 있습니다. 그러나 칼로리를 급격히 줄이는 것에 의지하는 것은 보통 중요한 근육 조직의 손상을 초래합니다. 그리고 굶는 다이어트는 요요 효과를 가져 옵니다. 살이 다시 찔 뿐 아니라 원래 보다 더 찌게 되죠.

체중을 줄이는 것과 관련해 가장 쉽게 저지르는 실수는 무기력해지고 탈진할 때까지 지나치게 운동을 하는 것입니다. 에너지원이 되는 음식 섭취는 없이 말이죠. 이런 상태에서 몸은 부족한 음식에 대해 기아 상태와 같은 반응을 보입니다. 즉, 나중을 위해 지방은 계속 축적하려 하는 반면 근육 조직은 태우는 거죠. 체중은 줄어들지 모르지만 체지방은 여전합니다. 체중에 대한 고정관념을 버리세요. '마른'이 아닌 '탄력' 있는 으로 말이죠.

많은 사람들이 아침을 거르거나 커피 같은 자극성 물질에 의존합니다. 이런 흥분제는 몇 시간은 에너지원이 되지만 곧 소진되고 맙니다. 최상의 결과를 위해 음식은 하루에 소량을 자주 섭취 하세요. 몸의 활력이 유지되고 근육은 보존 되며 저장된 지방은 연료로 활용될 수 있습니다.

균형 잡힌 식단

식단을 구성하는 음식은 세 범주의 다량영양소로 나뉩니다. 즉, 근육량의 형성을 돕는 단백질과 관절의 윤활, 체온 유지 및 머리카락과 피부 세포 기능의 건강을 촉진하는 지방, 그리고 활력을 제공하는 탄수화물입니다.

칼로리 보다는 다량영양소에 주목하세요. 단백질, 탄수화물, 지방을 잘 고려할 때 성공적인 체중 감소가 가능합니다. 하루에 섭취하는 음식들의 그램 수를 안다면 세 개의 다량영양소를 더함으로써 전체 칼로리 섭취량을 계산할 수 있습니다.

탄수화물, 친구인가 적인가?

탄수화물은 단순 탄수화물과 복합 탄수화물, 섬유질로 구성돼 있습니다. 야채 같은 단순 탄수화물은 몸에서 빠르게 분해되고 잠깐 동안의 폭발적인 활력을 제공하죠. 반면 오트밀 같은 복합 탄수화물은 천천히 분해되며 장시간 유지되는 활력을 제공합니다. 브로콜리와 아스파라거스 같은 섬유성 탄수화물은 소화를 돕고 또 몸의 노폐물 제거에 도움이 되는 섬유를 제공하죠.

다이어트 중 탄수화물의 역할을 둘러싼 여러 이론이 있습니다. 한쪽에서는 적으로 치부하는 반면 또 다른 쪽은 매 끼니에 당연히 필요한 성분이라고 치켜세웁니다. 진실은 건강하고 보기 좋은 몸을 원한다면 탄수화물이 식단에 꼭 들어가야 한다는 겁니다.

사람들은 체중을 줄이고자 할 때 너무나도 자주 아침에는 탄수화물을 피하고 점심에는 섬유질이 많은 샐러드를 먹습니다. 그리고 직장에서 돌아오면 과도한 양의 단순 및 복합 탄수화물을 게걸스럽게 먹어 치우죠. 탄수화물 없이 아침을 시작하면 하루 동안 몸을 지탱하는 활력이 제한 받게 됩니다. 섬유질은 풍부하지만 복합 탄수화물은 없거나 매우 소량인 점심 샐러드는 남은 시간을 버티기 어렵게 만들 수 있습니다. 그리고 저녁에 몸에 불필요한 탄수화물을 과다하게 섭취하는 것은 지방 축적으

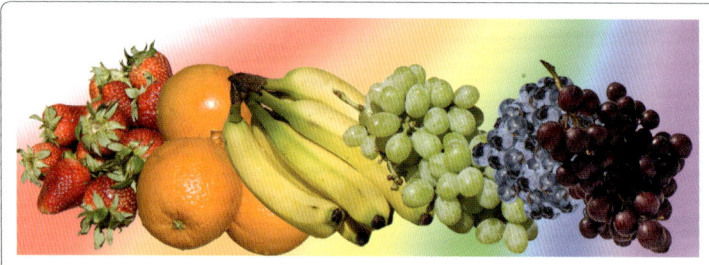

무지개 식단

무지개 색을 먹어야 한다고 말하면 초등학교 수업시간처럼 느껴질 수 있겠지만 사실 이 말에 담긴 메시지는 성인과 아이 모두에게 중요합니다. 레드 베리부터 푸른색 시금치, 보라색 자두, 여기에 다른 여러 색을 아울러 다양한 과일과 야채를 고릅니다. 다양한 색의 과일과 야채로 접시를 채우는 것은 필요한 비타민과 미네랄의 섭취를 보증하는 쉽고 현명한 방법입니다.

로 이어질 수 있습니다. 이러한 식습관을 이어가다 보면 다음 날 아침에 기상할 때 현저하게 의욕이 떨어지고 그 상태로 또 다시 탄수화물을 제한하는 식사 과정을 반복하게 됩니다.

최적의 에너지 보급과 지방 감소를 위해 아침은 왕처럼, 점심은 왕자처럼, 저녁은 거지처럼 먹읍시다. 일반적으로 영양 섭취는 40퍼센트의 단백질과 40퍼센트의 탄수화물, 20퍼센트의 지방으로 구성돼야 합니다. 덧붙여서 탄수화물 섭취량을 점차 줄이는 것, 즉 이른 아침에는 많은 양을 섭취하고 이후에는 섬유질이나 저칼로리의 음식으로 바꾸는 것이 축적된 지방을 연소하는 데 도움이 됩니다.

연료 공급 레시피

탄력 있는 근육을 유지하고 얻기 위해 몸무게 0.5킬로 당 최소 1그램의 기름기 없는 음식(기름기 없는 쇠고기, 가금류의 흰 살 고기, 생선, 달걀, 저지방 코티지 치즈, 그릭 요거르트 등)을 섭취합니다. 단순불포화 지방

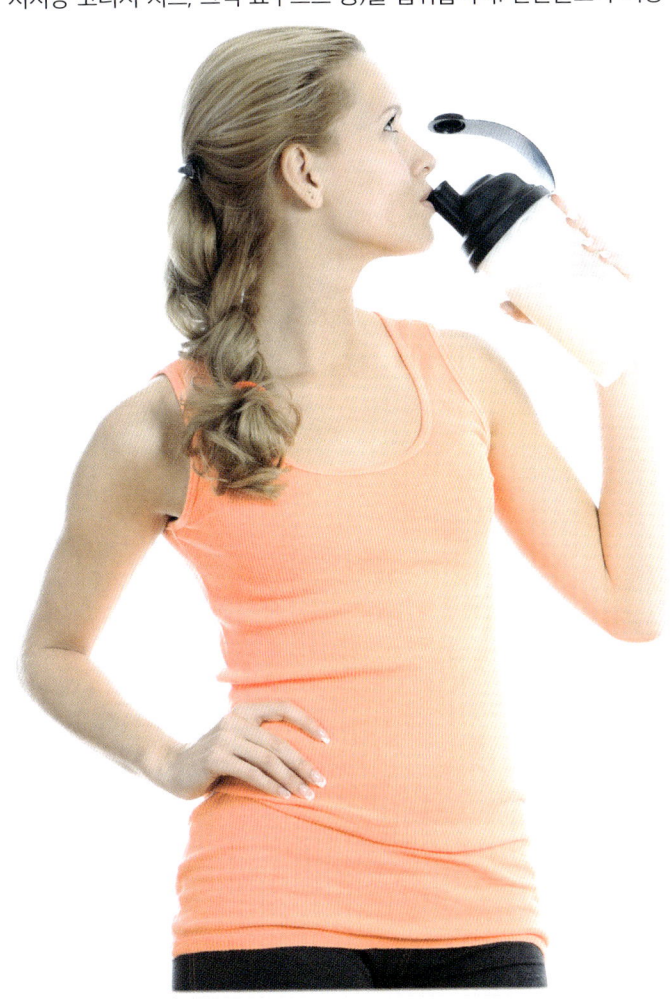

체중 감소를 위한 식사

하루의 건강한 식사가 24 시간 동안 자신을 참아야 된다는 의미는 아니에요. 지방을 줄이고 활력을 기르기 위해 식사를 정기적인 연료 보급이라고 생각하십시오. 하루의 식단을 짤 때, 세 끼의 식사와 즉석 단백질 셰이크 같은 두 개의 고에너지 간식을 같이 넣으세요. 다음은 건강한 하루 식단을 위한 견본입니다.

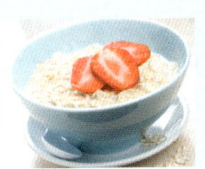

아침: 노른자 한 개와 흰자 두 개로 만든 오믈렛, 딸기를 올린 오트밀 작은 사발.

아침 간식: 단백질 셰이크, 생 땅콩 한주먹

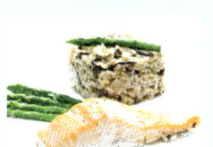

점심: 강낭콩을 올린 닭 가슴살 샐러드

점심 간식: 단백질 셰이크, 과일 한 조각

저녁: 생선구이, 졸인 아스파라거스, 현미

일반적으로 안 먹으면서 체중을 감소하는 스타일이라면, 처음에는 너무 많이 먹는다고 생각할 수 있습니다. 그러나 실제로 먹는 양은 같습니다. 단지 작은 분량으로 여러 번 나눈 것뿐이에요. 몸은 곧 새로운 식단에 적응합니다. 코어 훈련으로 상승한 활동 수준으로 몸은 수 시간 마다 음식물 섭취를 요구하게 됩니다. 기억하세요. 체중 감소를 목적으로 먹어야 합니다.

(올리브, 아보카도) 같은 '좋은' 지방과 다불포화지방(땅콩, 씨), 그리고 오메가 3(호두, 아마씨, 연어, 정어리, 멸치)는 만복감을 제공합니다. 또 관절을 부드럽게 하고 피부를 촉촉하게 하며 심장을 보호하는 데도 도움이 됩니다.

수분 공급의 중요성

적당량의 수분 섭취는 최대한의 운동과 부상 예방을 위해 중요한 핵심입니다. 올바른 수분 섭취는 최적의 장기 기능을 유지하고 코어 운동 동안이나 이 후 몸 상태를 최고로 느끼게 하죠. 운동하면서 땀을 내는 것은 건강에 좋아요. 땀은 격렬한 신체 활동 동안의 과열로터 몸을 보호하죠. 발한으로 손실된 수분을 보충하지 못하는 것은 심각한 부작용을 낳습니다. 탈수의 초기 증상은 목마름, 상기된 피부, 갑작스런 피로, 맥박과 호흡수의 상승 및 운동 능력저하 등입니다. 탈수가 계속될 경우 이런 증상들은 현기증을 유발하며 심각한 체력저하로 이어질 수 있습니다. 대부분의 영양 전문가들은 1시간가량 지속하는 저-중-고 강도의 운동을 하기 전이나 하는 동안 물을 마시도록 권장합니다. 고강도에서 1시간 이상 운동하는 사람은 탄수화물과 전해질이 함유된 음료수를 마셔야 합니다. 가장 좋은 선택은 시중의 인기 있는 스포츠 음료보다 칼로리가 낮고 설탕과 소금이 적게 들어간 100 퍼센트 순수 원액의 코코넛 음료입니다.

운동 중 손실한 수분과 전해질을 보충하는 또 다른 방법은 운동 후 과일이나 야채를 섭취하는 것입니다.

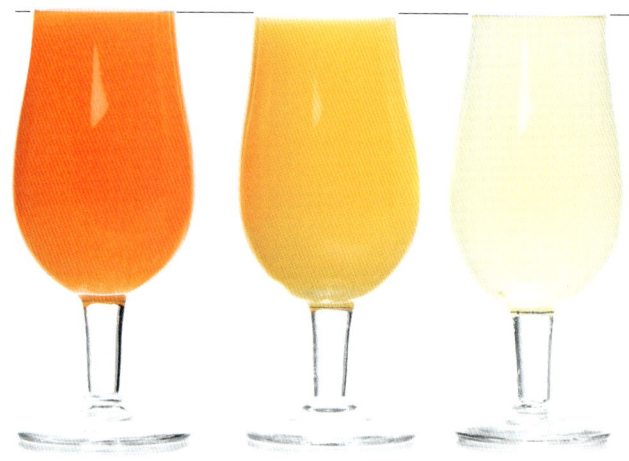

지방 제거하기

감소된 지방을 오래 유지하게 하는 건강한 감량 범위는 일주일에 0.5에서 1킬로 정도입니다. 이 목표는 연료 공급을 위한 좋은 영양 섭취와 단단한 몸을 위한 적당한 웨이트 운동, 그리고 축적된 지방의 연소를 위한 활발한 심혈관 운동의 조합으로 완성됩니다. 이 세 요소가 모두 강력할 때 몸은 시간이 지날수록 더 잘 지탱되며 진정한 개선 또한 약속 할 겁니다.

계획에 충실하기

현대인이라면 보통 빡빡한 일정에 맞추려 애쓰며 아침은 건너뛰고 점심에는 고도로 가공된 설탕 범벅의 음식을 먹는 일이 많을 겁니다. 밤늦게 집에 귀가 후에는 눈에 보이는 음식은 아무거나 마구 먹게 되고요. 이것은 체중이 줄었다 다시 늘어나는 요요의 끊임없이 반복을 초래하죠.

하루 동안 여러 번 소량을 섭취하는 것이 더 낫습니다.

혈당 지수

장기간 유지되는 지방 감소에서 영양적인 면에서 핵심 요소인 혈당 지수(GI)는 탄수화물이 혈당치에 미치는 영향을 측정합니다. 혈당 지수가 낮은 음식은 비교적 천천히 소화되고 인슐린이 적게 분비되며 궁극적으로 지방을 적게 축적합니다.

혈당 지수에 따르면, 고혈당 지수의 음식은 70 이상의 음식들로 흰 빵과 흰 쌀과 가공된 아침 식사용 시리얼, 포도당이 해당합니다.

56에서 69의 보통 수준의 음식은 통밀 제품과 자당(갈색 설탕과 메이플 시럽)이 해당되죠. 저혈당 지수는 55 이하로 대부분의 야채와 콩류, 곡류, 땅콩, 콜라와 꿀에 들어 있는 과당이 해당합니다. 탄력 있는 몸매를 위해서는 탄수화물 섭취 시 이러한 저혈당 지수의 음식이 꼭 포함돼야 합니다.

음식들의 혈당 지수

혈당지수가 낮은 음식 55 이하

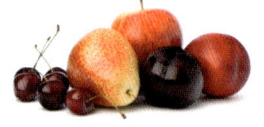

- 사과
- 사탕무
- 베리류
- 체리류
- 병아리 콩
- 감귤류
- 잼 & 마멀레이드
- 강낭콩
- 렌즈콩
- 상추
- 저지방 우유
- 땅콩
- 복숭아
- 후추
- 자두
- 깍지 완두
- 시금치
- 토마토
- 소맥
- 저지방 요구르트

혈당지수가 높은 음식 70 이상

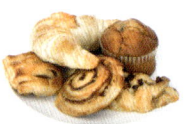

- 에인절 케이크 (달걀흰자로 만드는 고리 모양의 케이크)
- 살구
- 보리
- 현미
- 갈색 설탕
- 크랜베리 주스
- 크루아상
- 데니시 빵
- 메이플 시럽
- 뮤즐리
- 머핀
- 귀리 시리얼
- 파인애플
- 피타 빵(지중해, 중동 지역의 납작한 빵)
- 피자
- 팝콘
- 호밀흑빵
- 건포도
- 호밀 빵
- 아침 식사용의 시리얼 식품
- 쇼트브레드(밀가루와 설탕에 버터를 듬뿍 넣고 두툼하게 만든 비스킷)

혈당지수가 보통인 음식 56-69

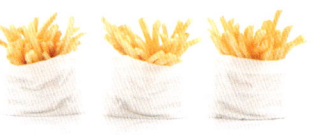

- 알코올음료
- 베이컨
- 볶은 콩
- 누에 콩
- 버터
- 콘플레이크
- 도넛
- 달걀
- 프렌치프라이
- 아이스크림
- 젤리빈(겉은 딱딱하고 속은 젤리로 된 콩 모양 과자)
- 파스닙
- 포테이토 칩
- 프레첼
- 튀긴 밀
- 소시지
- 와플
- 수박
- 흰 빵
- 흰 감자
- 흰 쌀

비타민과 영양제

모든 음식에서 영양소를 얻는 것은 언제라도 매우 좋은 일입니다. 그러나 영양가가 높은 특정한 음식이 입에 맞지 않거나 거주하는 곳에서 구할 수 없을 경우, 필요한 영양에 대해 일일 권장량의 최소 100 퍼센트를 함유한 종합 비타민을 섭취하는 것이 매우 중요합니다.

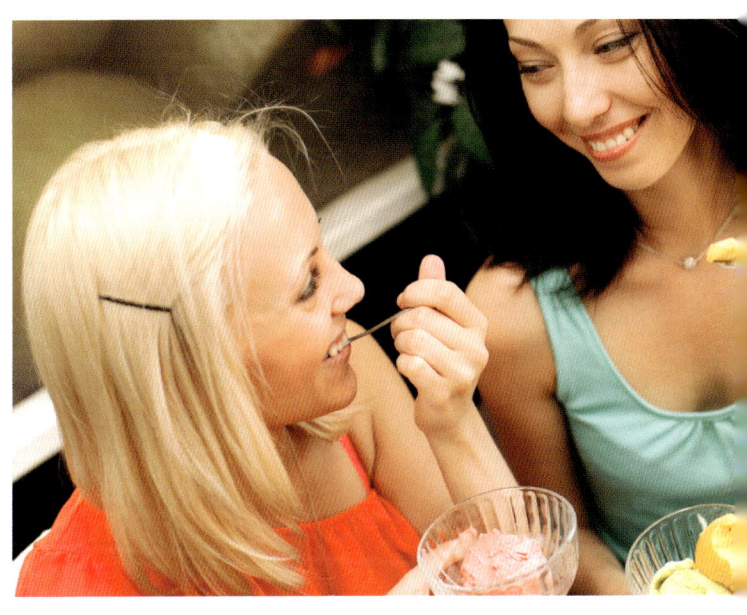

인생은 최적의 상태에 가까워지기 위해 평생 전력 질주하는 것이 아닌 건강하고 일관된 베이스로 꾸준히 달리는 마라톤 같은 것입니다.
한때 경주나 마라톤 같은 체육 행사나 결혼식, 동창회 같은 특별한 모임에서 전성기였던 시절이 있었을 겁니다. 그러나 이제는 건강한 식사와 효과적인 운동을 일상의 생활양식으로 하세요. 보기에도 멋지고 기능적으로도 최고가 될 겁니다.

건강한 생활양식은 삶을 즐기는 것을 의미합니다. 따라서 어떤 다이어트를 시작하더라도 때때로 '군것질'을 마음껏 하는 경우도 생각해 봐야 합니다. 노력해 온 것을 망치기보다는 잠시의 위안이 힘든 다이어트로 인한 정신적 피로를 상쇄할 수 있습니다. 일주일에 한두 번 정도 군것질을 허락하세요. 그리고 다시 다이어트로 복귀하면 됩니다.

건강하게 외식하기

집이나 직장, 식당 등 어디에서 식사를 하든 건강하게 먹겠다는 계획이 꼭 필요합니다. 전날에 미리 준비하는 약간의 노력만으로 내일 직장에서

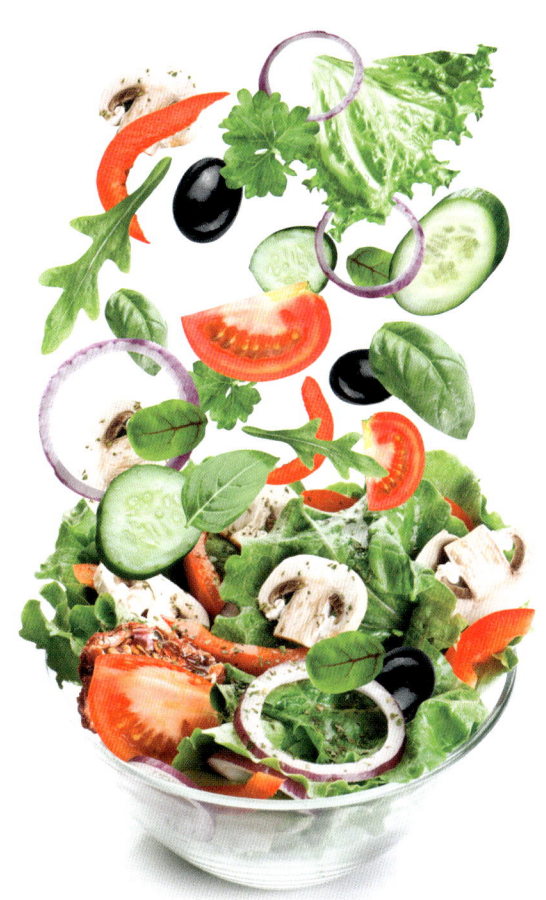

먹을 영양만점의 점심을 준비할 수 있죠. 구운 닭 가슴살과 전자레인지에 돌린 참마, 그리고 야채로 균형 잡힌 점심이 만들어 집니다. 생 땅콩과 두 조각의 과일이면 완벽한 늦은 오후의 간식이 되죠. 빵, 시리얼, 양념 같은 가공된 음식은 적게 먹을수록 몸도 더욱 효율적으로 기능합니다. 저녁 외식 때도 자유롭게 친구와 함께 식사하세요. 메뉴는 제일 건강한 것으로 선택하고요.

중식당에서는 찜닭과 야채, 그리고 소스를 곁들인 현미를, 멕시칸 식당에서는 구운 닭이나 새우와 샐러드, 살사를 올린 검은 콩을 주문합니다. 이탈리안 식당의 경우, 구운 닭이나 생선과 통밀 파스타에 연한 토마토 소스를 곁들이면 어떨까요. 지중해 식당에서는 후무스(병아리콩 으깬 것과 오일, 마늘을 섞은 중동 지방 음식)에 샐러드, 통밀 피타 빵을 고르세요. 어떤 요리건 언제나 건강한 선택이 가능합니다.

인체 해부도

전면

주석 설명
*는 심부근을 표시

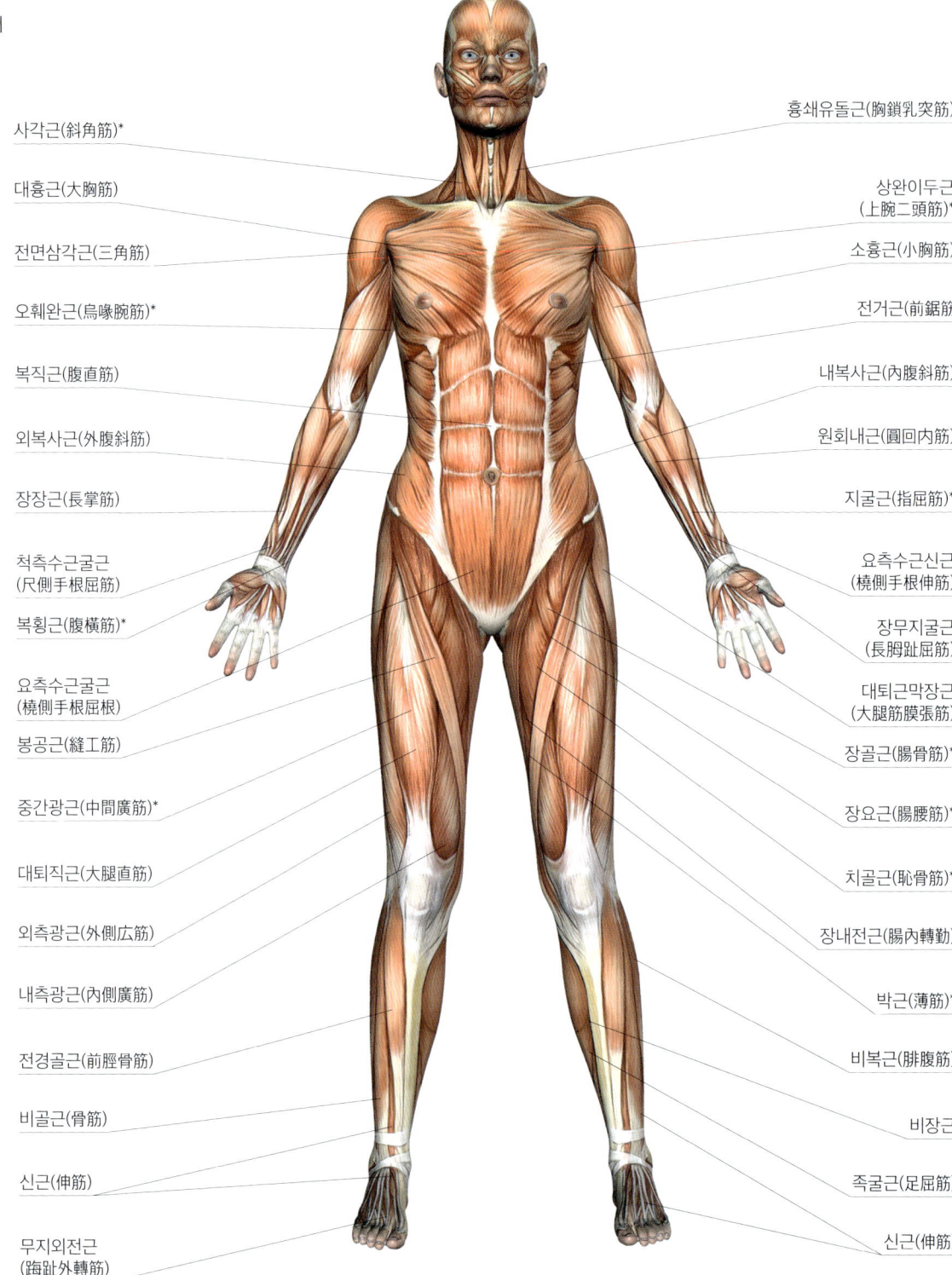

- 사각근(斜角筋)*
- 대흉근(大胸筋)
- 전면삼각근(三角筋)
- 오훼완근(烏喙腕筋)*
- 복직근(腹直筋)
- 외복사근(外腹斜筋)
- 장장근(長掌筋)
- 척측수근굴근(尺側手根屈筋)
- 복횡근(腹橫筋)*
- 요측수근굴근(橈側手根屈根)
- 봉공근(縫工筋)
- 중간광근(中間廣筋)*
- 대퇴직근(大腿直筋)
- 외측광근(外側広筋)
- 내측광근(內側廣筋)
- 전경골근(前脛骨筋)
- 비골근(骨筋)
- 신근(伸筋)
- 무지외전근(踇趾外轉筋)

- 흉쇄유돌근(胸鎖乳突筋)
- 상완이두근(上腕二頭筋)*
- 소흉근(小胸筋)
- 전거근(前鋸筋)
- 내복사근(內腹斜筋)
- 원회내근(圓回內筋)
- 지굴근(指屈筋)*
- 요측수근신근(橈側手根伸筋)
- 장무지굴근(長胟趾屈筋)
- 대퇴근막장근(大腿筋膜張筋)
- 장골근(腸骨筋)*
- 장요근(腸腰筋)*
- 치골근(恥骨筋)
- 장내전근(腸內轉勤)
- 박근(薄筋)*
- 비복근(腓腹筋)
- 비장근
- 족굴근(足屈筋)
- 신근(伸筋)

인체 해부도

후면

주석 설명
*는 심부근을 표시

반극근(半棘筋)*
승모근(僧帽筋)
내삼각근(三角筋)
극하근(棘下筋)*
후면삼각근(三角筋)
소원근(小円筋)
견갑하근(肩甲下筋)*
상완삼두근(上腕三頭筋)
능형근(菱形筋)*
주근(肘筋)
다열근(多裂筋)
상쌍자근(上雙子筋)*
대퇴방형근(大腿方形筋)*
내폐쇄근(內閉鎖筋)*
외폐쇄근(外閉鎖筋)
측면 대퇴근(大腿筋)
하쌍자근(下雙子筋)*
대내전근(大內轉筋)
장딴지빗근
비복근(腓腹筋)
비장근
발 굴근(足屈筋)

판상근(板狀筋)*
견갑거근(肩胛擧筋)*
극상근(棘上筋)*
대원근(大圓筋)
척주기립근(脊柱起立筋)*
상완근(上腕筋)
광배근(廣背筋)
상완요근(上腕橈筋)
지신근(指伸筋)
요방형근(腰方形筋)*
소둔근(小臀筋)*
중둔근(中臀筋)*
이상근(梨狀筋)*
장경인대(腸脛靭帶)
대둔근(大臀筋)
반건양근(半腱樣筋)
대퇴이두근(大腿二頭筋)
반막양근(半膜樣筋)
후경골근(候頸骨筋)*
발 굴근(屈筋)*
거골활차(距骨滑車)
발 소지외전근
(小指外轉筋)

코어 운동 교과서

목차
- 바로 누운 허리 스트레칭 24
- 옆구리 스트레칭 25
- 하프 닐링 로테이션
  (Half-Kneeling Rotation) 26

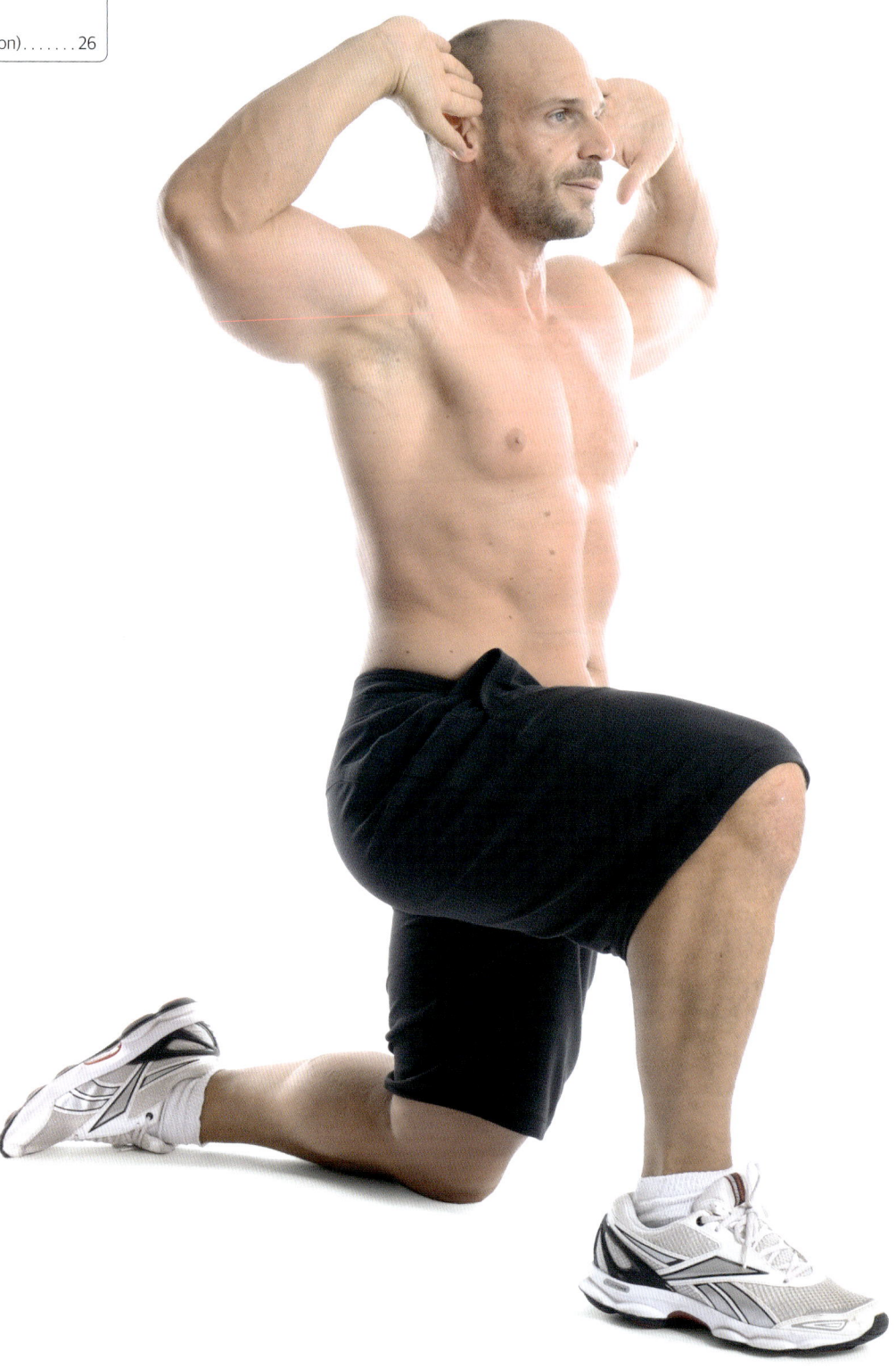

워밍업

이제 있는 힘껏 최선을 다해 코어 운동을 할 준비가 되셨나요? 아래에 소개하는 워밍업 운동의 시범동작들은 그 다음에 하게 될 코어 운동에 대비해 근육을 보호하는 일을 합니다. 올바른 워밍업은 부상의 위험을 줄입니다. 코어 운동을 매일 시작할 때마다 워밍업을 꼭 습관처럼 수행하도록 하세요. 그리고 심장 박동을 준비하고 활력을 높이는 제자리 뛰기나 팔 벌려 뛰기 같은 심혈관 운동도 빼놓지 마시고요. 코어 근육에 무척 유익하답니다.

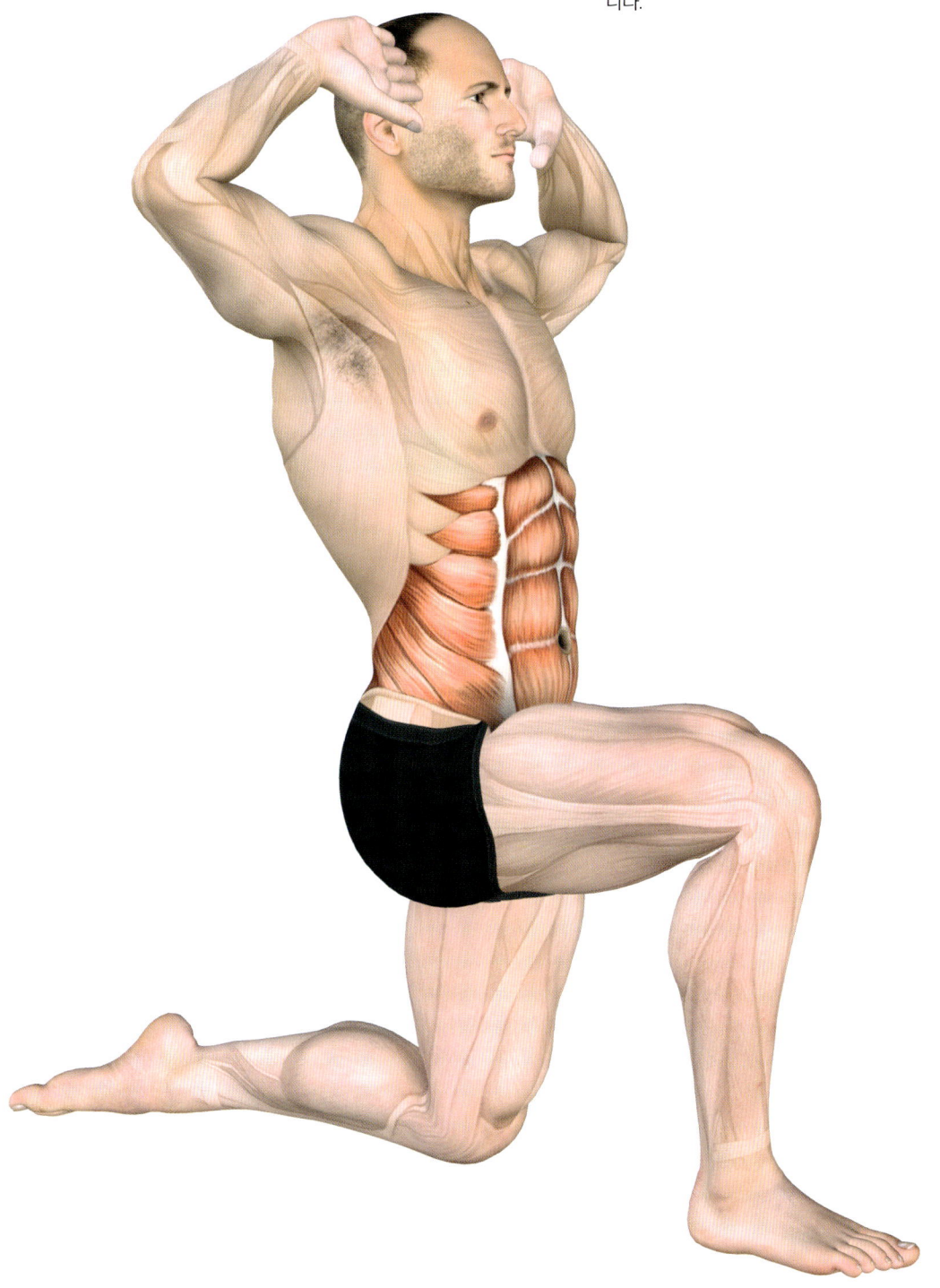

코어 운동 교과서

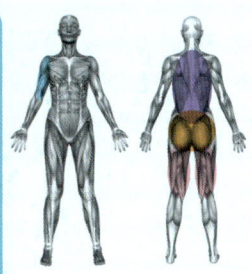

단계
- 초급

시간
- 2-3 분

효과
- 허리와 둔군의 스트레칭

주의사항
- 심각한 허리 통증 유의

등과 옆구리 스트레칭

바로 누운 허리 스트레칭
Supine Lower-Back Stretch

바로 누운 허리 스트레칭은 본 운동에 대비하여 허리와 둔군을 스트레칭하는 훌륭한 워밍업입니다.

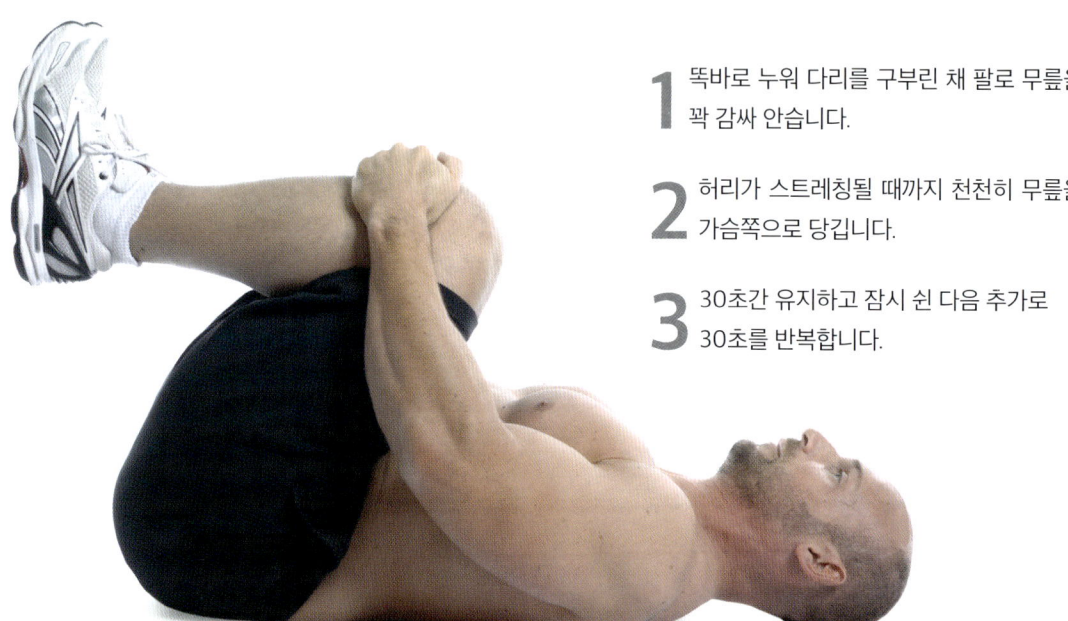

1 똑바로 누워 다리를 구부린 채 팔로 무릎을 꽉 감싸 안습니다.

2 허리가 스트레칭될 때까지 천천히 무릎을 가슴쪽으로 당깁니다.

3 30초간 유지하고 잠시 쉰 다음 추가로 30초를 반복합니다.

주석 설명
볼드체는 목표로 한 근육
검은색은 그 외 운동 근육
*는 심부근을 의미

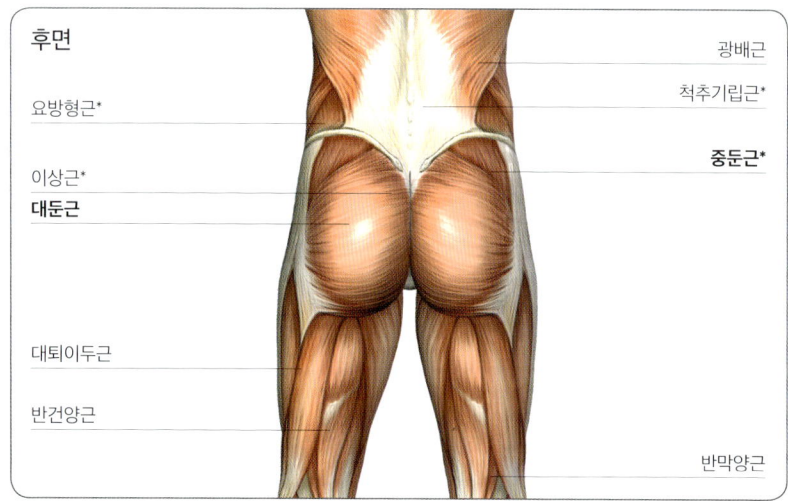

후면
- 광배근
- 척추기립근*
- 요방형근*
- 중둔근*
- 이상근*
- **대둔근**
- 대퇴이두근
- 반건양근
- 반막양근

바른 자세
- 무릎과 발을 모을 것

피할 점
- 머리를 바닥에서 드는 것

옆구리 스트레칭 Side Stretch

옆구리 스트레칭을 할 때 옆구리를 따라 스트레칭이 잘 되는 것이 느껴져야 합니다. 바람에 가지가 쓸리더라도 몸통은 흔들리지 않는 나무와 같이 하체를 단단히 고정하는 데 집중합니다.

1. 한 손을 엉덩이에 두고 다른 한 팔은 머리 위로 올리고 옆으로 기울입니다.
2. 팔을 위로 높이 올린 채 몸통을 옆으로 기울입니다.
3. 30초간 유지하고 잠시 쉰 다음 추가로 30초를 반복합니다.

바른 자세
- 몸통을 똑바로 세워 유지할 것

피할 점
- 몸통을 앞이나 뒤로 구부리는 것

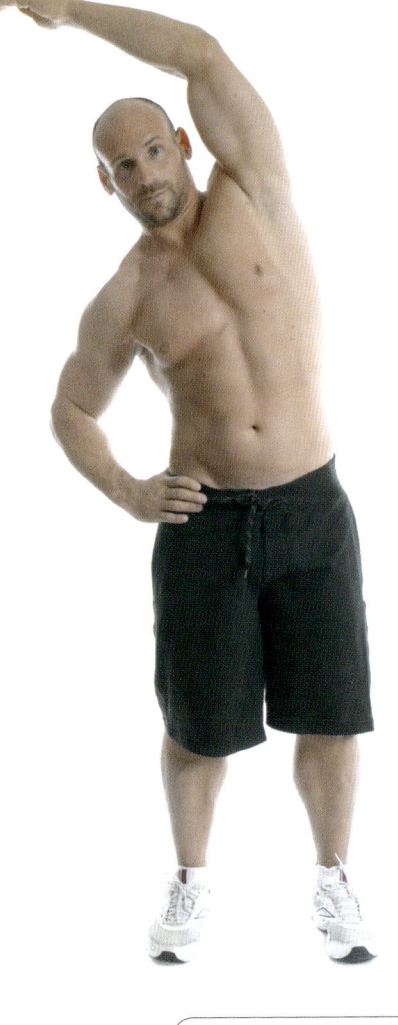

등과 옆구리 스트레칭 · 워밍업

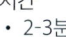

단계
- 초급

시간
- 2-3분

효과
- 허리와 둔근의 스트레칭

주의사항
- 심각한 허리 통증에 유의

주석 설명
볼드체는 목표로 한 근육
검은색은 그 외 운동 근육
*는 심부근을 의미

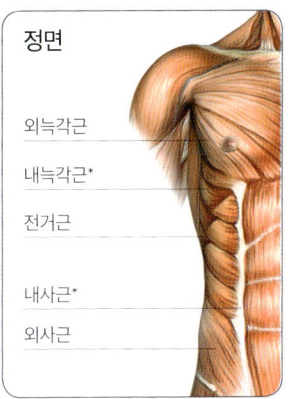

정면
- 외늑간근
- 내늑간근*
- 전거근
- 내사근*
- 외사근

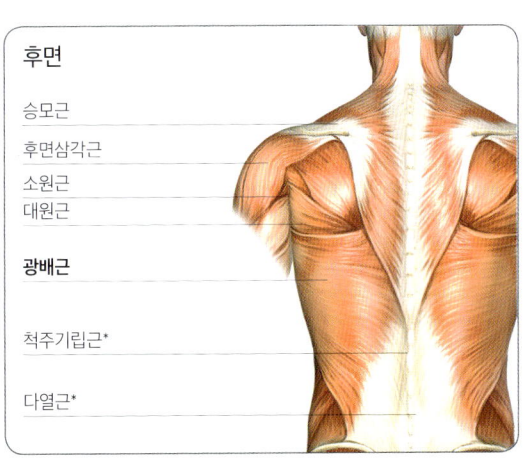

후면
- 승모근
- 후면삼각근
- 소원근
- 대원근
- **광배근**
- 척추기립근*
- 다열근*

하프 닐링 로테이션 Half-Kneeling Rotation

하프 닐링 로테이션은 척추의 유동성을 높이고 자세를 개선하며 코어 근육이 더 잘 돌아가게 합니다. 코어 근육의 사용에 집중하면서 상체가 반대쪽으로 회전할 때 복부를 바깥으로 내밀지 않도록 합니다.

1 오른 다리의 무릎을 90도로 세우고 왼쪽 무릎이 바닥에 닿게 앉습니다. 팔꿈치를 바깥으로 벌려 양 손을 머리 옆에 올립니다.

2 등을 똑바로 세운 채 왼쪽 어깨를 오른쪽 무릎 방향으로 돌립니다.

3 10초간 유지한 후 다른 쪽도 똑같이 합니다. 한쪽마다 10회씩 반복합니다.

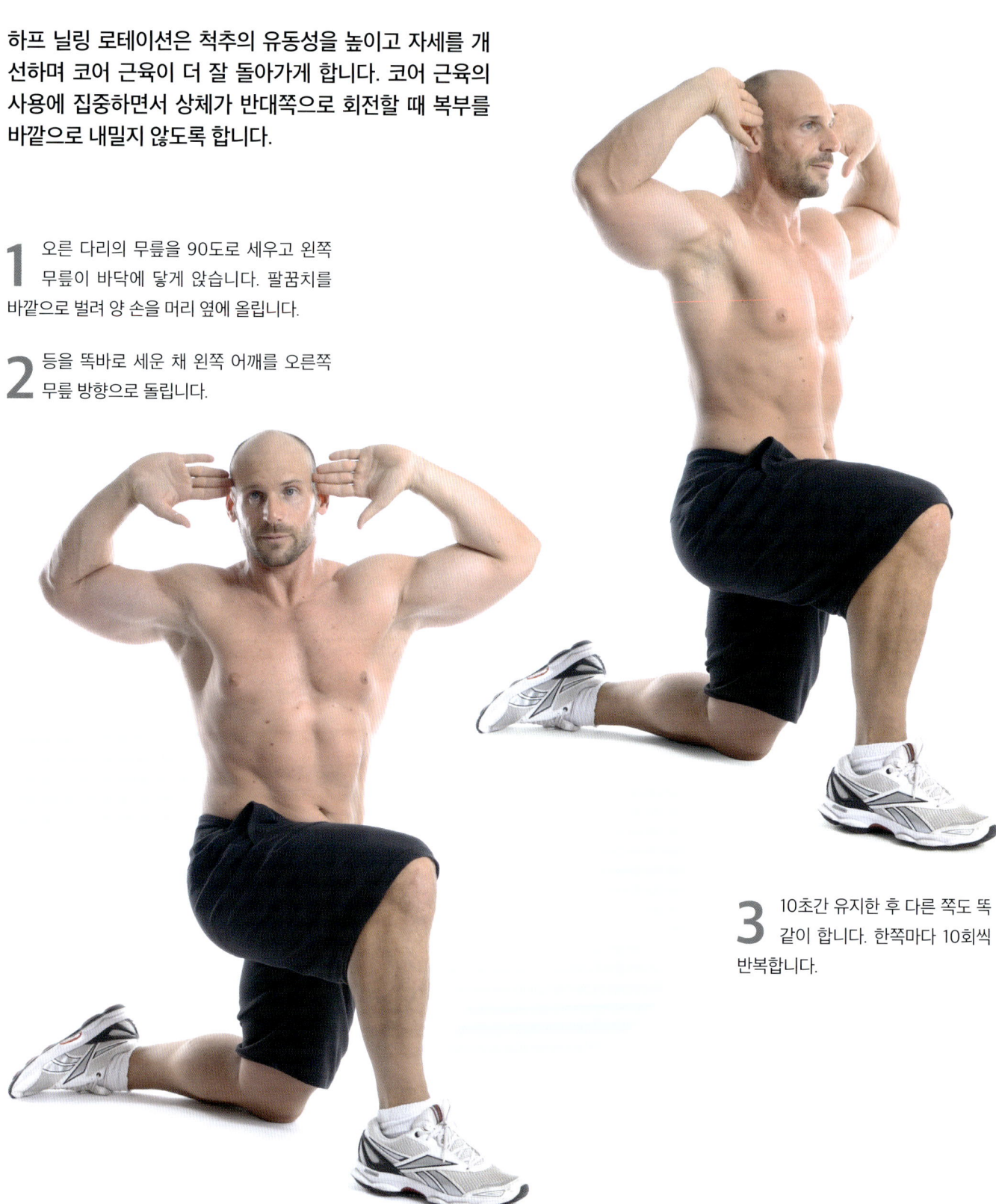

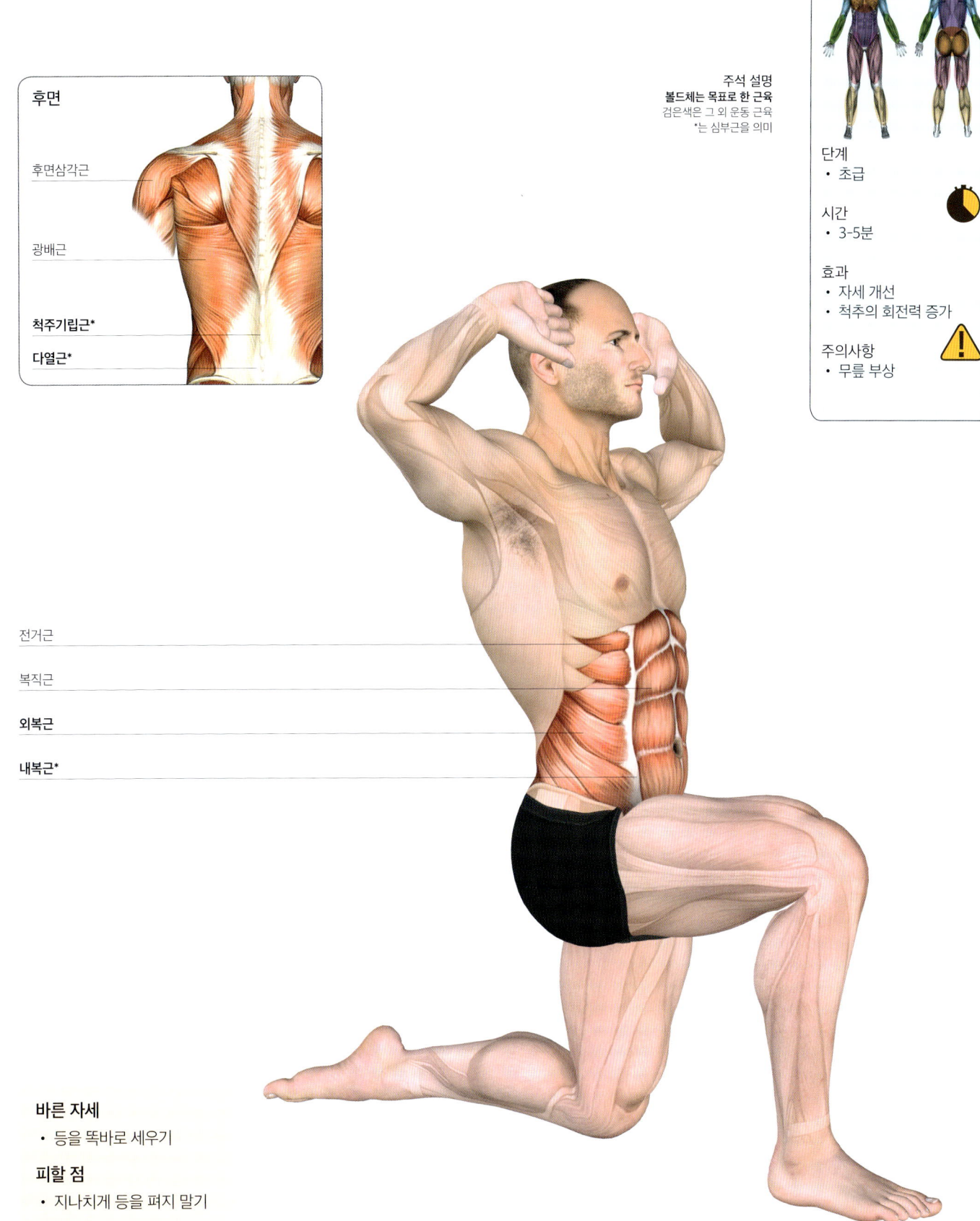

하프 닐링 로테이션 • 워밍업

후면
- 후면삼각근
- 광배근
- 척주기립근*
- 다열근*

주석 설명
볼드체는 목표로 한 근육
검은색은 그 외 운동 근육
*는 심부근을 의미

단계
- 초급

시간
- 3-5분

효과
- 자세 개선
- 척추의 회전력 증가

주의사항
- 무릎 부상

- 전거근
- 복직근
- **외복근**
- **내복근***

바른 자세
- 등을 똑바로 세우기

피할 점
- 지나치게 등을 펴지 말기

27

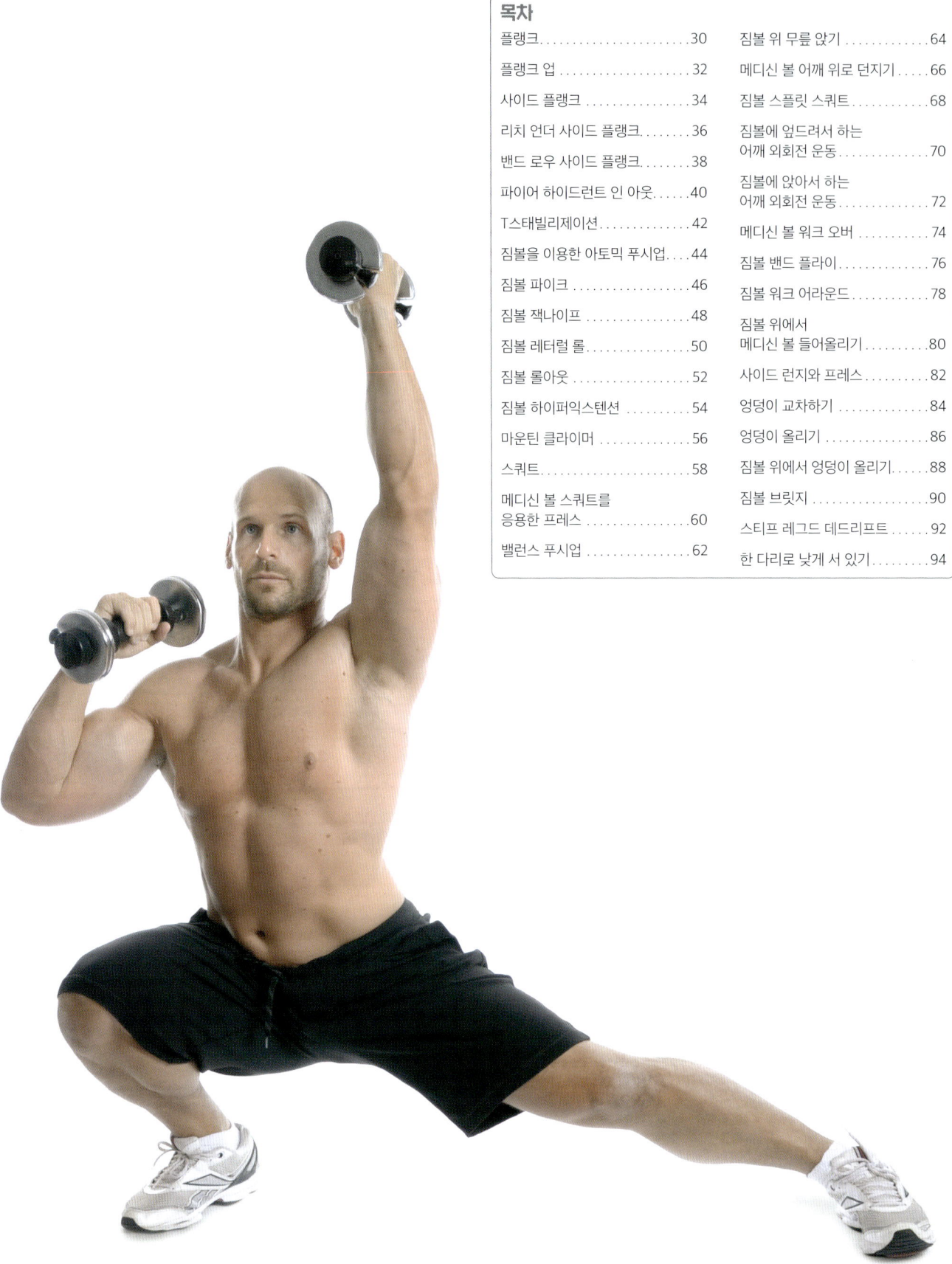

목차

플랭크 30	짐볼 위 무릎 앉기 64
플랭크 업 32	메디신 볼 어깨 위로 던지기 ... 66
사이드 플랭크 34	짐볼 스플릿 스쿼트 68
리치 언더 사이드 플랭크 36	짐볼에 엎드려서 하는 어깨 외회전 운동 70
밴드 로우 사이드 플랭크 38	
파이어 하이드런트 인 아웃 40	짐볼에 앉아서 하는 어깨 외회전 운동 72
T스태빌리제이션 42	
짐볼을 이용한 아토믹 푸시업 ... 44	메디신 볼 워크 오버 74
짐볼 파이크 46	짐볼 밴드 플라이 76
짐볼 잭나이프 48	짐볼 워크 어라운드 78
짐볼 레터럴 롤 50	짐볼 위에서 메디신 볼 들어올리기 80
짐볼 롤아웃 52	
짐볼 하이퍼익스텐션 54	사이드 런지와 프레스 82
마운틴 클라이머 56	엉덩이 교차하기 84
스쿼트 58	엉덩이 올리기 86
메디신 볼 스쿼트를 응용한 프레스 60	짐볼 위에서 엉덩이 올리기 88
	짐볼 브릿지 90
밸런스 푸시업 62	스티프 레그드 데드리프트 92
	한 다리로 낮게 서 있기 94

코어 안정화 더 운동

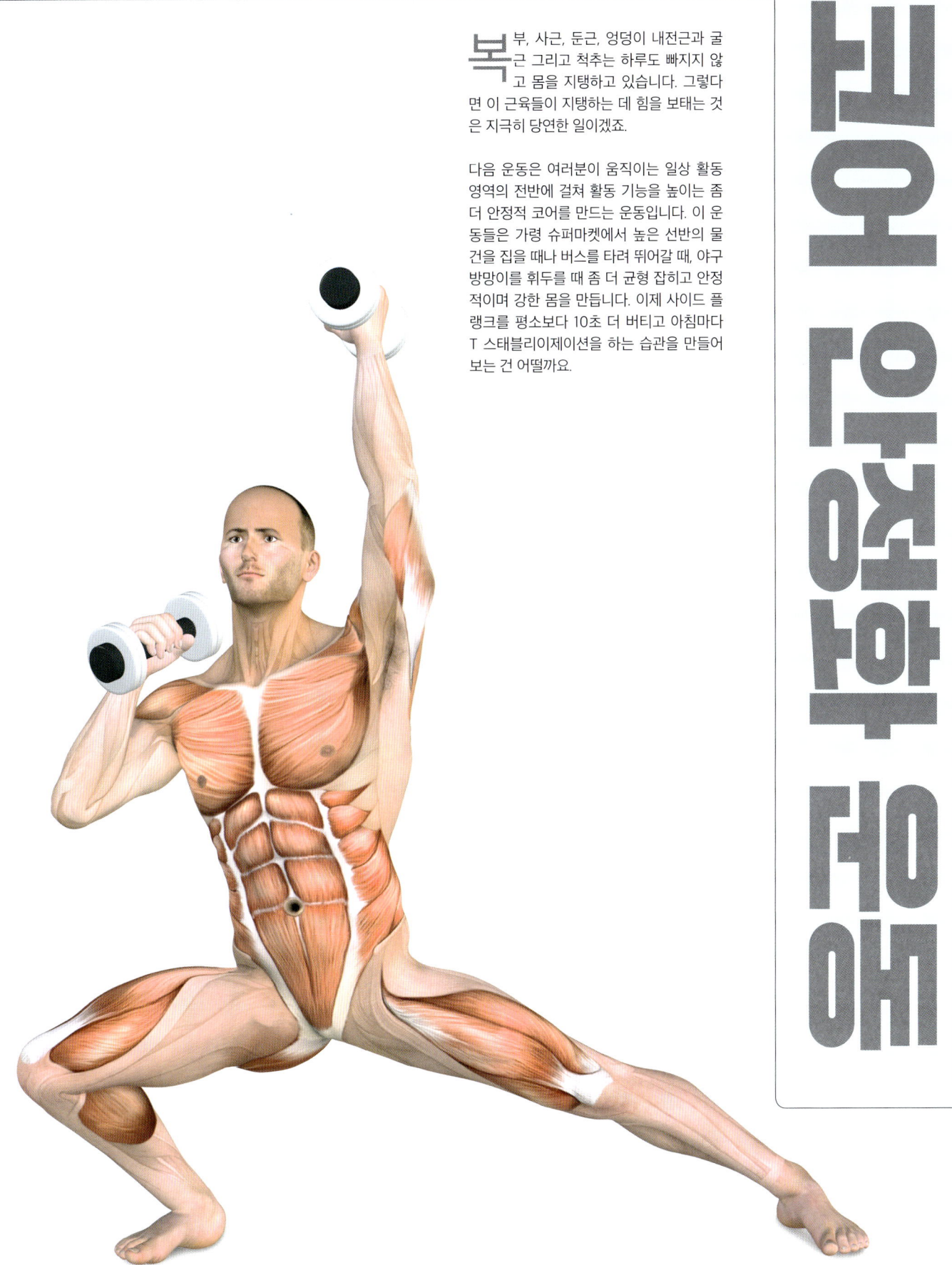

복부, 사근, 둔근, 엉덩이 내전근과 굴근 그리고 척추는 하루도 빠지지 않고 몸을 지탱하고 있습니다. 그렇다면 이 근육들이 지탱하는 데 힘을 보태는 것은 지극히 당연한 일이겠죠.

다음 운동은 여러분이 움직이는 일상 활동 영역의 전반에 걸쳐 활동 기능을 높이는 좀 더 안정적 코어를 만드는 운동입니다. 이 운동들은 가령 슈퍼마켓에서 높은 선반의 물건을 집을 때나 버스를 타려 뛰어갈 때, 야구 방망이를 휘두를 때 좀 더 균형 잡히고 안정적이며 강한 몸을 만듭니다. 이제 사이드 플랭크를 평소보다 10초 더 버티고 아침마다 T 스태블리이제이션을 하는 습관을 만들어 보는 건 어떨까요.

플랭크 Plank

플랭크는 전체 코어를 운동하기 위해 고안된 것으로 코어를 안정적으로 만드는 등척 운동(몸 전체를 움직이지 않고 근육을 움직이게 하는 운동)입니다. 플랭크는 요가 교실부터 필라테스 스튜디오, 하드 코어 짐까지 여러 곳에서 하고 있죠. 이렇듯 다양한 곳에서 플랭크를 하는 이유는 안정화 근육뿐만 아니라 복부와 허리의 지구력을 쌓는 확실히 방법이기 때문입니다.

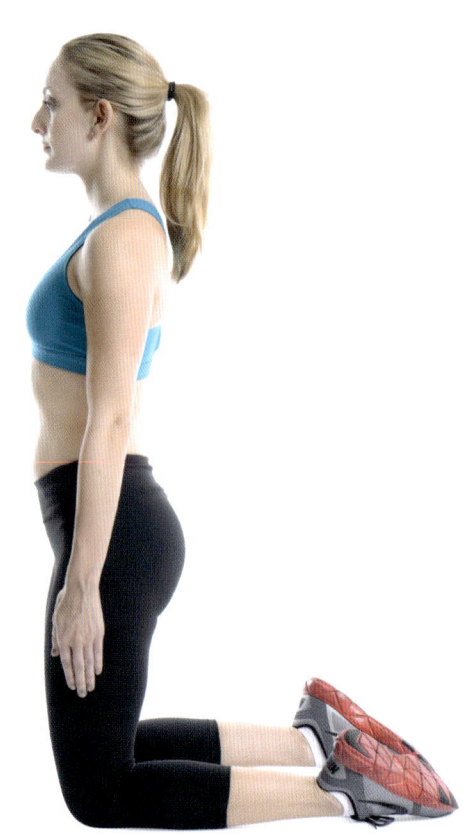

1 운동 매트 위에 양 손을 집고 발을 쭉 편 후 엎드립니다.

2 양 팔뚝으로 매트 위를 평행하게 짚습니다.

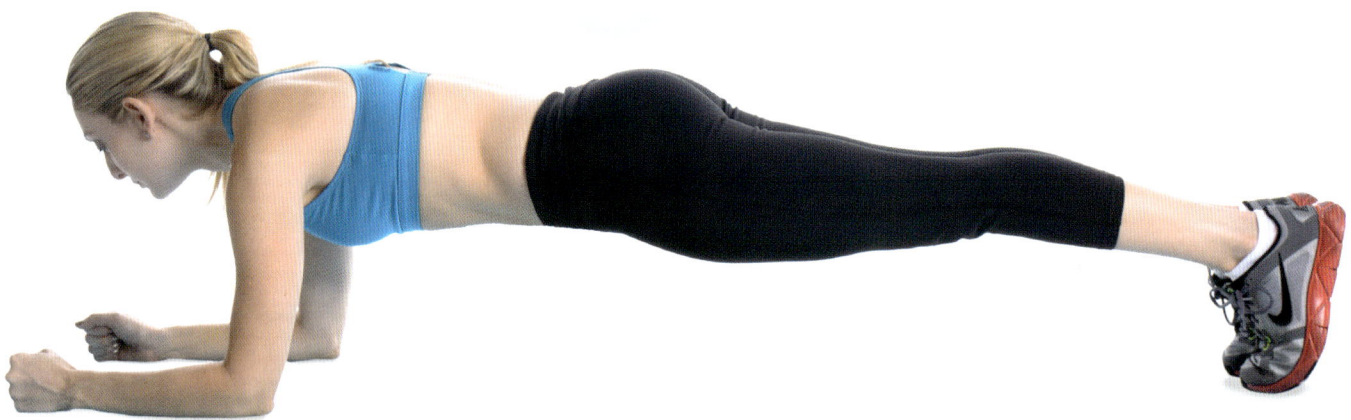

바른 자세
- 복부 근육의 긴장을 유지할 것
- 몸의 수평을 유지할 것

피할 점
- 팔을 지나치게 높이 세워 운동 근육에 무리가 가기

3 팔 높이와 같아지도록 무릎을 매트 위로 들어올립니다. 30초 동안 플랭크를 유지하며 2분 간 버팁니다.

플랭크 • 코어 안정화 운동

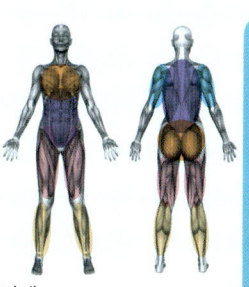

단계
- 초급

시간
- 30초-2분

효과
- 몸통과 골반 안정화
- 근력 강화

주의사항
- 어깨 문제
- 허리 문제

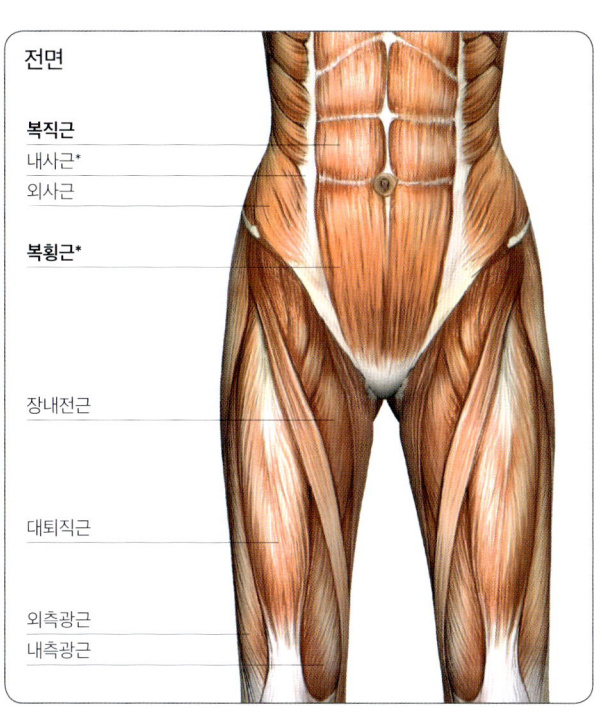

전면

복직근
내사근*
외사근

복횡근*

장내전근

대퇴직근

외측광근
내측광근

주석 설명
볼드체는 목표로 한 근육
검은색은 그 외 운동 근육
*는 심부근을 의미

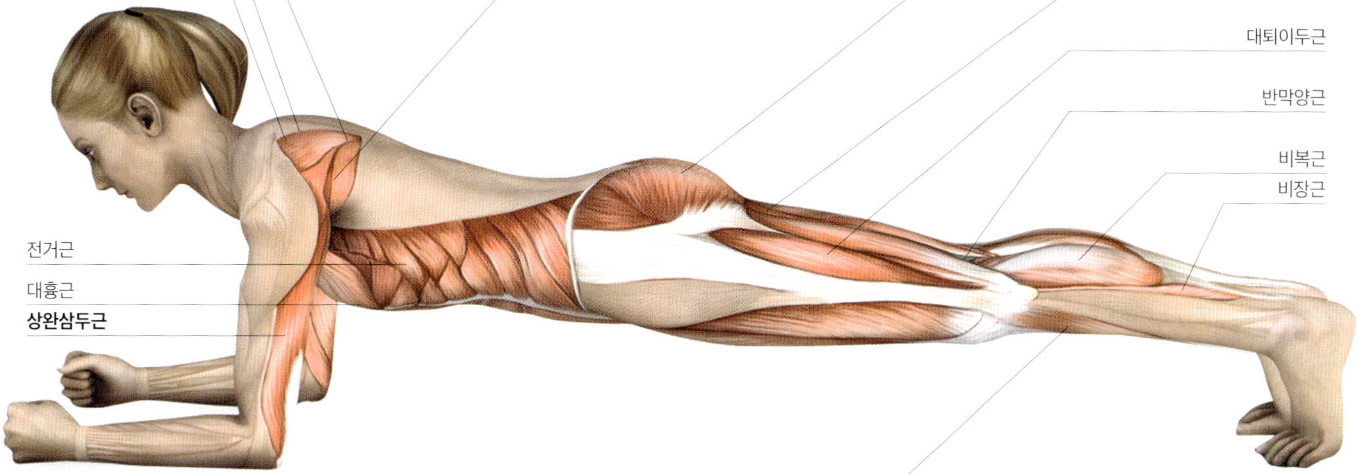

견갑하근*

극하근*

극상근*

전거근
대흉근
상완삼두근

전경골근

소원근

대둔근

반건양근

대퇴이두근

반막양근

비복근
비장근

31

플랭크 업 Plank-Up

플랭크 업은 기본 플랭크를 확장하는 코어 안정화 심화운동입니다. 한 팔에서 다른 팔로 옮길 때 리듬을 안정적으로 유지하세요.

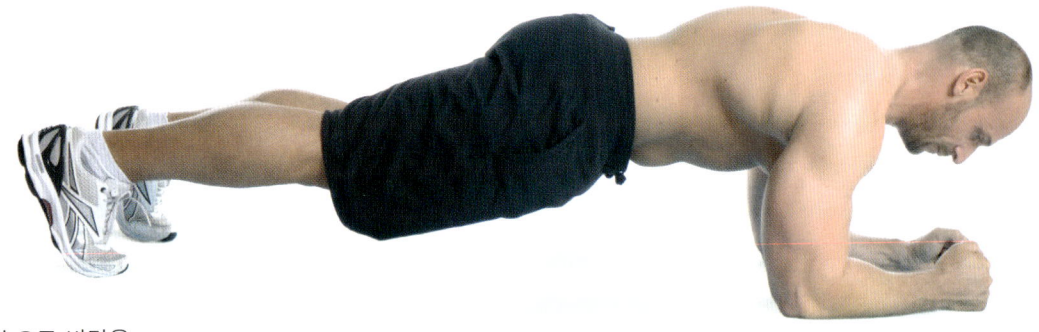

1 운동 매트 위에 양 손으로 바닥을 집고 발을 쭉 펴서 엎드립니다. 바닥 위에 양 팔뚝을 평행하게 놓습니다.

2 무릎을 바닥 위로 들어올리며 팔과 일직선이 될 때까지 다리를 길게 뻗습니다.

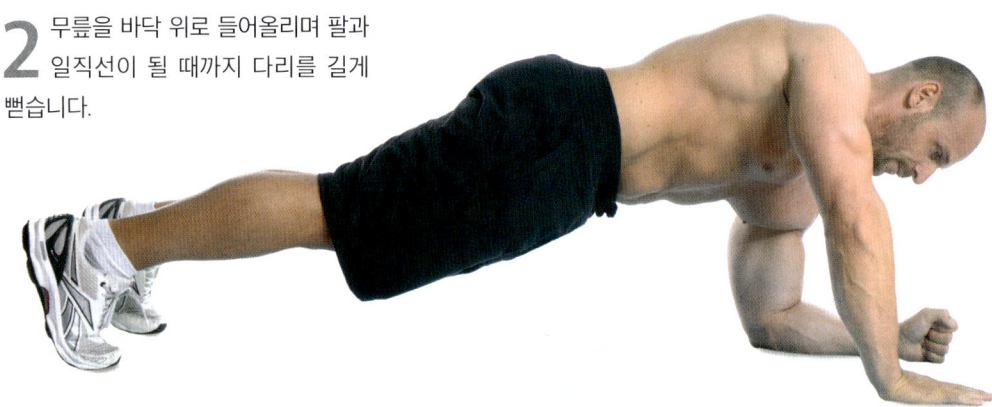

3 오른팔을 들어올리며 왼팔은 쭉 폅니다. 그런 다음 푸시업 자세가 될 때까지 양팔로 균형을 잡습니다.

바른 자세
- 한 팔로 유지할 때 관절에 지나친 무리가 가지 않도록 할 것
- 동작 동안 복부에 긴장을 유지할 것

피할 점
- 갑자기 자세가 무너지지 않도록 주의. 둘을 세며 천천히 올라가고 둘을 세며 내려오기

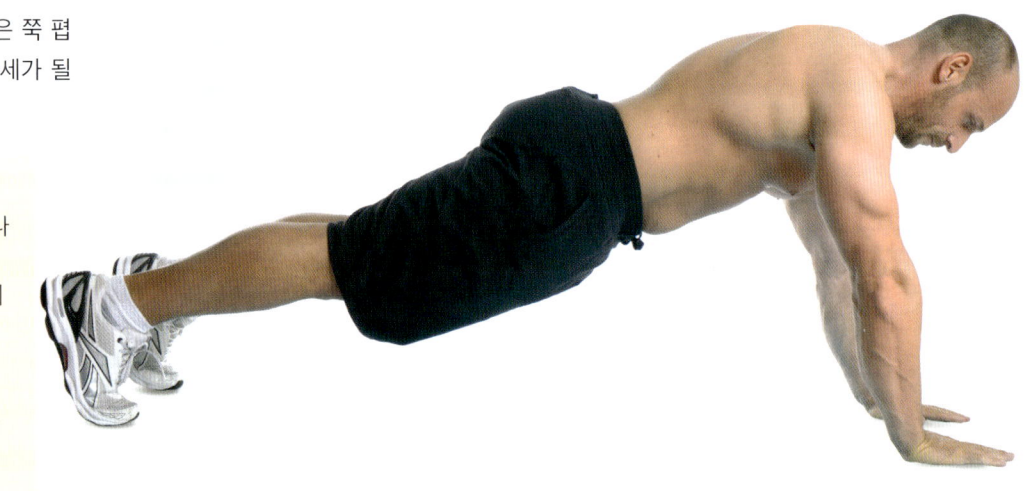

플랭크 업 • 코어 안정화 운동

4 한 번에 한 팔씩 바꾸며 처음 플랭크 자세가 될 때까지 자세를 낮춥니다. 10회 완료 후 15회씩 2세트 반복합니다.

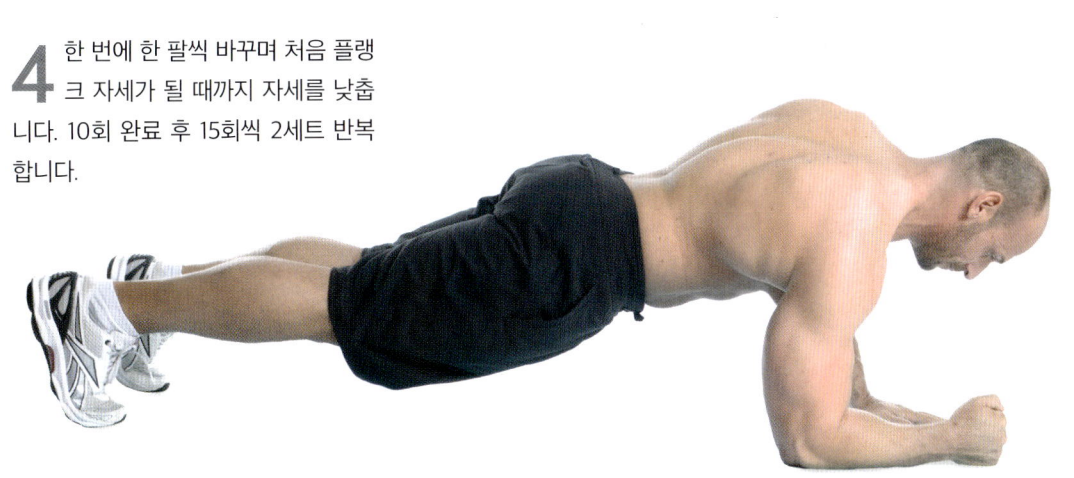

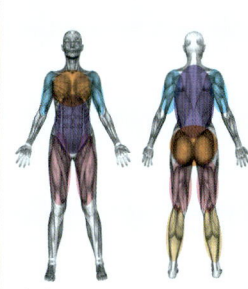

단계
- 상급

시간
- 2-3분

효과
- 몸통과 골반의 안정화
- 근력 강화

주의사항
- 임신 시 유의
- 회선건판 손상

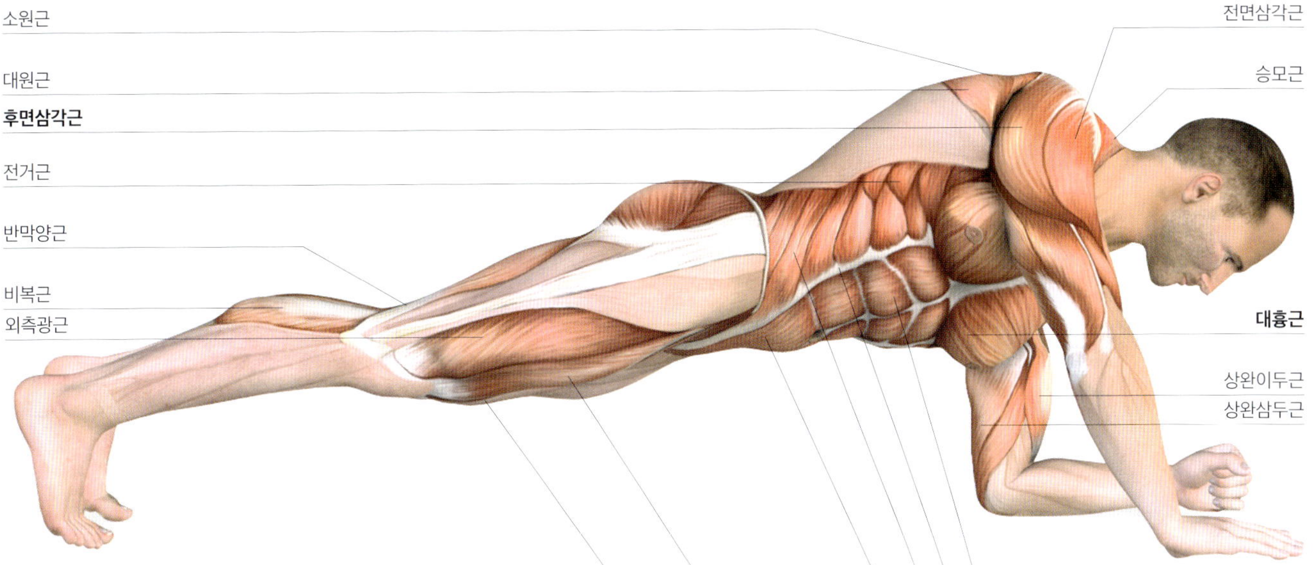

소원근
대원근
후면삼각근
전거근
반막양근
비복근
외측광근

전면삼각근
승모근
대흉근
상완이두근
상완삼두근
복직근
내복사근*
외복사근
복횡근*
대퇴직근
내측광근

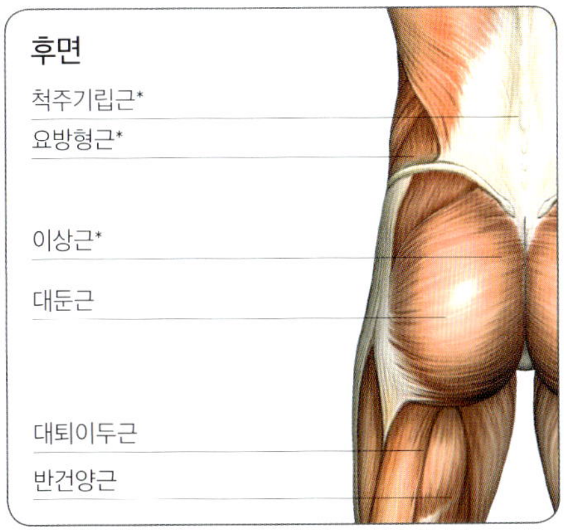

후면
척주기립근*
요방형근*
이상근*
대둔근
대퇴이두근
반건양근

주석 설명
볼드체는 목표로 한 근육
검은색은 그 외 운동 근육
*는 심부근을 의미

사이드 플랭크 Side Plank

사이드 플랭크는 척추를 안정시키는 것 외에 복부, 허리, 어깨를 강화하는 데도 좋습니다. 사이드 플랭크로 복부를 수축하는 것은 허리치수를 줄이는 좋은 방법이죠. 최고의 성과를 위해 처음에 가능하다고 생각했던 것 보다 몇 초 더 견뎌 보도록 하세요.

바른 자세
- 팔과 엉덩이가 균등하게 내려올 것

피할 점
- 어깨에 지나치게 힘을 가하기. 어깨가 겨드랑이쪽으로 빠지거나 귀 쪽으로 올라가는 것

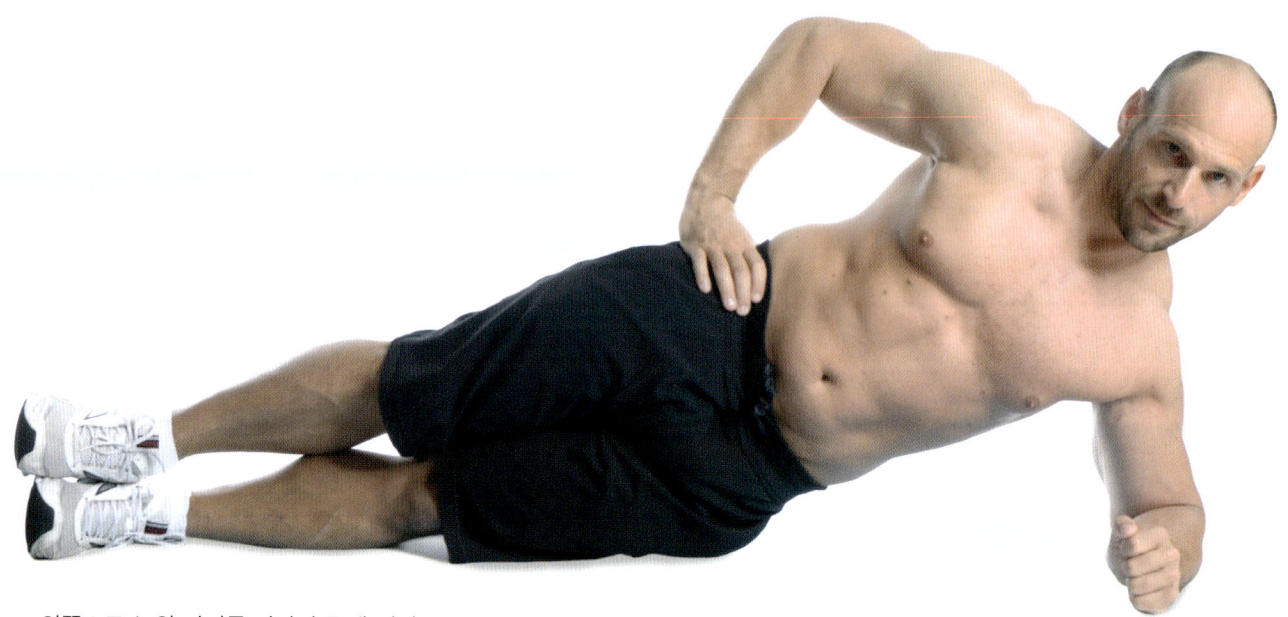

1 왼쪽으로 누워 다리를 나란히 곧게 핍니다. 발은 편하게 둡니다.

2 왼팔을 90도로 구부리고 손은 주먹을 쥐어 얼굴 쪽을 향하게 합니다. 오른 손은 허리에 두거나 쭉 핍니다.

3 팔뚝을 바닥으로 내리면서 엉덩이는 몸이 일직선이 될 때까지 올립니다. 30초간 유지하며 1분 동안 운동합니다. 잠시 쉰 후 반대쪽도 반복합니다.

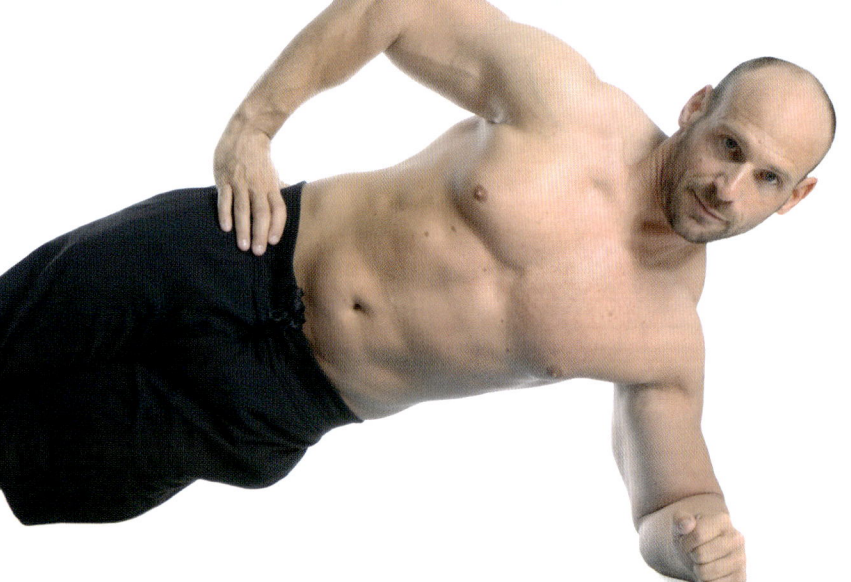

사이드 플랭크 · 코어 안정화 운동

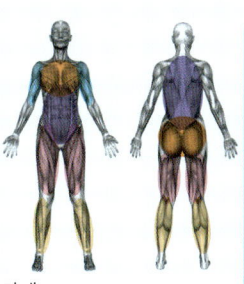

단계
- 상급

시간
- 4분

효과
- 몸통과 척추의 안정화
- 둔근, 허리, 복부 강화

주의사항
- 목 이상
- 회선건판 손상

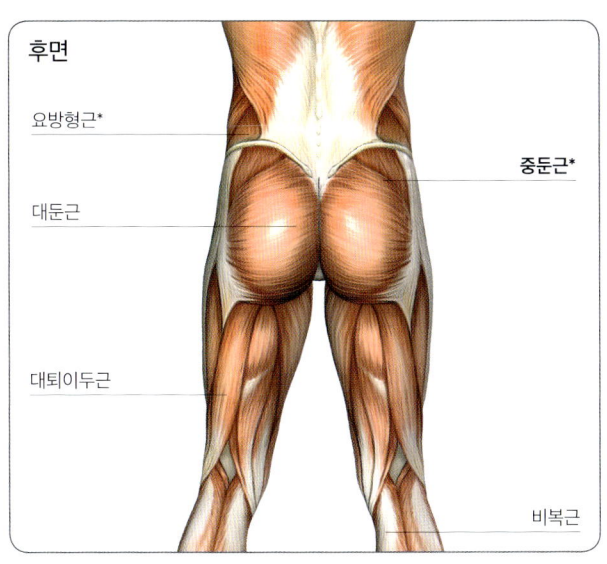

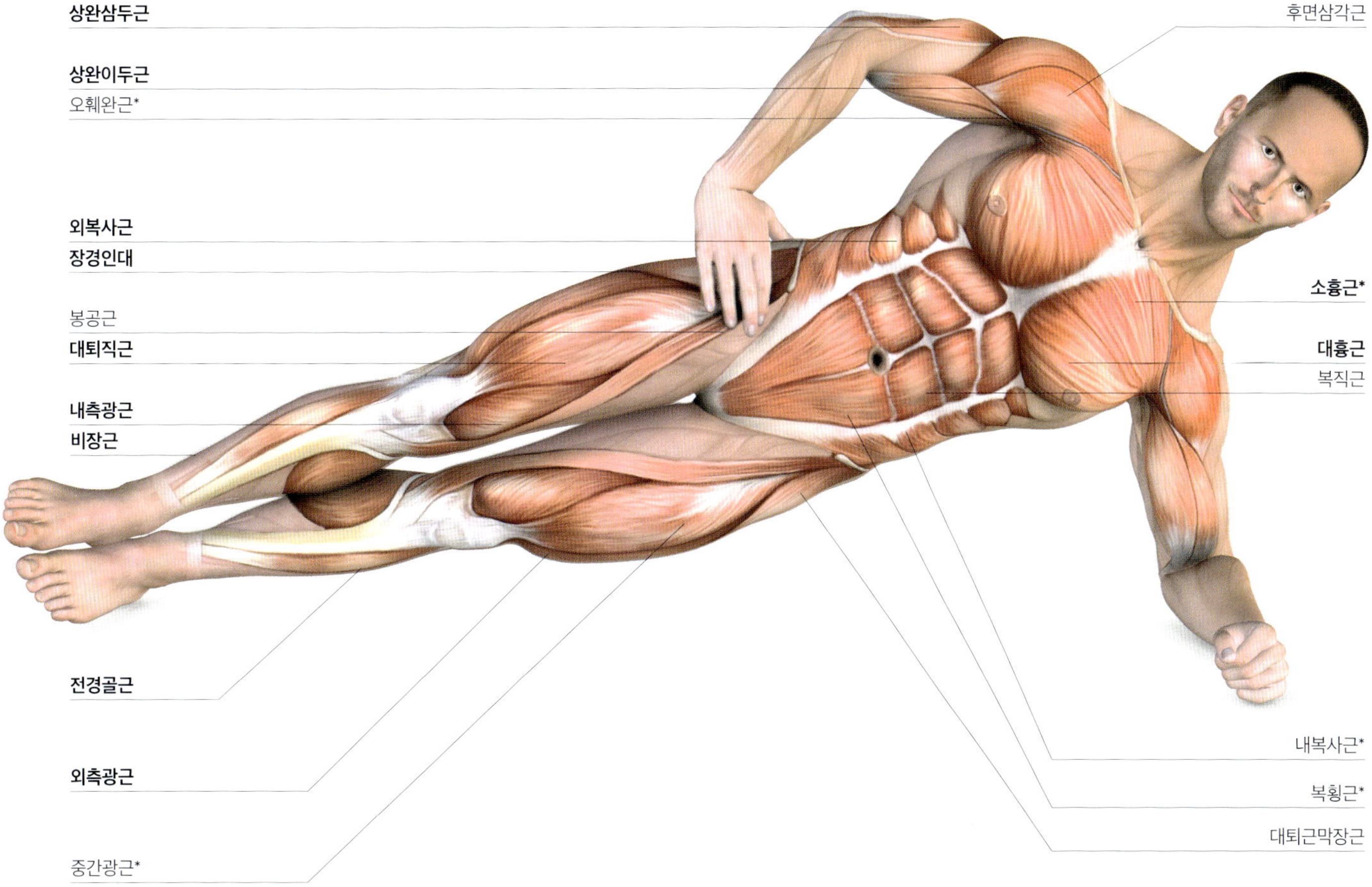

후면
- 요방형근*
- 대둔근
- 대퇴이두근
- 중둔근*
- 비복근

주석 설명
볼드체는 목표로 한 근육
검은색은 그 외 운동 근육
*는 심부근을 의미

- 상완삼두근
- 상완이두근
- 오훼완근*
- 외복사근
- 장경인대
- 봉공근
- 대퇴직근
- 내측광근
- 비장근
- 전경골근
- 외측광근
- 중간광근*
- 후면삼각근
- 소흉근*
- 대흉근
- 복직근
- 내복사근*
- 복횡근
- 대퇴근막장근

35

리치 언더 사이드 플랭크
Side Plank with Reach-Under

리치 언더 사이드 플랭크를 할 때는 움직이지 않고 고정된 자세로 똑바로 눕습니다. 한 팔을 움직이는 동안 상체와 다리를 계속 고정하고 있는 것은 복부와 허리, 어깨 강화에 효과적입니다.

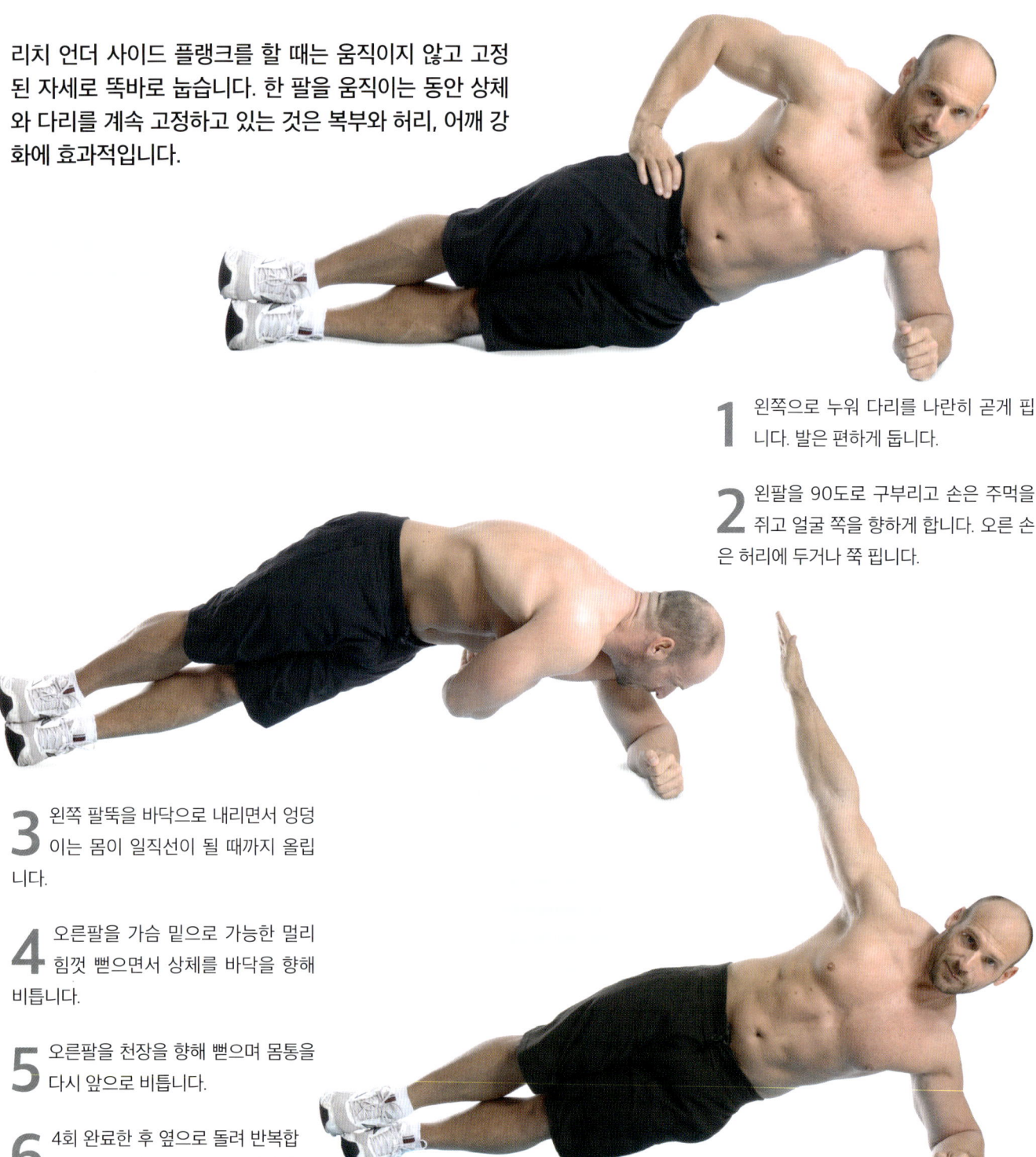

1 왼쪽으로 누워 다리를 나란히 곧게 핍니다. 발은 편하게 둡니다.

2 왼팔을 90도로 구부리고 손은 주먹을 쥐고 얼굴 쪽을 향하게 합니다. 오른 손은 허리에 두거나 쭉 핍니다.

3 왼쪽 팔뚝을 바닥으로 내리면서 엉덩이는 몸이 일직선이 될 때까지 올립니다.

4 오른팔을 가슴 밑으로 가능한 멀리 힘껏 뻗으면서 상체를 바닥을 향해 비틉니다.

5 오른팔을 천장을 향해 뻗으며 몸통을 다시 앞으로 비틉니다.

6 4회 완료한 후 옆으로 돌려 반복합니다. 각 15회씩 2세트 운동합니다.

리치 언더 사이드 플랭크 • 코어 안정화 운동

바른 자세
- 팔뚝과 엉덩이를 모두 들어올리기
- 리치 언더 동안 바닥을 볼 수 있도록 머리와 목을 몸통 동작과 같이 움직이고 팔을 위로 뻗으며 완료 자세로 바로 들어가기
- 발은 긴장을 풀고 포개기

피할 점
- 어깨에 지나치게 힘주기
- 팔을 뻗을 때 자세 흐트러지기

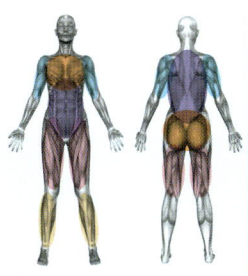

단계
- 상급

시간
- 2-6분

효과
- 코어 강화 및 안정화
- 지구력 상승
- 어깨 강화

주의사항
- 목 이상
- 회선건판 손상

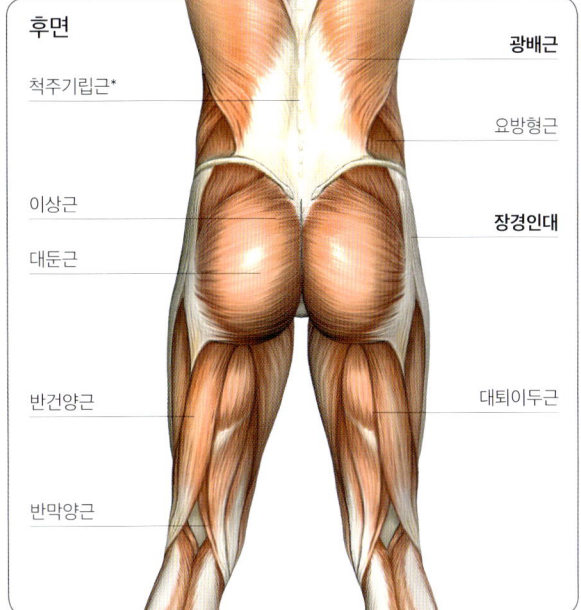

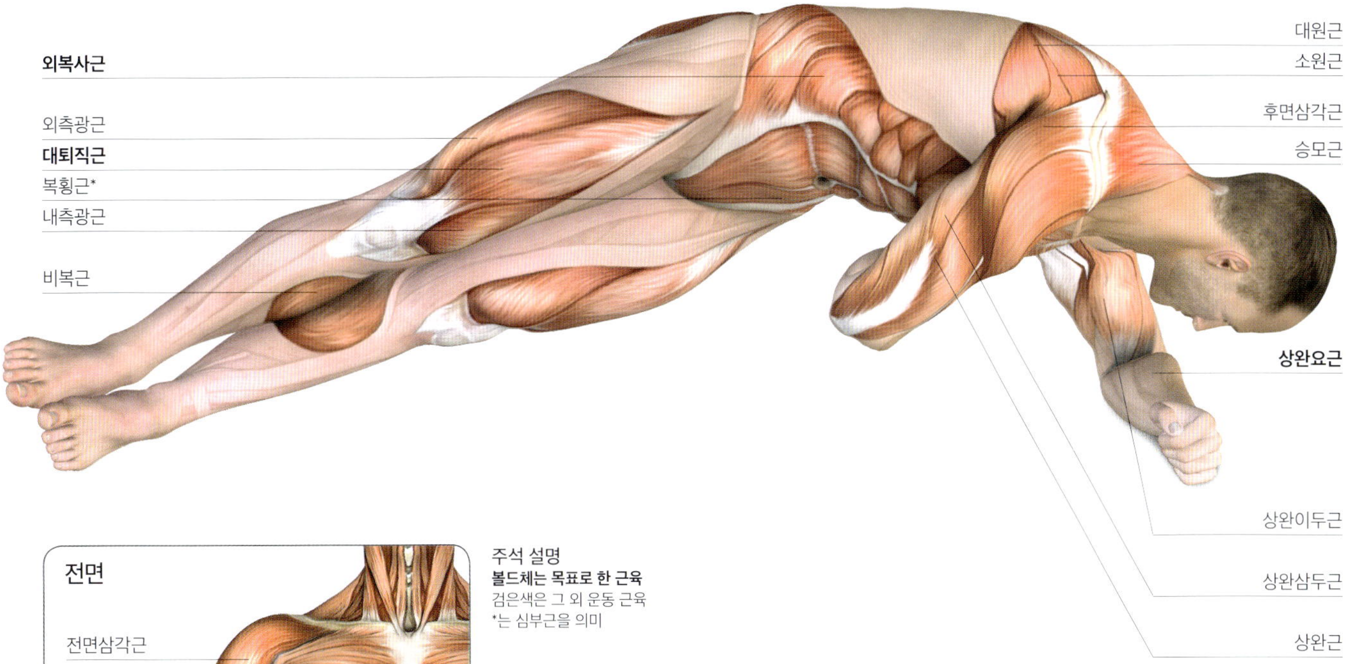

후면
- 척주기립근*
- 이상근
- 대둔근
- 반건양근
- 반막양근
- 광배근
- 요방형근
- 장경인대
- 대퇴이두근

외복사근
외측광근
대퇴직근
복횡근*
내측광근
비복근

대원근
소원근
후면삼각근
승모근
상완요근
상완이두근
상완삼두근
상완근

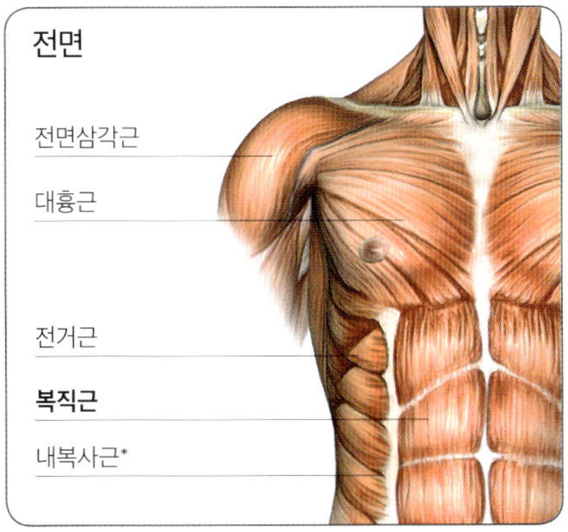

전면
- 전면삼각근
- 대흉근
- 전거근
- 복직근
- 내복사근*

주석 설명
볼드체는 목표로 한 근육
검은색은 그 외 운동 근육
*는 심부근을 의미

37

밴드 로우 사이드 플랭크
Side Plank with Band Row

밴드 로우 사이드 플랭크는 등, 허리, 아래뿐만 아니라 복부 근육에도 효과적인 강화 운동입니다. 밴드를 당기고 놓을 때 몸의 그 외 부위들은 고정한 채 팔이 부드럽게 움직이는 것에 집중합니다.

1 밴드의 한쪽 끝을 고정된 물건에 부착합니다. 왼쪽으로 누워 다리를 받듯이 펴고 발은 서로 포갭니다.

2 왼팔을 90도로 구부리고 주먹을 쥔 채 정면을 향합니다.

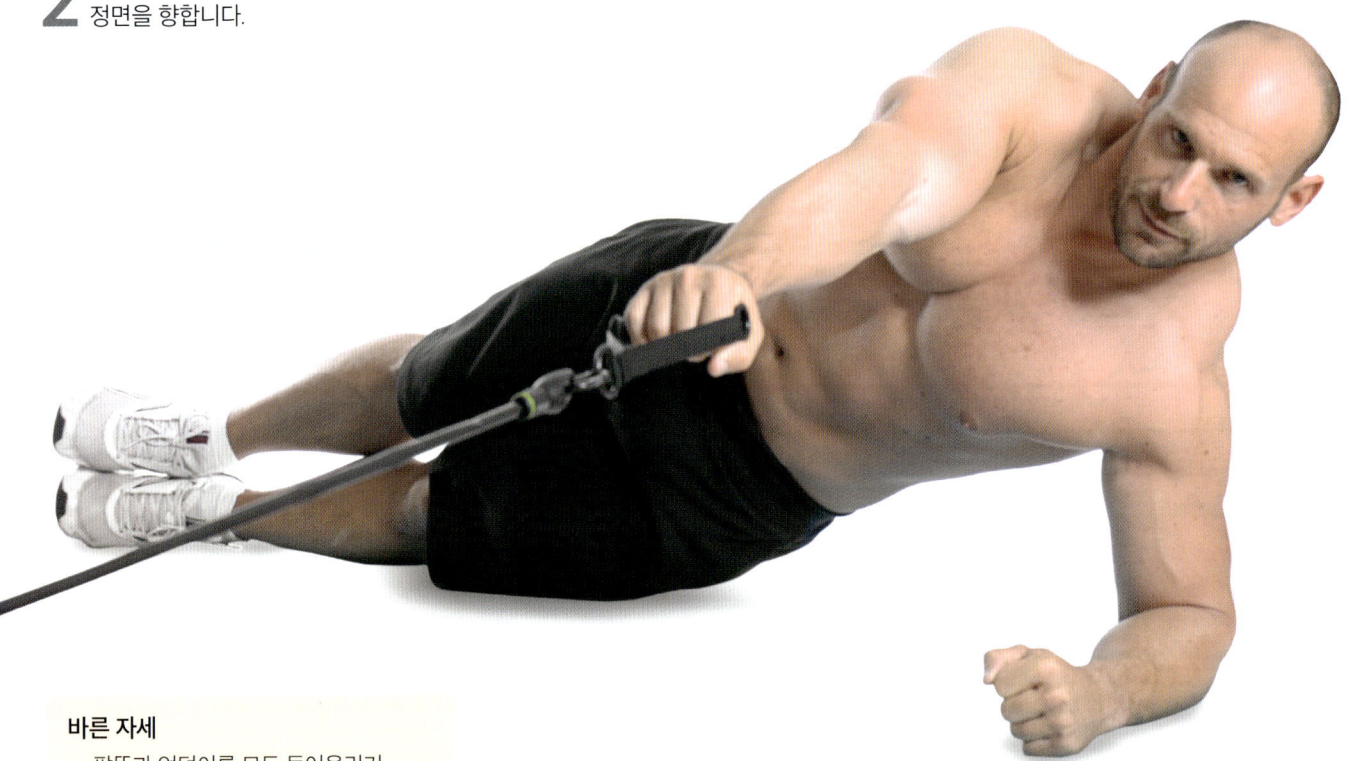

바른 자세
- 팔뚝과 엉덩이를 모두 들어올리기
- 수축 동작에서 밴드를 팽팽하게 당기기
- 운동 전반에 걸쳐 다리를 안정적으로 유지하기
- 밴드를 가슴 앞까지 당기기

피할 점
- 양쪽 어깨에 힘주기
- 팔을 뻗을 때 자세 흐트러지기

3 오른팔로 밴드의 끝을 잡습니다. 밴드가 바닥과 평행을 유지하게 하며 팔을 몸쪽으로 끌어당깁니다.

4 밴드를 놓는 동안 몸이 일직선이 될 때까지 엉덩이를 들어올립니다.

밴드 로우 사이드 플랭크 • 코어 안정화 운동

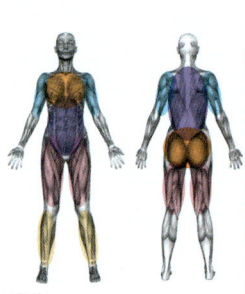

5 가슴을 향해 밴드를 당기면서 팔을 구부립니다.

6 몸을 바닥으로 내리면서 팔을 똑바로 폅니다.

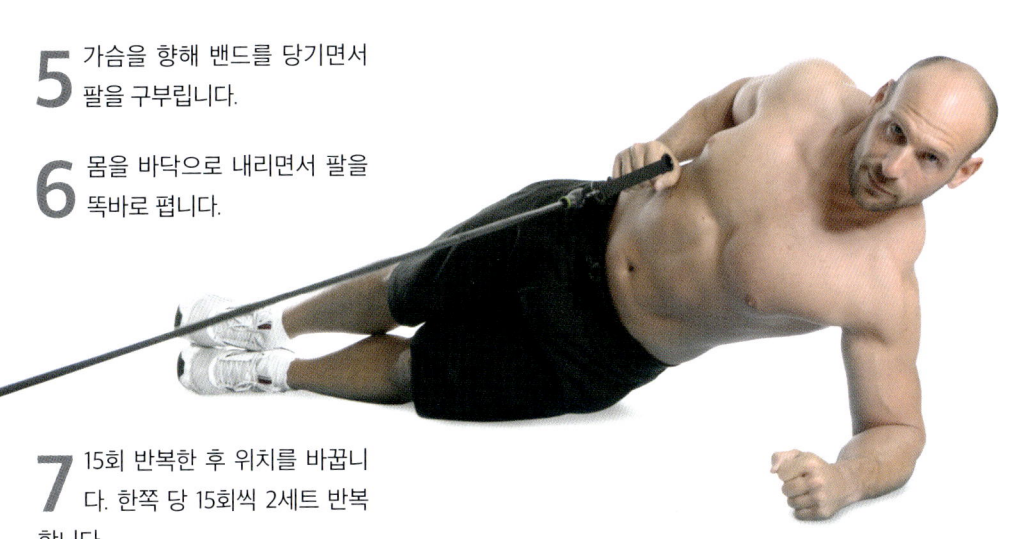

7 15회 반복한 후 위치를 바꿉니다. 한쪽 당 15회씩 2세트 반복합니다.

단계
- 상급

시간
- 3분

효과
- 코어 강화 및 안정화
- 팔 강화

주의사항
- 목 이상
- 회선건판 손상

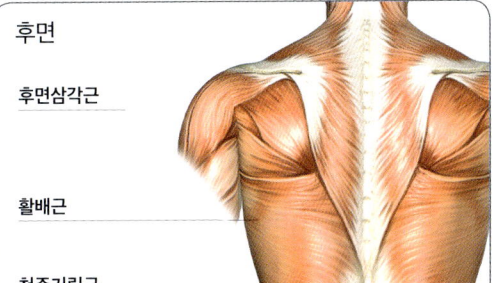

후면
- 후면삼각근
- 활배근
- 척주기립근

주석 설명
볼드체는 목표로 한 근육
검은색은 그 외 운동 근육
*는 심부근을 의미

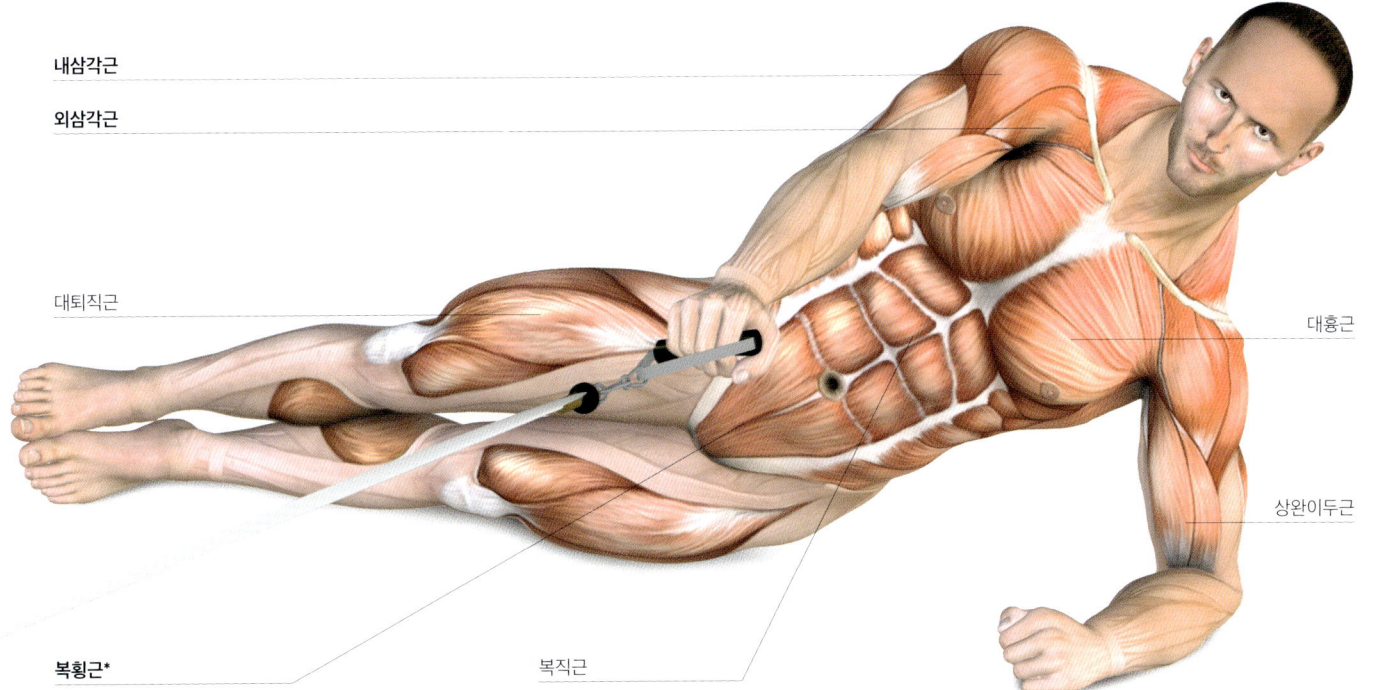

- 내삼각근
- 외삼각근
- 대퇴직근
- 대흉근
- 상완이두근
- 복횡근*
- 복직근

39

파이어 하이드런트 인 아웃
Fire-Hydrant In-Out

파이어 하이드런트 인 아웃은 복부 강화에 좋을 뿐 아니라 코어 안정화를 위한 강도 높은 운동입니다. 이 운동은 복부 근육과 함께 허벅지 안쪽과 슬근, 둔근을 목표로 합니다.

바른 자세
- 어깨가 주저앉지 않도록 양손을 바닥에 대기
- 다리를 완전히 펴고 둔근을 조이기

피할 점
- 굽힌 다리를 한쪽으로 올릴 때 엉덩이 들기
- 성급하게 운동하기, 각 방향별 반복 누락하기

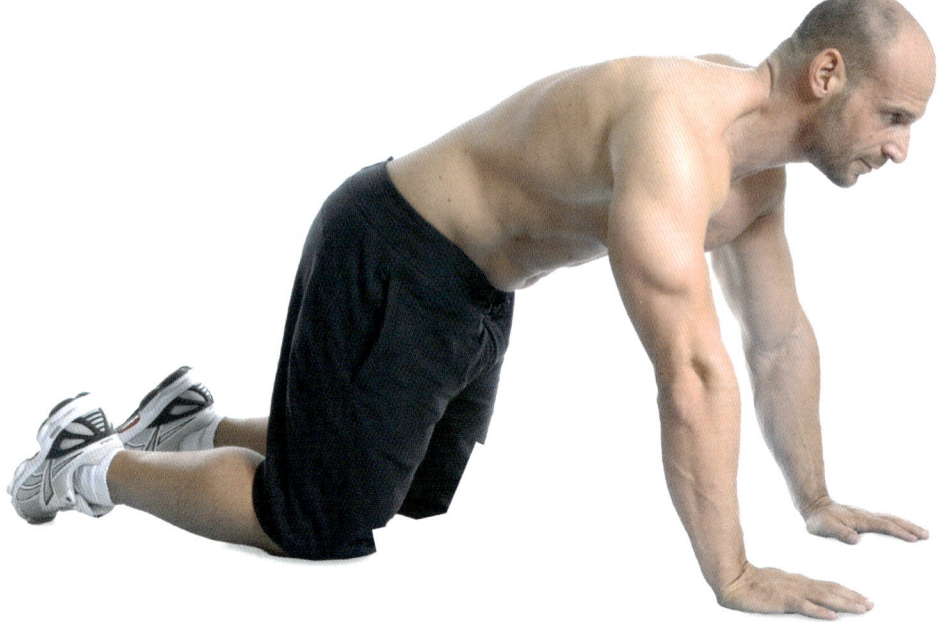

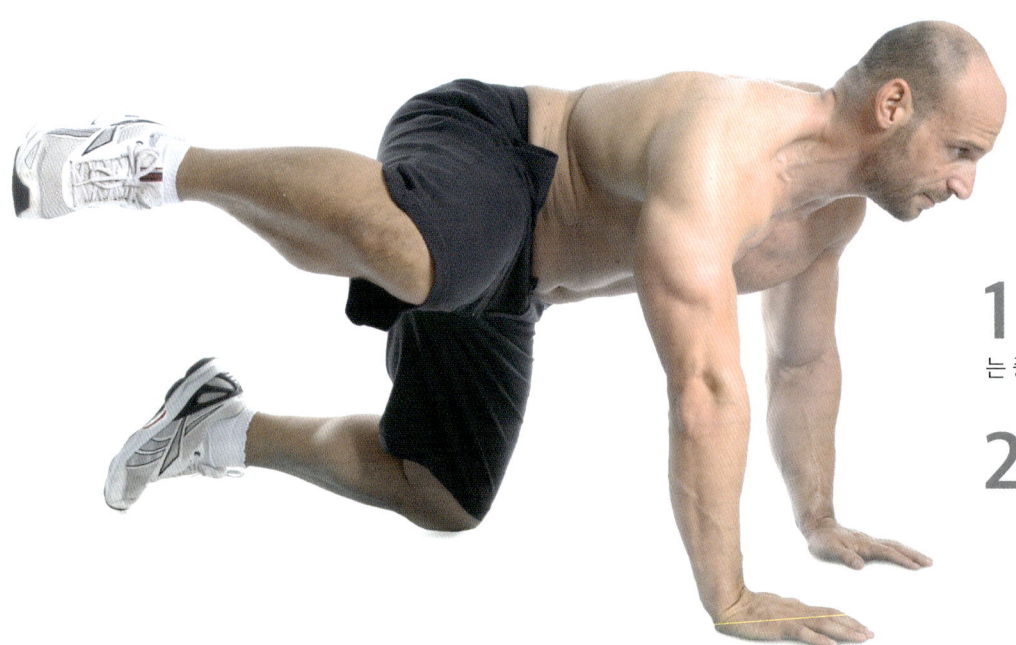

1. 손바닥과 무릎을 바닥에 대고 손은 어깨 넓이로 벌립니다. 척추는 중립 자세에 있어야 합니다.

2. 오른 다리를 90도로 유지하고 측면을 향해 들어올립니다.

파이어 하이드런트 인 아웃 • 코어 안정화 운동

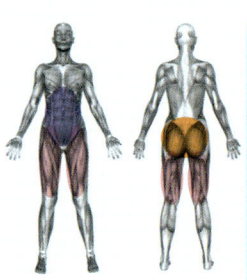

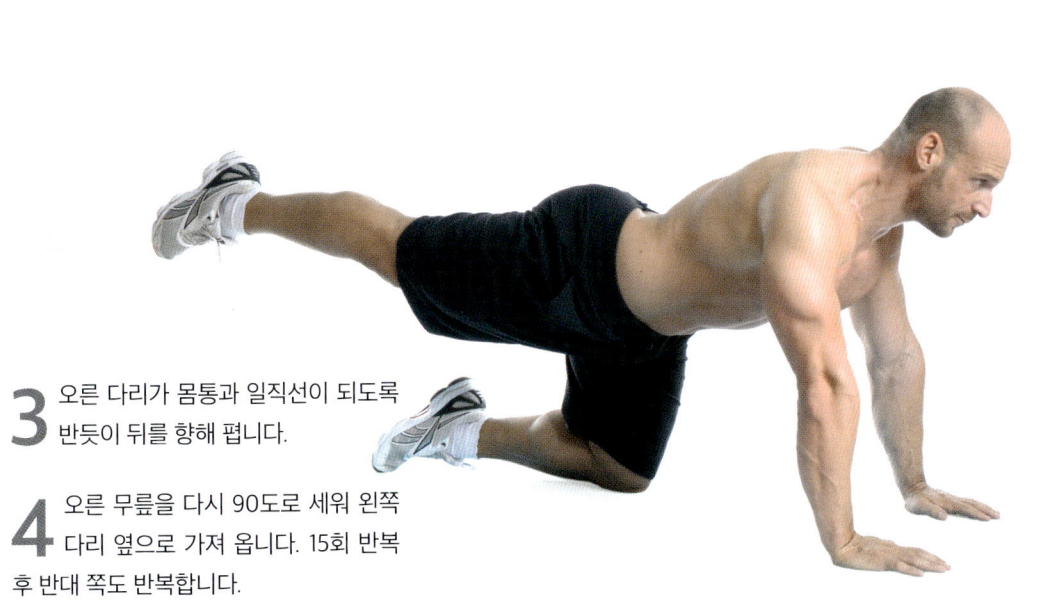

3 오른 다리가 몸통과 일직선이 되도록 반듯이 뒤를 향해 폅니다.

4 오른 무릎을 다시 90도로 세워 왼쪽 다리 옆으로 가져 옵니다. 15회 반복 후 반대 쪽도 반복합니다.

단계
- 초급

시간
- 3분

효과
- 골반 안정화
- 둔근 강화

주의사항
- 손목 통증
- 무릎 이상

주석 설명
볼드체는 목표로 한 근육
검은색은 그 외 운동 근육
*는 심부근을 의미

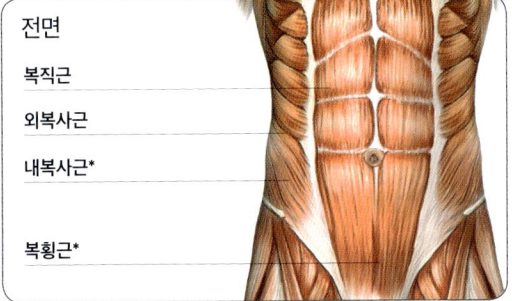

전면
- 복직근
- 외복사근
- 내복사근*
- 복횡근*

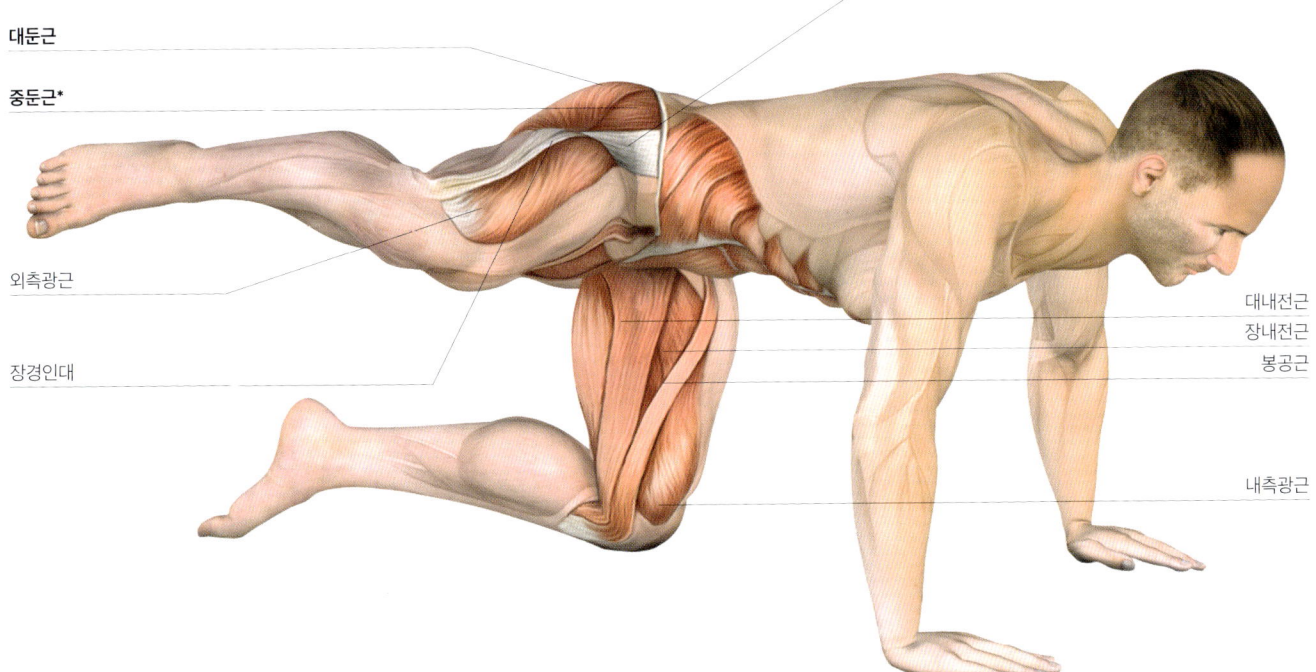

- 대둔근
- 중둔근*
- 외측광근
- 장경인대
- 대퇴근막장근
- 대내전근
- 장내전근
- 봉공근
- 내측광근

41

T 스태빌리제이션 T-Stabilization

T 스태빌리제이션은 일반적인 플랭크의 또 다른 심화된 변형 자세로 복부, 엉덩이, 허리 및 사근에 효과가 좋은 운동입니다.

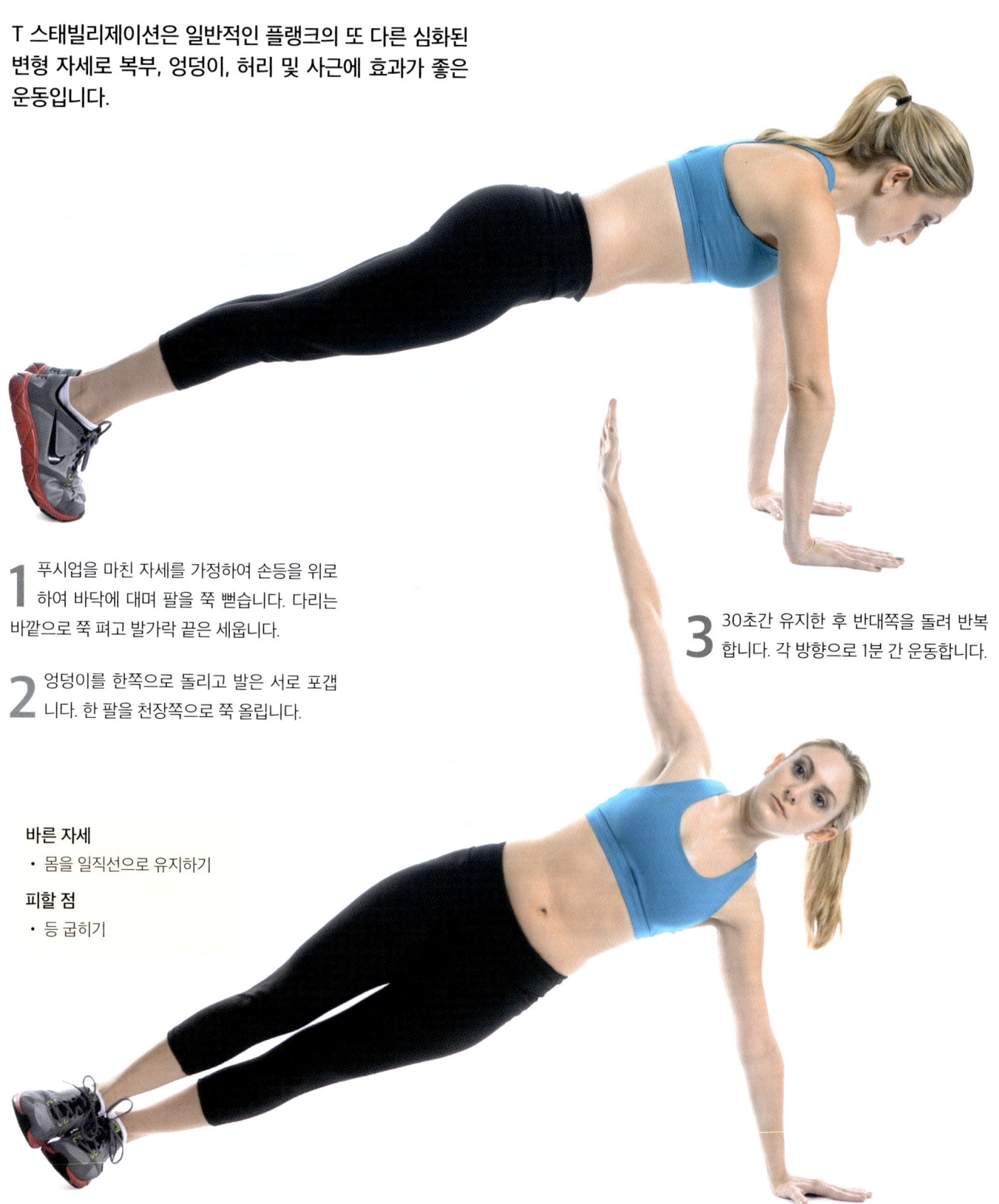

1 푸시업을 마친 자세를 가정하여 손등을 위로 하여 바닥에 대며 팔을 쭉 뻗습니다. 다리는 바깥으로 쭉 펴고 발가락 끝은 세웁니다.

2 엉덩이를 한쪽으로 돌리고 발은 서로 포갭니다. 한 팔을 천장쪽으로 쭉 올립니다.

3 30초간 유지한 후 반대쪽을 돌려 반복합니다. 각 방향으로 1분 간 운동합니다.

바른 자세
- 몸을 일직선으로 유지하기

피할 점
- 등 굽히기

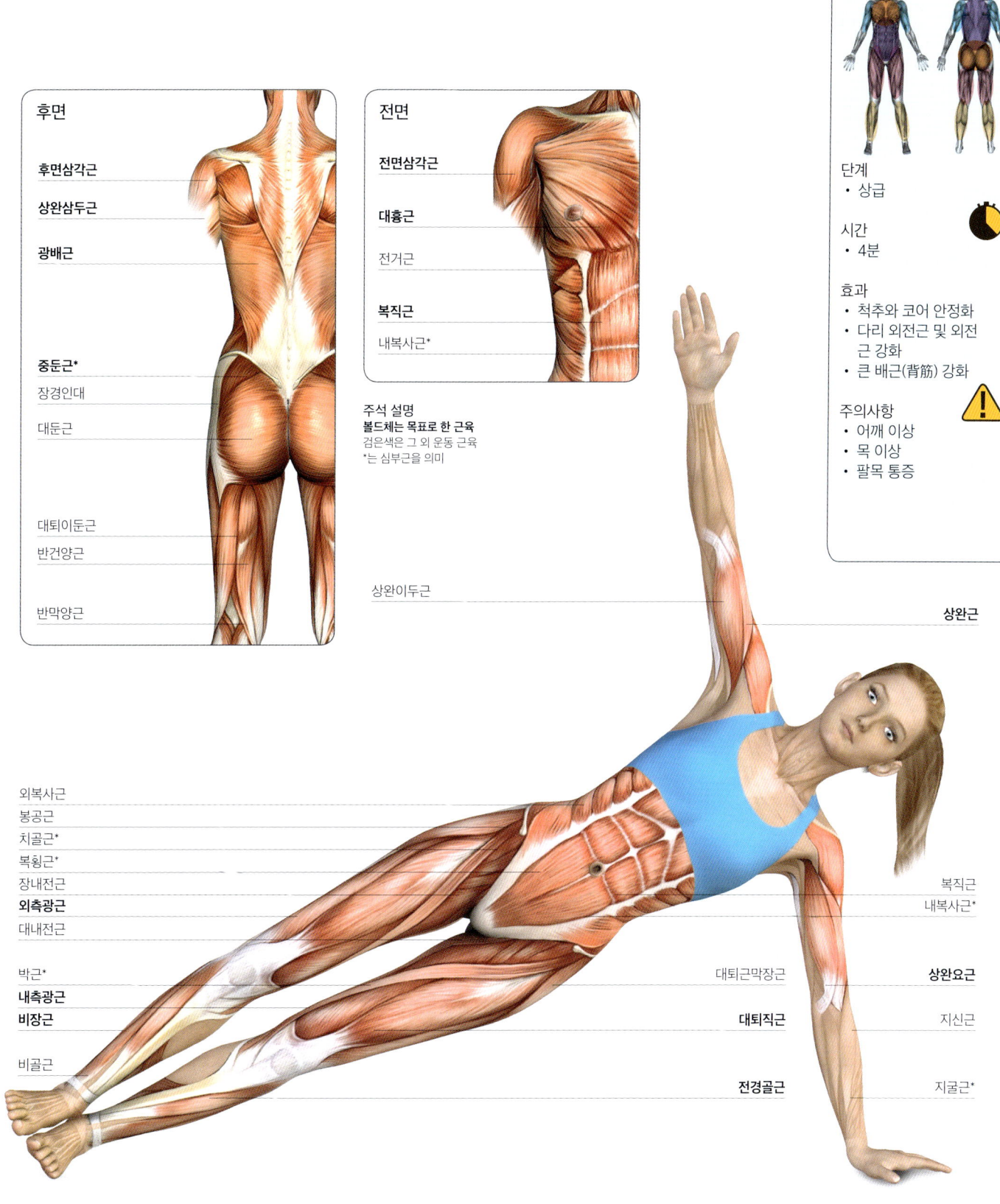

짐볼을 이용한 아토믹 푸시업
Fitness Ball Atomic Push-Up

짐볼을 이용한 아토믹 푸시업을 하면 많은 주요 근육군들이 한 번에 작용 할 수 있습니다. 올바르게 수행할 경우 이 운동은 상체에 코어를 사용하는 매우 많은 운동이 되며 엉덩이 굴근에도 효과가 있습니다.

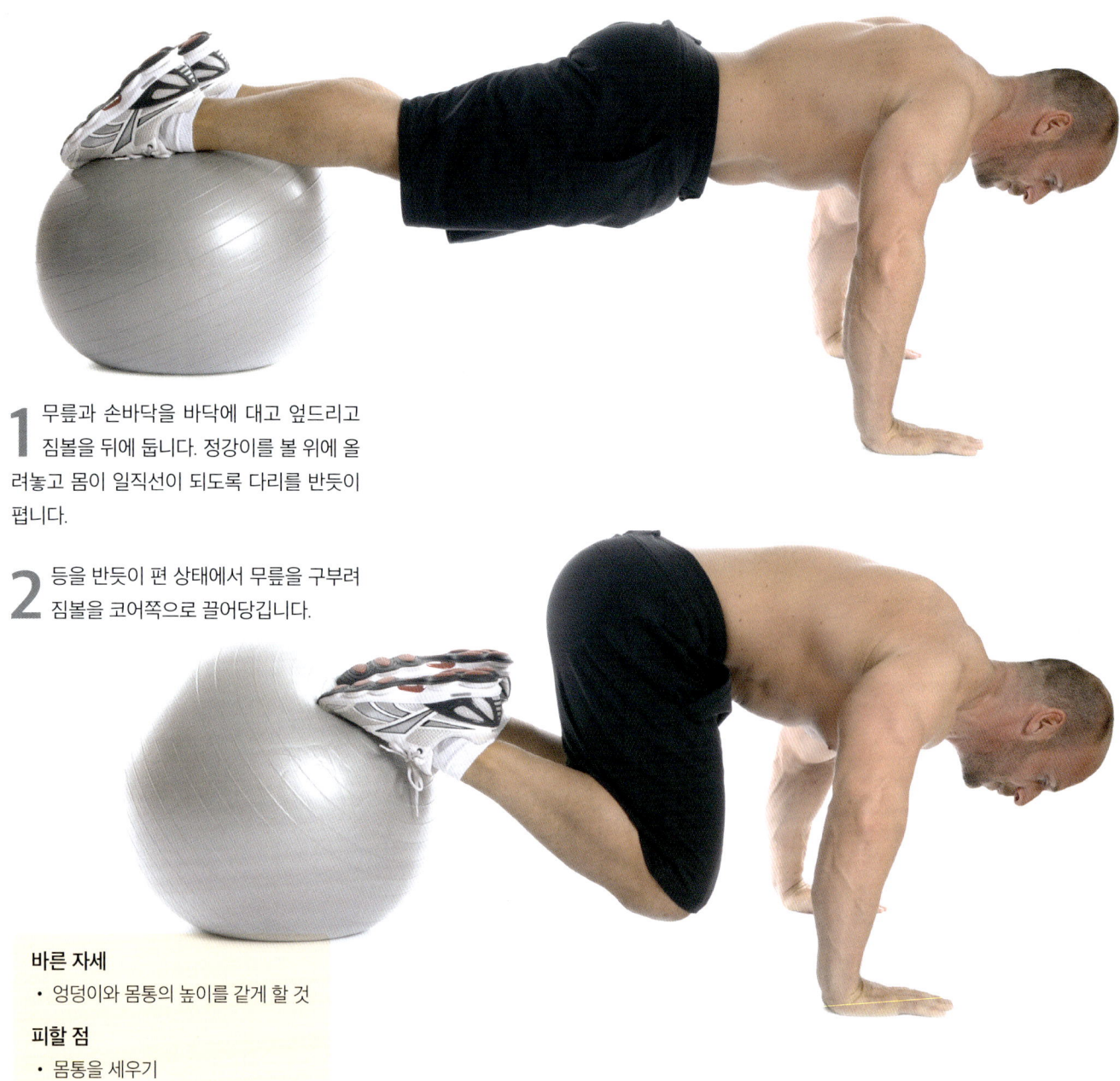

1 무릎과 손바닥을 바닥에 대고 엎드리고 짐볼을 뒤에 둡니다. 정강이를 볼 위에 올려놓고 몸이 일직선이 되도록 다리를 반듯이 폅니다.

2 등을 반듯이 편 상태에서 무릎을 구부려 짐볼을 코어쪽으로 끌어당깁니다.

바른 자세
- 엉덩이와 몸통의 높이를 같게 할 것

피할 점
- 몸통을 세우기

짐볼을 이용한 아토믹 푸시업 • 코어 안정화 운동

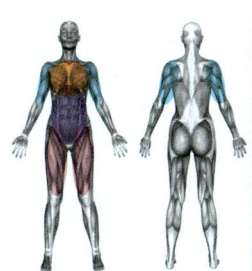

3 다리를 쭉 펴서 볼을 몸 뒤로 멀리 움직인 후 푸시업을 합니다. 5회를 반복한 뒤 12회에서 15회를 2세트 합니다.

단계
- 상급

시간
- 2분

효과
- 척추와 코어의 안정화

주의사항
- 허리 통증
- 손목 통증
- 어깨 이상

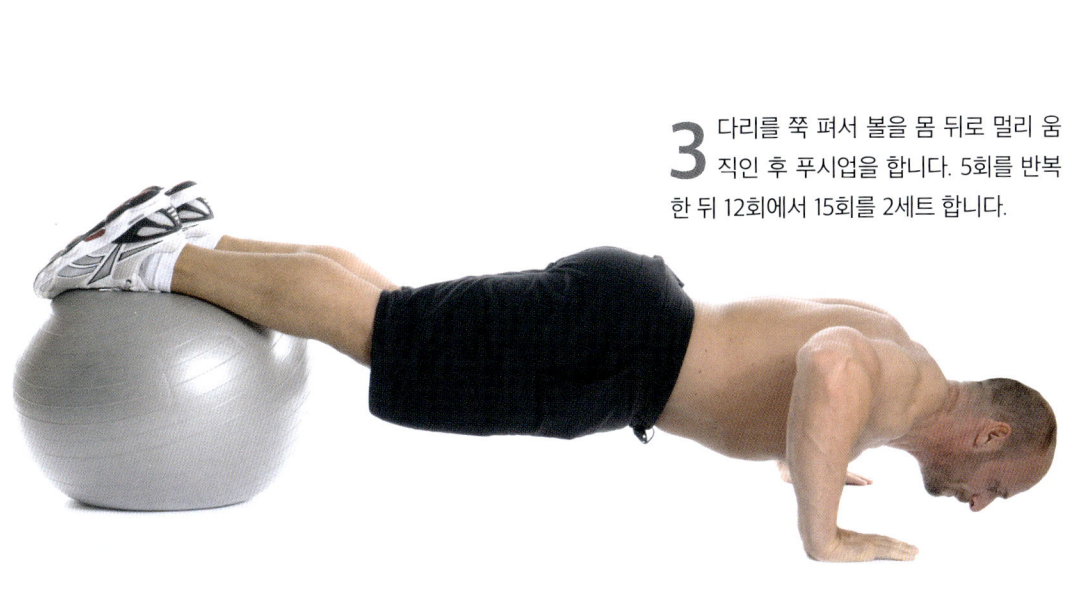

주석 설명
볼드체는 목표로 한 근육
검은색은 그 외 운동 근육
*는 심부근을 의미

전면
- 대퇴근막장근
- **장요근***
- 치골근*
- **봉공근**
- 단내전근
- 장내전근
- 박근*

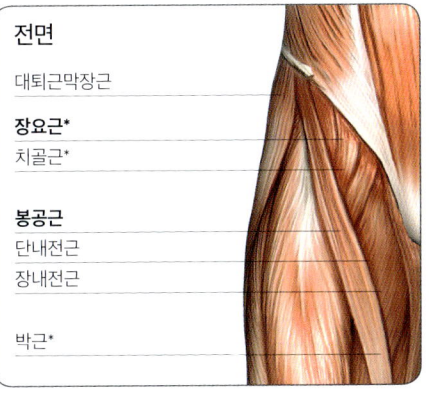

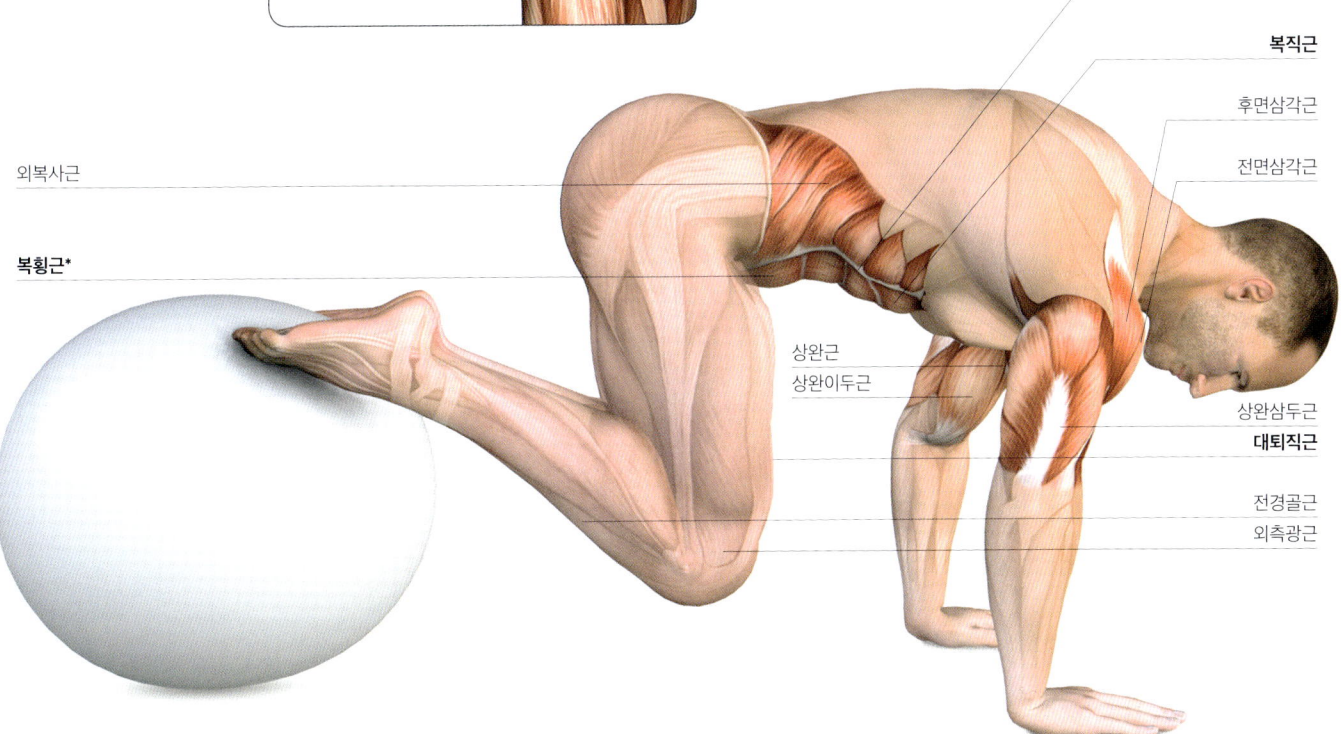

- 외복사근
- **복횡근***
- 내복사근*
- 복직근
- 후면삼각근
- 전면삼각근
- 상완근
- 상완이두근
- 상완삼두근
- **대퇴직근**
- 전경골근
- 외측광근

45

짐볼 파이크 Fitness Ball Pike

짐볼 파이크는 복직근과 척주기립근뿐만 아니라 엉덩이 굴근과 외복사근도 목표로 합니다. 시작 위치에서는 균형 감각이 발휘되고 엉덩이를 들어올릴 때는 코어 근육에 힘이 많이 들어갑니다. 최고의 성과를 위해 동작을 부드럽게 유지하는 데 집중하세요.

바른 자세
- 엉덩이를 평평하게 들기
- 가능한 천천히 움직이기
- 두 손으로 바닥을 계속 지탱하기
- 시선은 바닥을 똑바로 향하기

피할 점
- 허리를 내리기
- 엉덩이가 어느 한쪽으로 기울기
- 정면을 보기 위해 목을 무리하게 사용하기

1 팔을 어깨 넓이로 벌려 푸시업 자세를 하고 정강이를 짐볼 위에 올려놓습니다.

2 다리를 똑바로 펴 볼을 몸통쪽으로 굴립니다. 엉덩이를 가능한 높이 들어올립니다.

3 제자리로 돌아온 후 반복합니다. 20회를 반복 한 후 필요하면 잠시 쉽니다. 이어서 20회 1세트 반복합니다.

짐볼 파이크 • 코어 안정화 운동

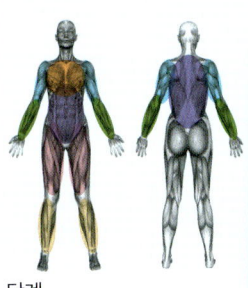

단계
- 상급

시간
- 2분

효과
- 코어 안정화
- 복부 강화
- 엉덩이 굴근 강화

주의사항
- 허리 이상
- 어깨 이상
- 목 이상

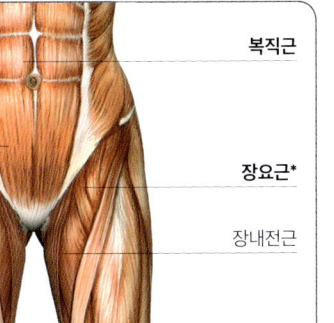

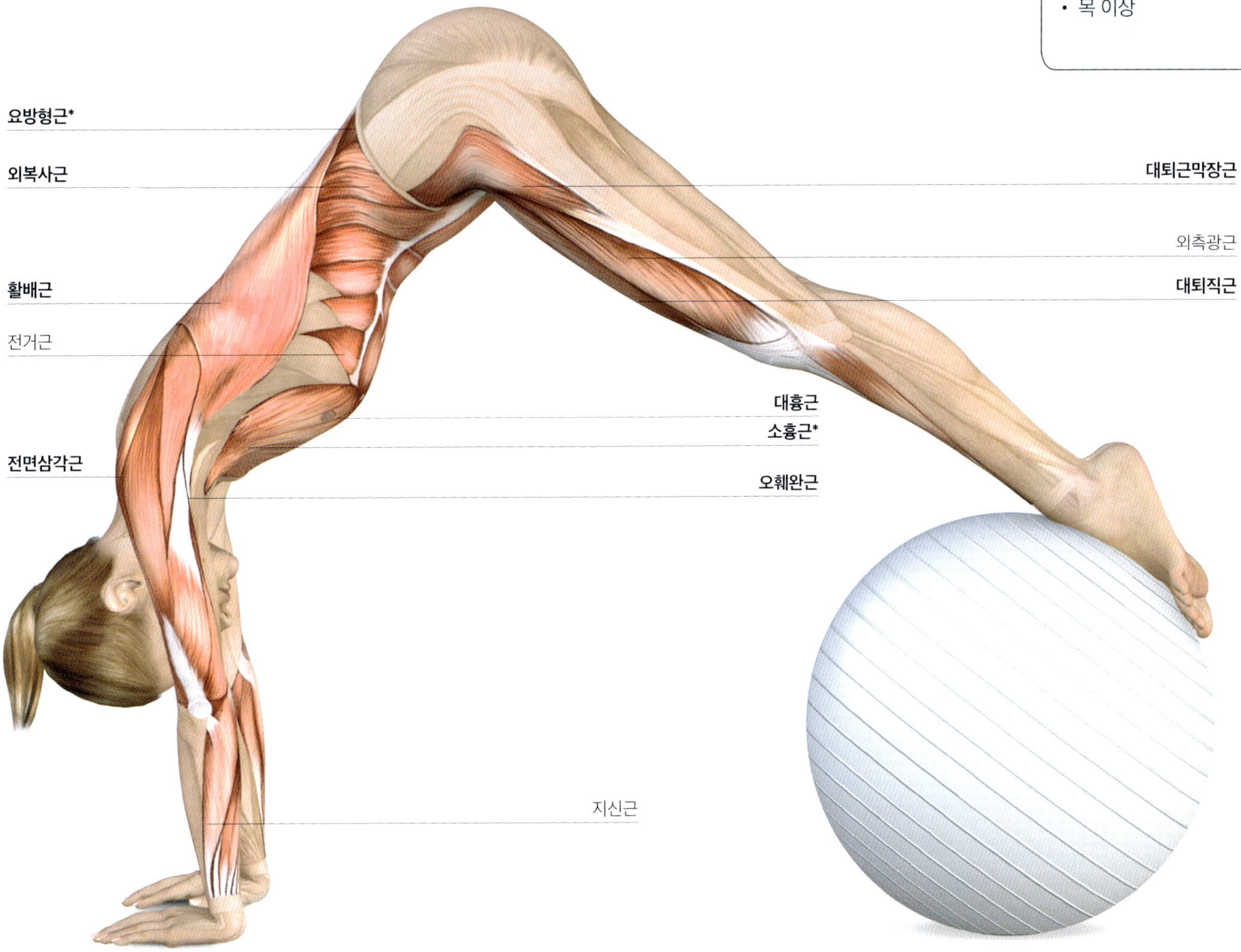

전면
- 복횡근
- 치골근
- 중간광근*
- 복직근
- 장요근*
- 장내전근

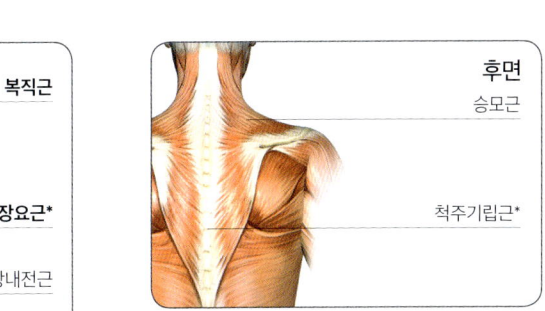

후면
- 승모근
- 척주기립근

주석 설명
볼드체는 목표로 한 근육
검은색은 그 외 운동 근육
*는 심부근을 의미

- 요방형근*
- 외복사근
- 활배근
- 전거근
- 전면삼각근
- 대흉근
- 소흉근*
- 오훼완근
- 지신근
- 대퇴근막장근
- 외측광근
- 대퇴직근

47

짐볼 잭나이프 Fitness Ball Jackknife

짐볼 잭나이프는 엉덩이 굴근을 위한 탁월한 운동입니다. 이 운동 역시 전면 및 후면 코어 근육, 특히 복직근과 척주기립근의 강화를 목표로 합니다.

바른 자세
- 코어에 단단히 힘을 주기
- 두 손을 바닥에 단단히 고정시키기
- 시선을 바닥과 수직으로 유지시키기

피할 점
- 허리를 둥글게 하는 것
- 앞을 바라보아서 목을 긴장시키는 것

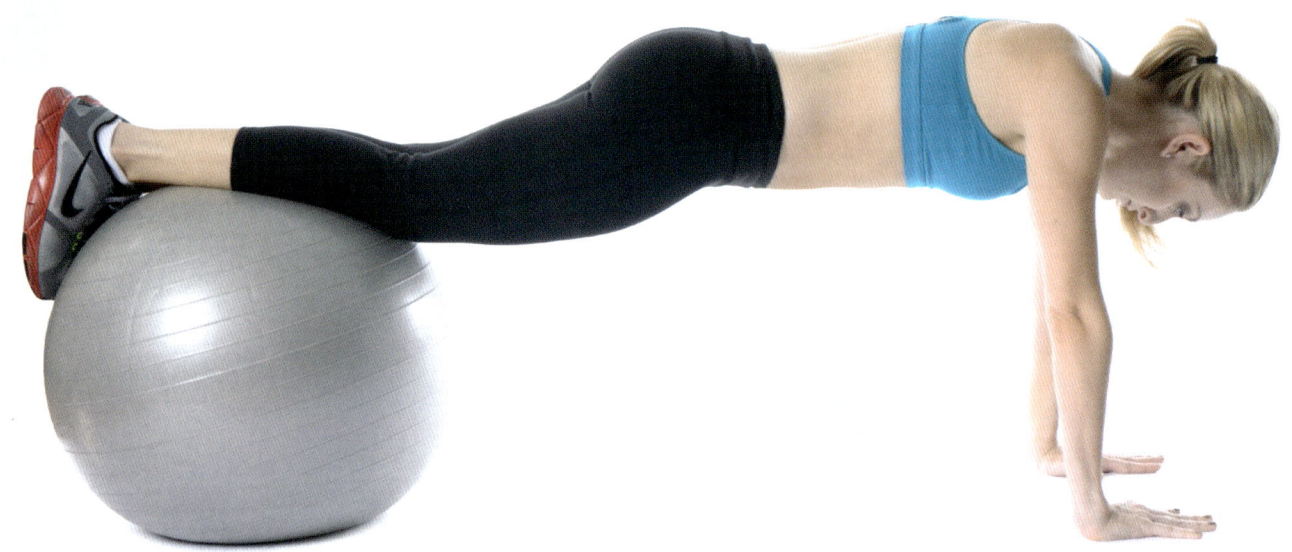

1 팔을 어깨 넓이로 벌려 푸시업 자세를 하고 정강이를 짐볼 위에 올려놓습니다.

2 무릎을 구부리고 공을 가슴쪽으로 굴립니다.

3 천천히 다리를 피며 볼을 다시 시작 위치에 둡니다.

4 30회 반복합니다. 필요 시 잠시 쉰 후 1세트 20회 반복합니다.

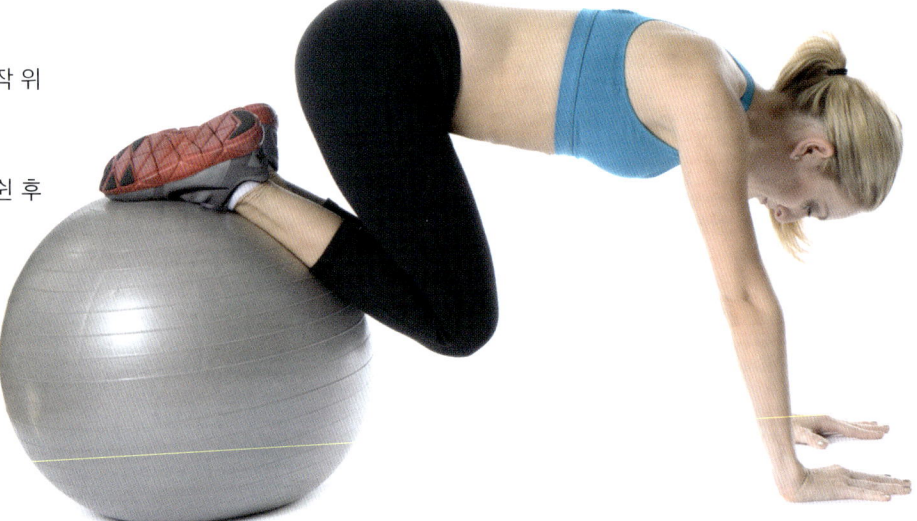

짐볼 잭나이프 · 코어 안정화 운동

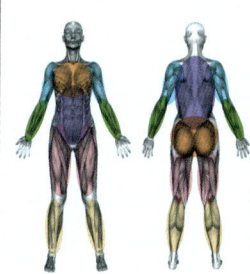

단계
- 상급

시간
- 2분

효과
- 코어 안정화
- 복부 강화
- 엉덩이 굴근 강화

주의사항
- 허리 이상
- 어깨 이상
- 목 이상

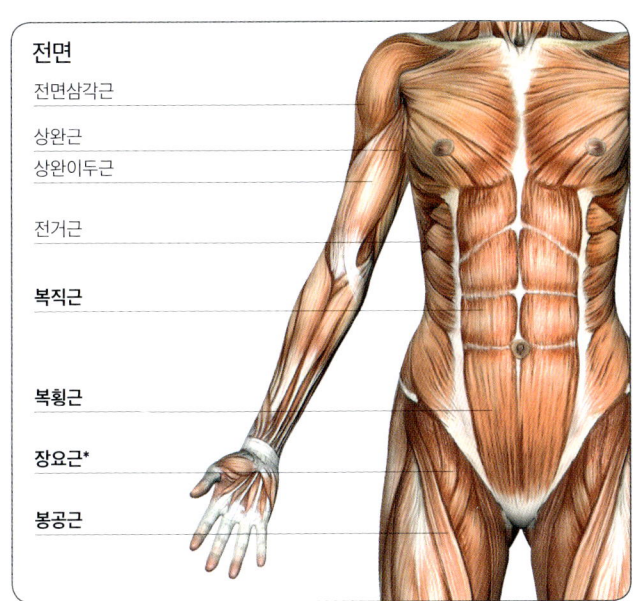

전면
- 전면삼각근
- 상완근
- 상완이두근
- 전거근
- **복직근**
- **복횡근**
- 장요근*
- 봉공근

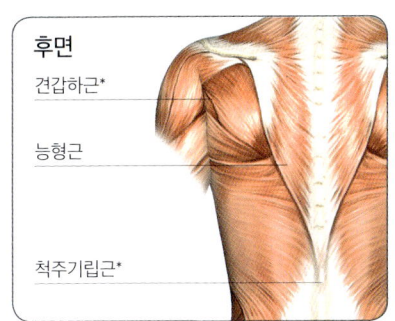

후면
- 견갑하근*
- 능형근
- 척주기립근*

주석 설명
볼드체는 목표로 한 근육
검은색은 그 외 운동 근육
*는 심부근을 의미

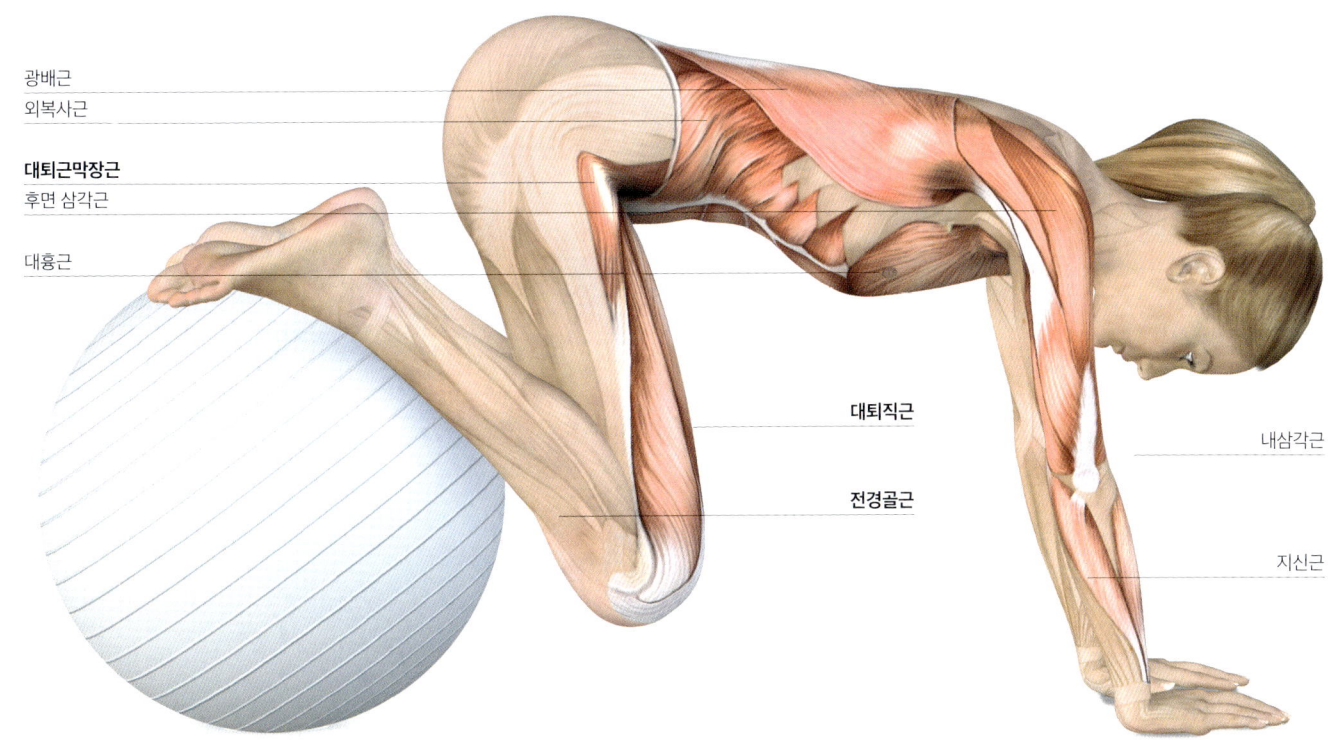

- 광배근
- 외복사근
- **대퇴근막장근**
- 후면 삼각근
- 대흉근
- 대퇴직근
- 전경골근
- 내삼각근
- 지신근

짐볼 레터럴 롤 Fitness Ball Lateral Roll

짐볼 레터럴 롤은 특유의 역동적인 방법으로 코어 안정화를 향상합니다. 이 운동은 코어를 완전히 사용토록 하며 미세한 동작을 이끌어내는 데 있어 균형감과 안정감을 요구하죠.

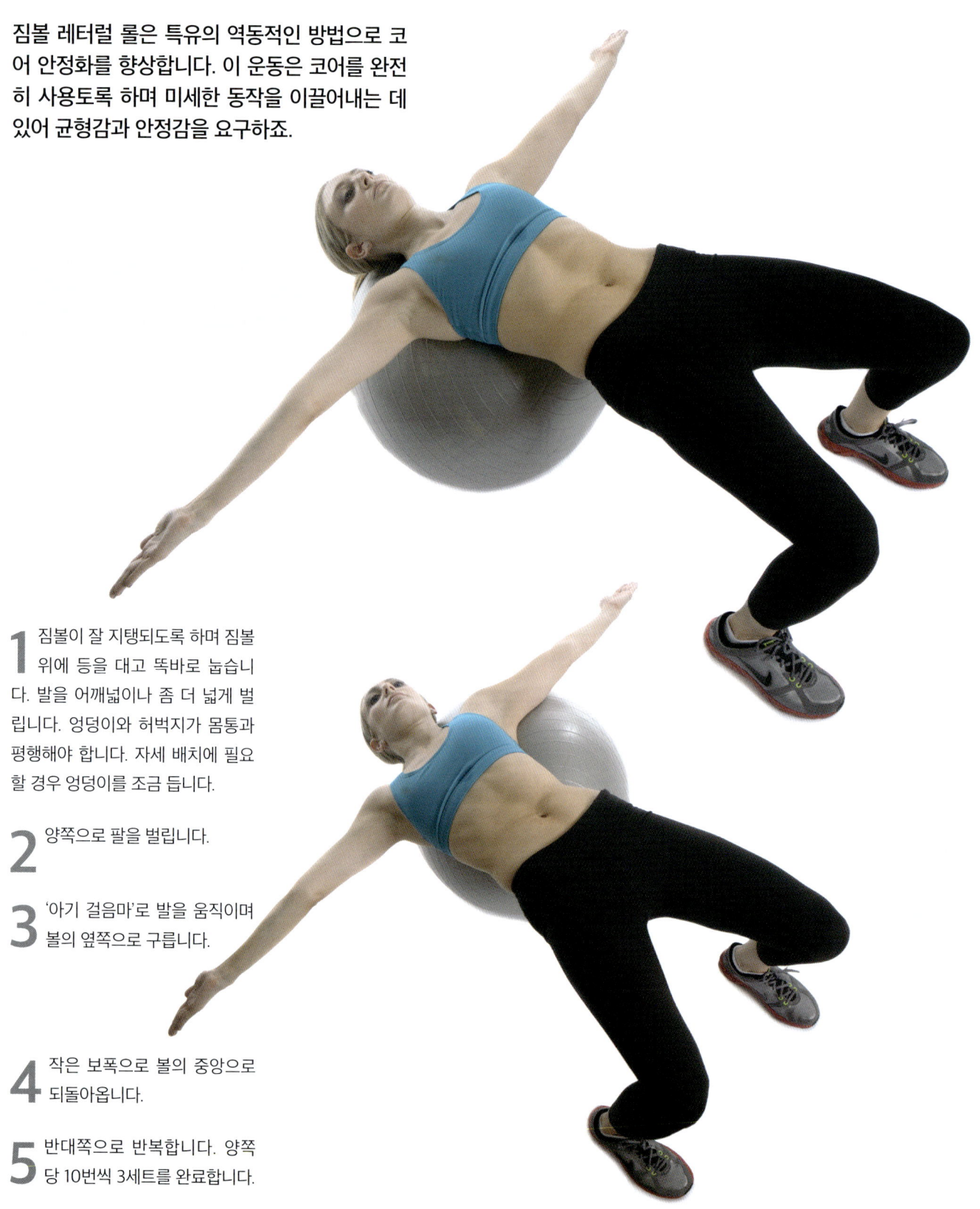

1 짐볼이 잘 지탱되도록 하며 짐볼 위에 등을 대고 똑바로 눕습니다. 발을 어깨넓이나 좀 더 넓게 벌립니다. 엉덩이와 허벅지가 몸통과 평행해야 합니다. 자세 배치에 필요할 경우 엉덩이를 조금 듭니다.

2 양쪽으로 팔을 벌립니다.

3 '아기 걸음마'로 발을 움직이며 볼의 옆쪽으로 구릅니다.

4 작은 보폭으로 볼의 중앙으로 되돌아옵니다.

5 반대쪽으로 반복합니다. 양쪽당 10번씩 3세트를 완료합니다.

짐볼 레터럴 롤 • 코어 안정화 운동

주석 설명
볼드체는 목표로 한 근육
검은색은 그 외 운동 근육
*는 심부근을 의미

단계
• 중급

시간
• 4분

효과
• 코어 안정화
• 복부와 사두근 강화

주의사항
• 허리 이상
• 목 이상

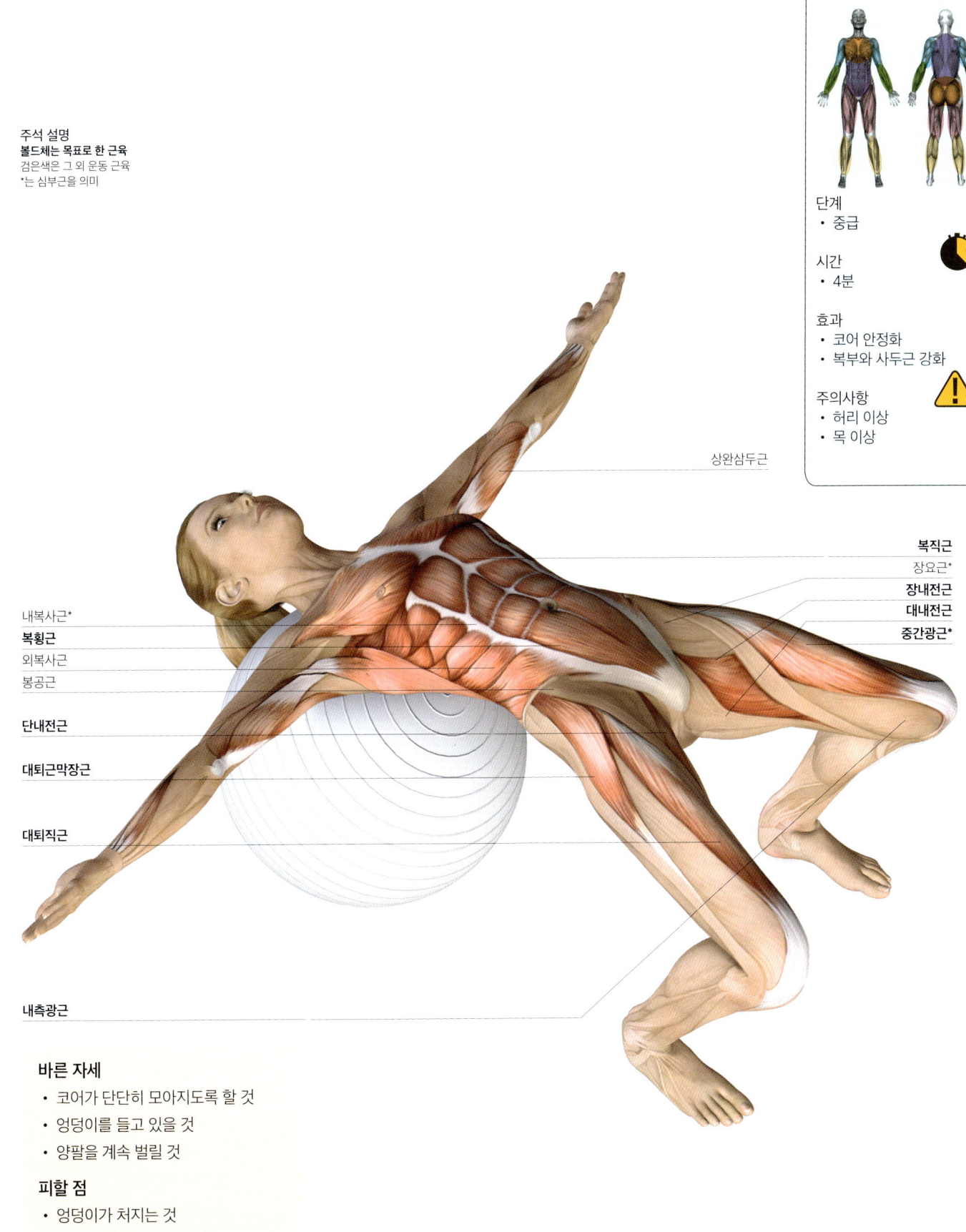

상완삼두근

복직근
장요근*
장내전근
대내전근
중간광근*

내복사근*
복횡근
외복사근
봉공근

단내전근

대퇴근막장근

대퇴직근

내측광근

바른 자세
- 코어가 단단히 모아지도록 할 것
- 엉덩이를 들고 있을 것
- 양팔을 계속 벌릴 것

피할 점
- 엉덩이가 처지는 것
- 너무 빨리 옆으로 구르기

짐볼 롤아웃 Fitness Ball Rollout

짐볼 롤아웃은 코어 안정화를 위한 재미있고 효과적인 운동입니다. 운동 전반에 걸쳐 신중하고 안정적인 동작을 목표로 합니다.

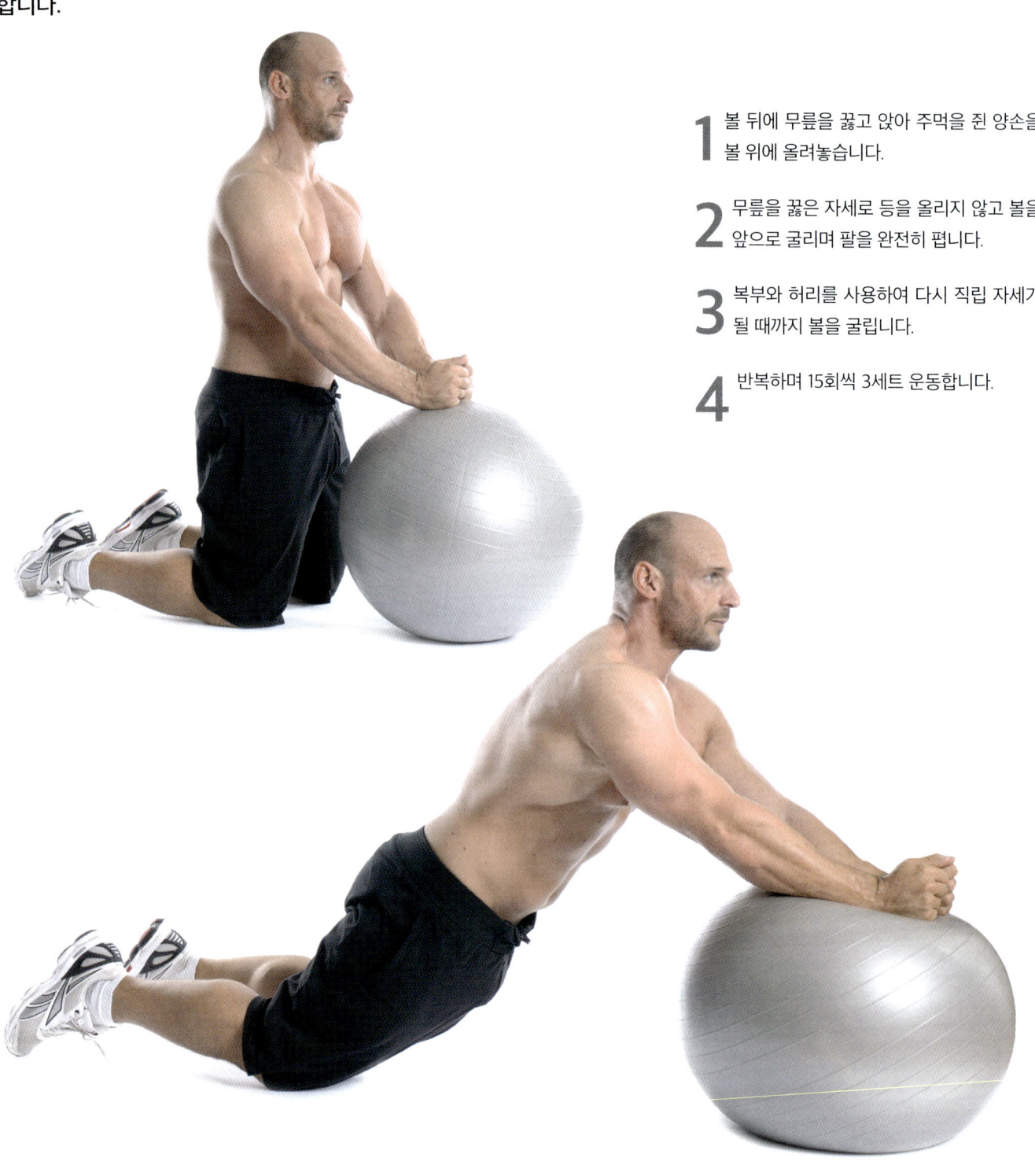

1 볼 뒤에 무릎을 꿇고 앉아 주먹을 쥔 양손을 볼 위에 올려놓습니다.

2 무릎을 꿇은 자세로 등을 올리지 않고 볼을 앞으로 굴리며 팔을 완전히 폅니다.

3 복부와 허리를 사용하여 다시 직립 자세가 될 때까지 볼을 굴립니다.

4 반복하며 15회씩 3세트 운동합니다.

짐볼 롤아웃 • 코어 안정화 운동

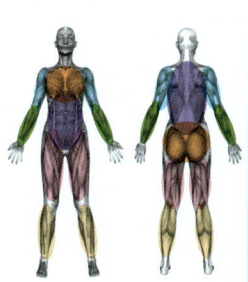

후면

- 견갑하근*
- 소원근
- 소원근*
- 척주기립근*
- 요방형근*

바른 자세
- 몸을 일직선으로 유지 할 것

피할 점
- 허리를 세우고 엉덩이가 처지는 것

단계
- 중급

시간
- 3분

효과
- 힘과 능숙함 기르기

주의사항
- 임신 시 유의
- 허리 이상

주석 설명
볼드체는 목표로 한 근육
검은색은 그 외 운동 근육
*는 심부근을 의미

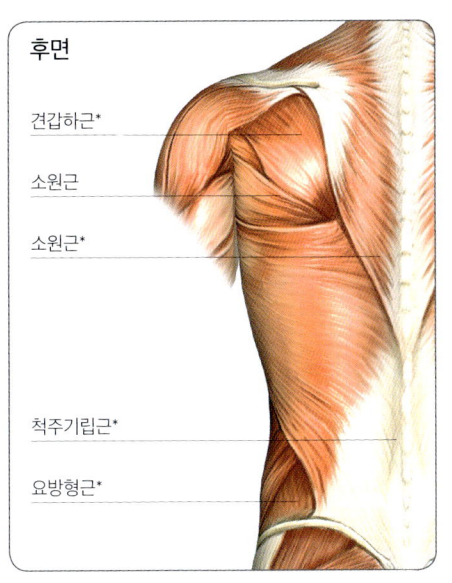

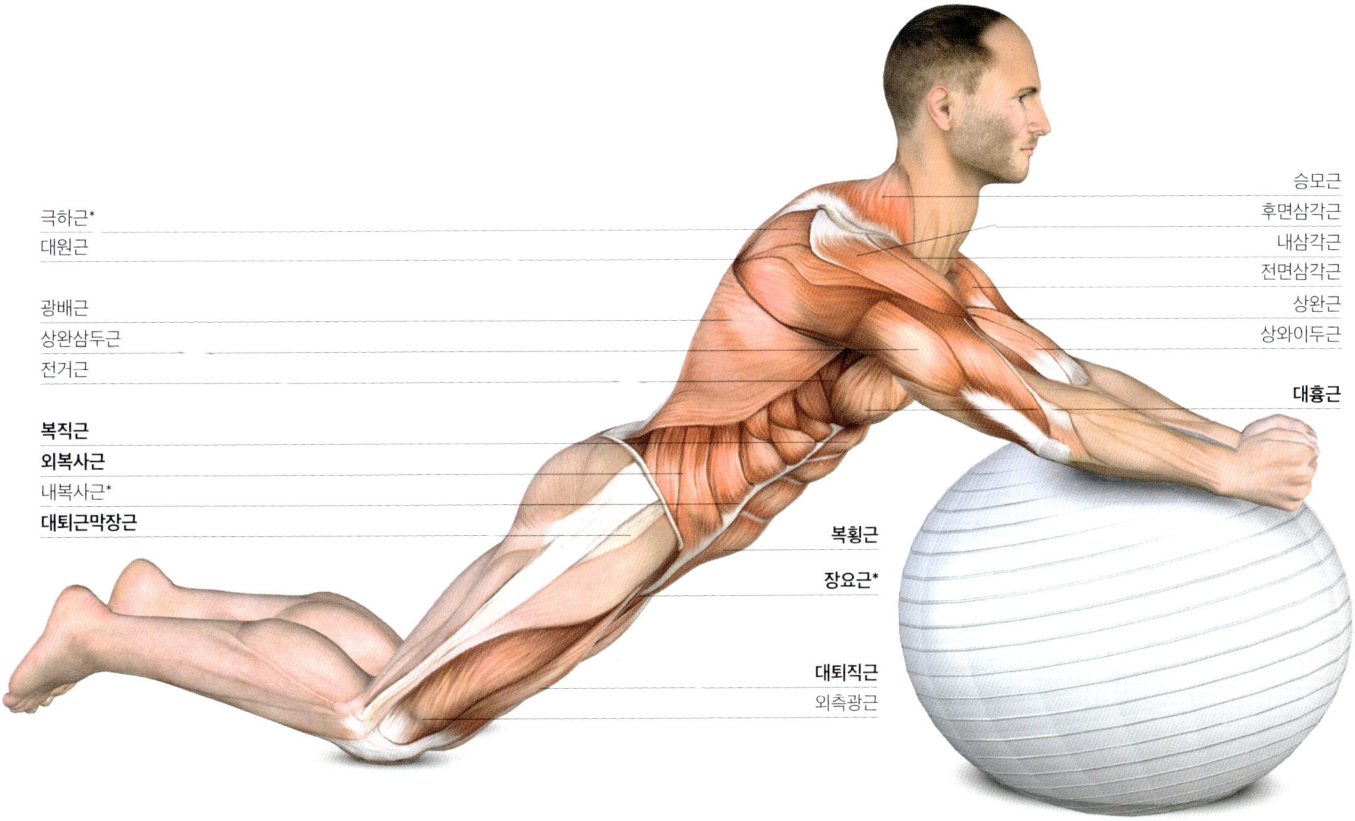

- 극하근*
- 대원근
- 광배근
- 상완삼두근
- 전거근
- **복직근**
- **외복사근**
- 내복사근*
- **대퇴근막장근**
- 승모근
- 후면삼각근
- 내삼각근
- 전면삼각근
- 상완근
- 상완이두근
- 대흉근
- 복횡근
- 장요근*
- 대퇴직근
- 외측광근

53

짐볼 하이퍼익스텐션
Fitness Ball Hyperextension

짐볼 하이퍼익스텐션은 큰 짐볼 위에서 수행하며 일반적인 과신장(過伸長, 치료 목적으로 팔과 다리 등을 과도하게 늘이는 것) 장비를 안전하고 효과적으로 대체합니다. 이 운동은 허리 근육에 좋습니다.

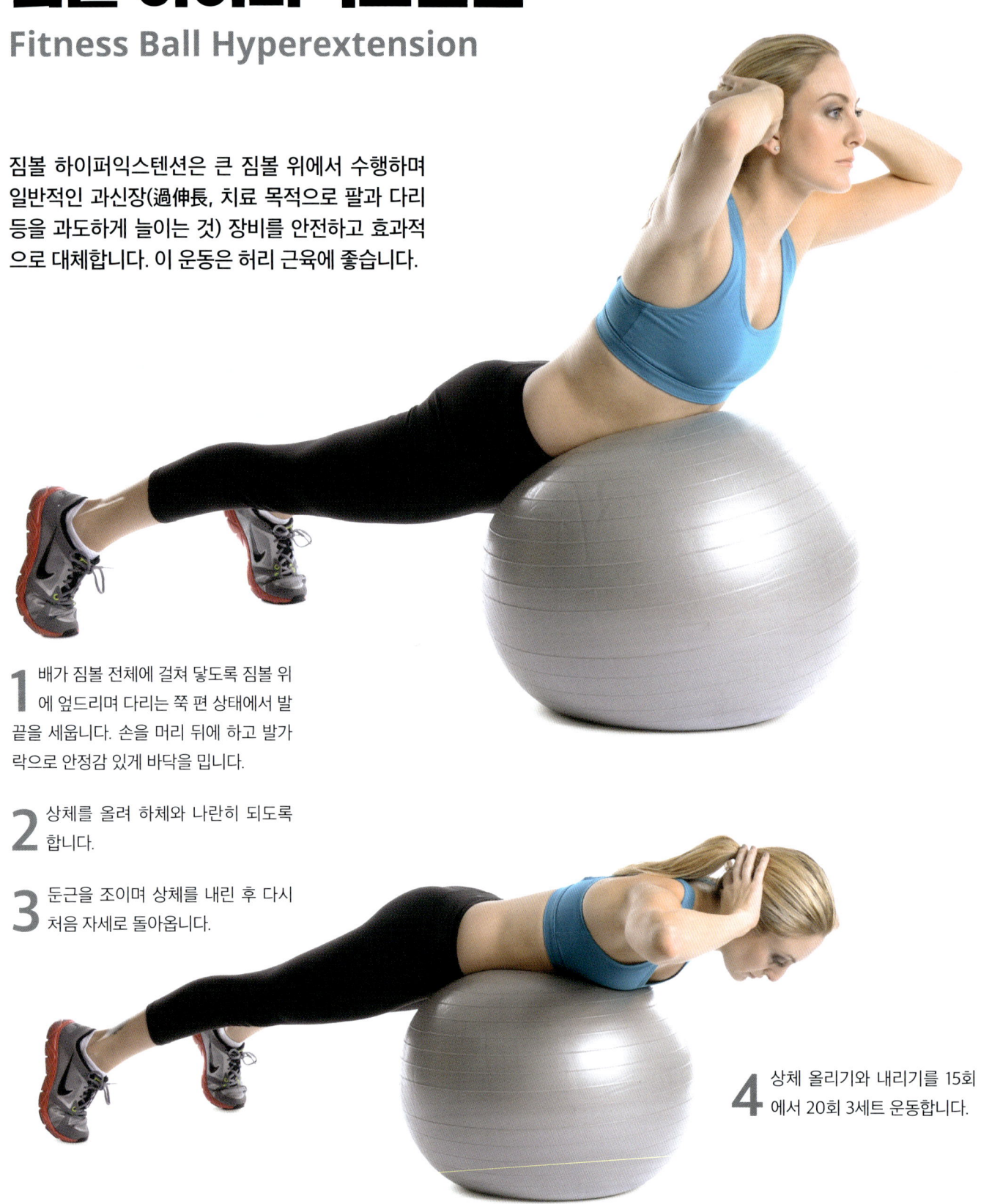

1. 배가 짐볼 전체에 걸쳐 닿도록 짐볼 위에 엎드리며 다리는 쭉 편 상태에서 발끝을 세웁니다. 손을 머리 뒤에 하고 발가락으로 안정감 있게 바닥을 밉니다.

2. 상체를 올려 하체와 나란히 되도록 합니다.

3. 둔근을 조이며 상체를 내린 후 다시 처음 자세로 돌아옵니다.

4. 상체 올리기와 내리기를 15회에서 20회 3세트 운동합니다.

짐볼 하이퍼익스텐션 • 코어 안정화 운동

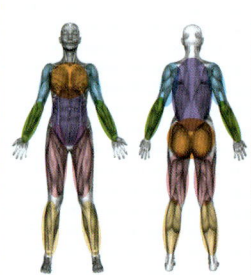

단계
- 중급

시간
- 5분

효과
- 둔근과 허리 근육 강화

주의사항
- 허리 이상
- 목 이상

바른 자세
- 내릴 때 스트레칭과 올릴 때 스트레칭을 모두 끝까지 수행할 것

피할 점
- 동작의 최고점에서 지나치게 수축하거나 늘리기

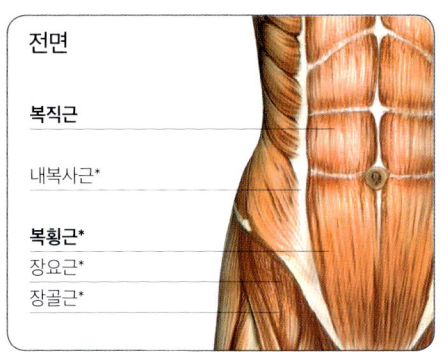

전면
- 복직근
- 내복사근*
- **복횡근***
- 장요근*
- 장골근*

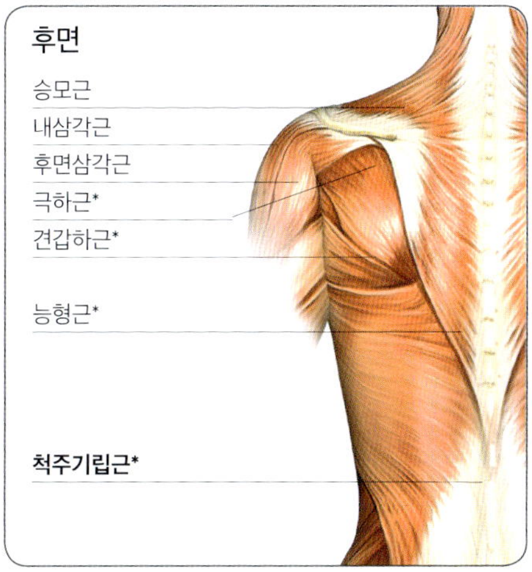

후면
- 승모근
- 내삼각근
- 후면삼각근
- 극하근*
- 견갑하근*
- 능형근*
- **척주기립근***

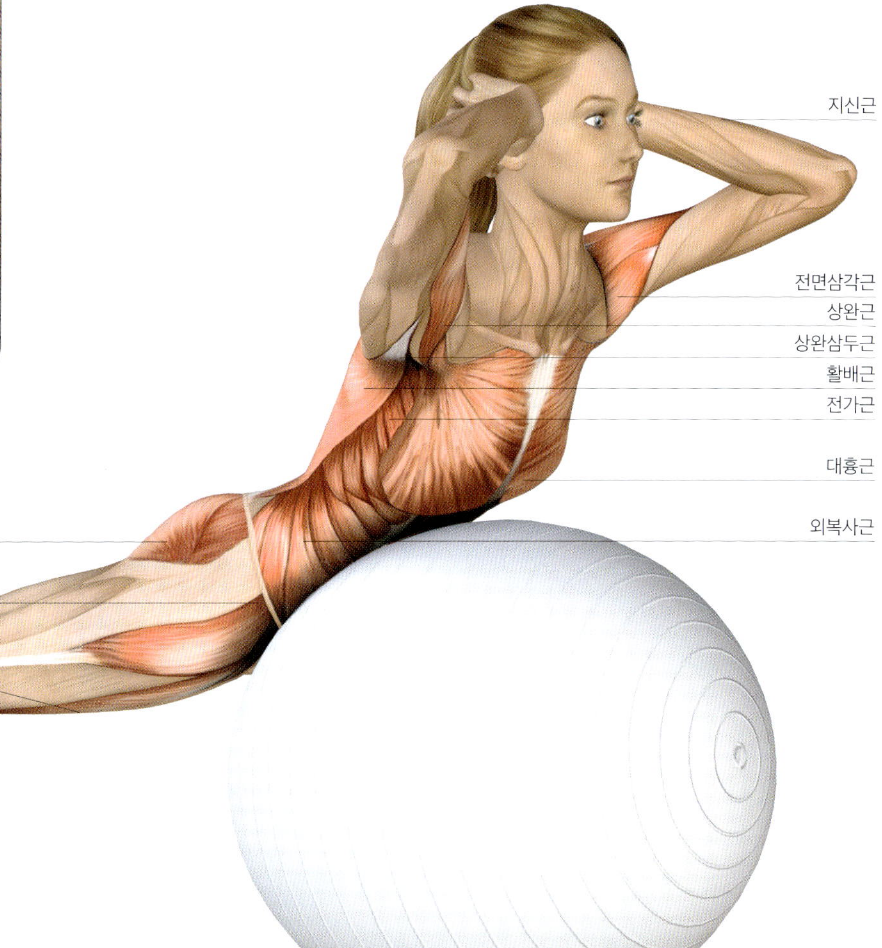

- 대둔근
- **대퇴근막장근**
- **대퇴직근**
- 전경골근

- 지신근
- 전면삼각근
- 상완근
- 상완삼두근
- 활배근
- 전가근
- 대흉근
- 외복사근

주석 설명
볼드체는 목표로 한 근육
검은색은 그 외 운동 근육
*는 심부근을 의미

마운틴 클라이머 Mountain Climber

마운틴 클라이머는 코어를 안정화하며 정해진 시간 내에 수행하는 운동입니다. 이 고강도의 움직임은 다리와 코어를 운동하는 동안 심박 수를 올리며 심혈관 건강을 향상시키죠. 이 만능 운동은 팔 근육의 지구력을 심화하는 데도 유익합니다.

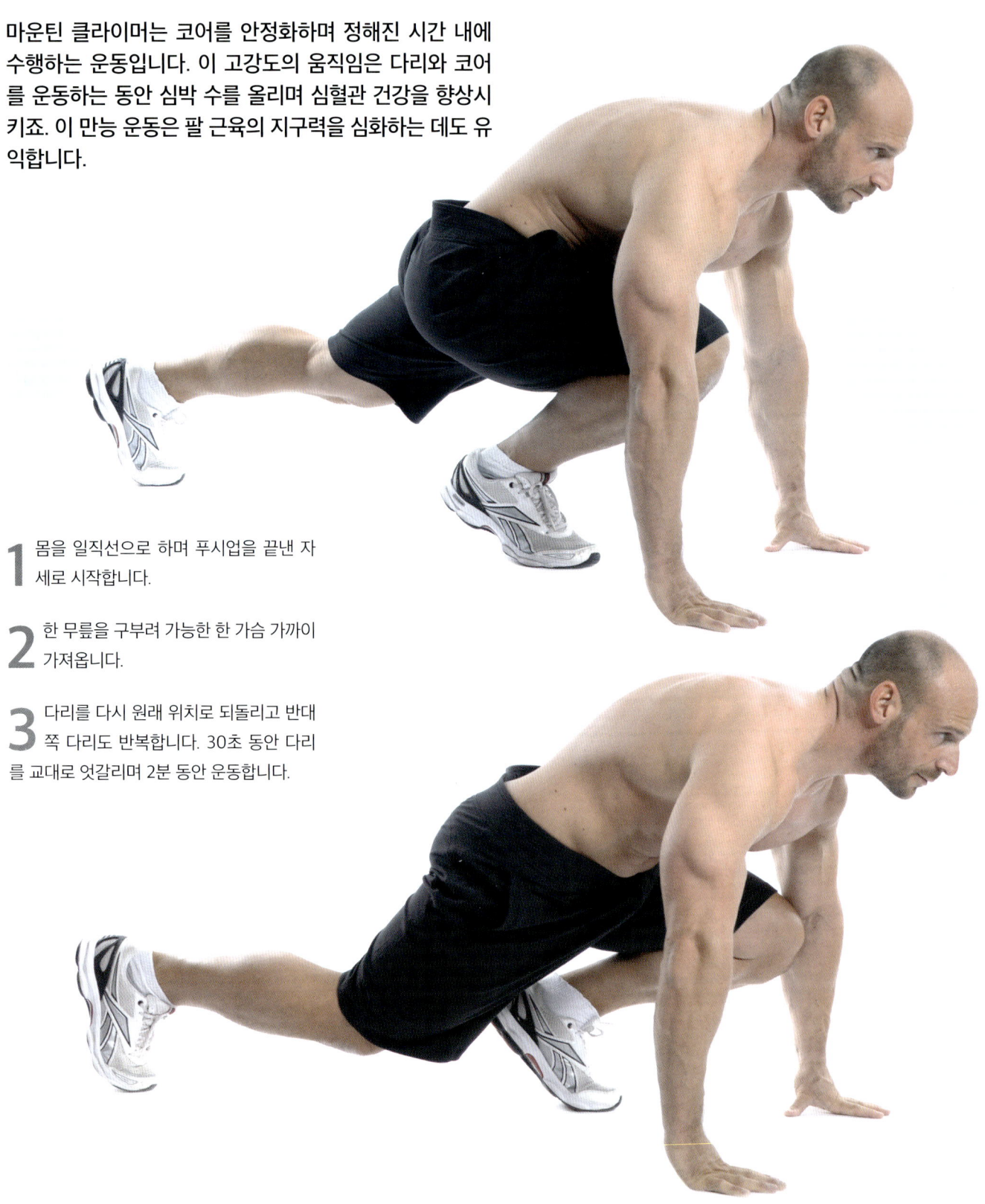

1 몸을 일직선으로 하며 푸시업을 끝낸 자세로 시작합니다.

2 한 무릎을 구부려 가능한 한 가슴 가까이 가져옵니다.

3 다리를 다시 원래 위치로 되돌리고 반대쪽 다리도 반복합니다. 30초 동안 다리를 교대로 엇갈리며 2분 동안 운동합니다.

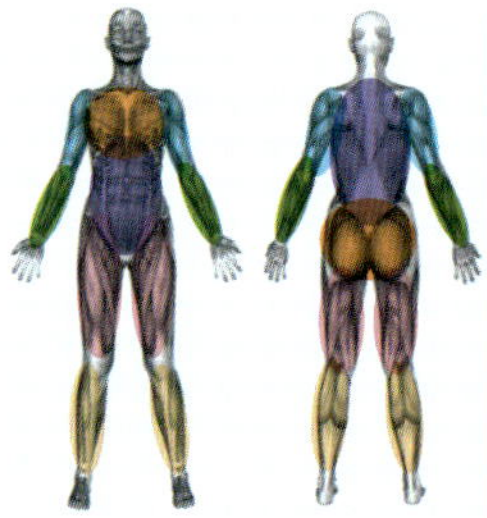

마운틴 클라이머 • 코어 안정화 운동

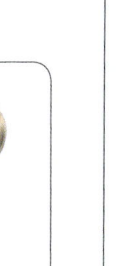

변형동작

어렵게: 똑바로 앞으로 뛰는 대신 발이 몸통 아래로 가로지르도록 대각선 방향으로 뜁니다. 그런 다음 다시 처음 자리로 돌아옵니다. 발을 반복적으로 옆으로 교체하는 것은 사근을 자극하는 운동이 됩니다.

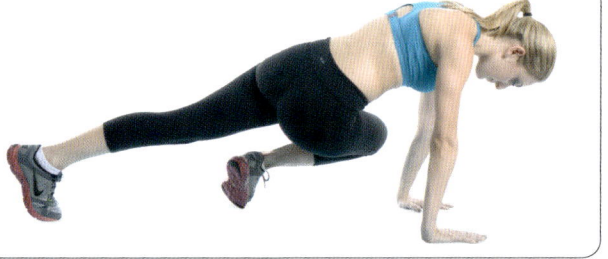

단계
- 초급

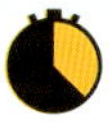

시간
- 2분

효과
- 코어 안정화
- 둔근과 사두근 강화
- 협응력 향상

주석 설명
볼드체는 목표로 한 근육
검은색은 그 외 운동 근육
*는 심부근을 의미

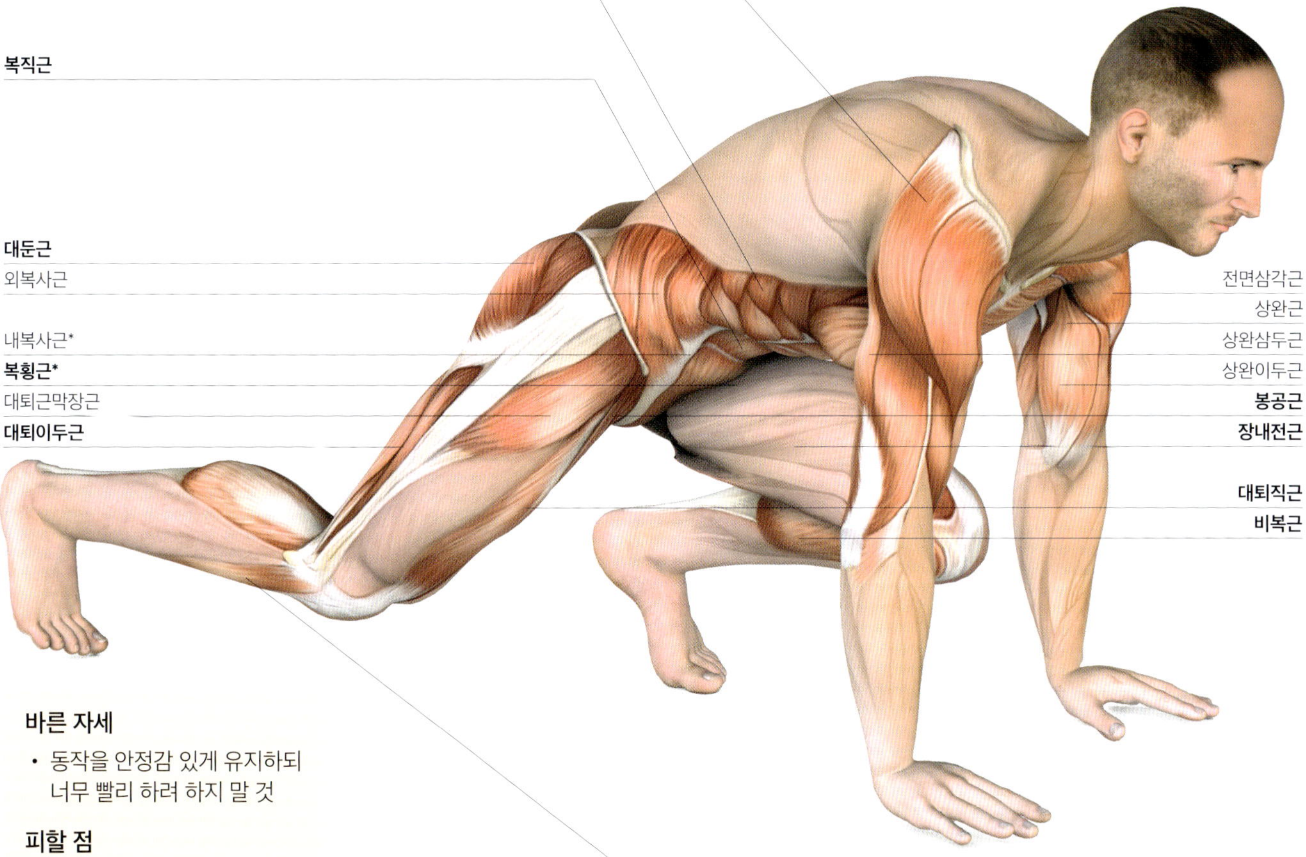

후면삼각근

전가근

복직근

대둔근
외복사근
내복사근*
복횡근*
대퇴근막장근
대퇴이두근

전면삼각근
상완근
상완삼두근
상완이두근
봉공근
장내전근

대퇴직근
비복근

바른 자세
- 동작을 안정감 있게 유지하되 너무 빨리 하려 하지 말 것

피할 점
- 등을 지나치게 올리기

전경골근

스쿼트 Body-Weight Squat

스쿼트는 전신 운동입니다. 스쿼트를 올바로 수행한다는 것은 코어를 제대로 사용한다는 뜻입니다. 쉬운 동작처럼 보이지만 쉽지만은 않은 운동이죠. 다리 근육을 사용할 뿐 아니라 하체의 거의 모든 근육이 동원됩니다. 이 동작을 완벽하게 수행하면 좌식 생활로 말미암은 신체의 취약점들에 대처할 수 있습니다.

1 똑바로 서서 발은 어깨넓이로 벌리고 팔을 앞으로 쭉 뻗습니다.

2 무릎을 굽혀 허벅지가 바닥과 평행이 될 때까지 몸을 낮춥니다. 엉덩이는 약간 내밀고 등은 평평하게 유지합니다.

3 발바닥 전반에 걸쳐 힘을 주며 일어섭니다.

4 반복해서 15회씩 3세트 운동합니다.

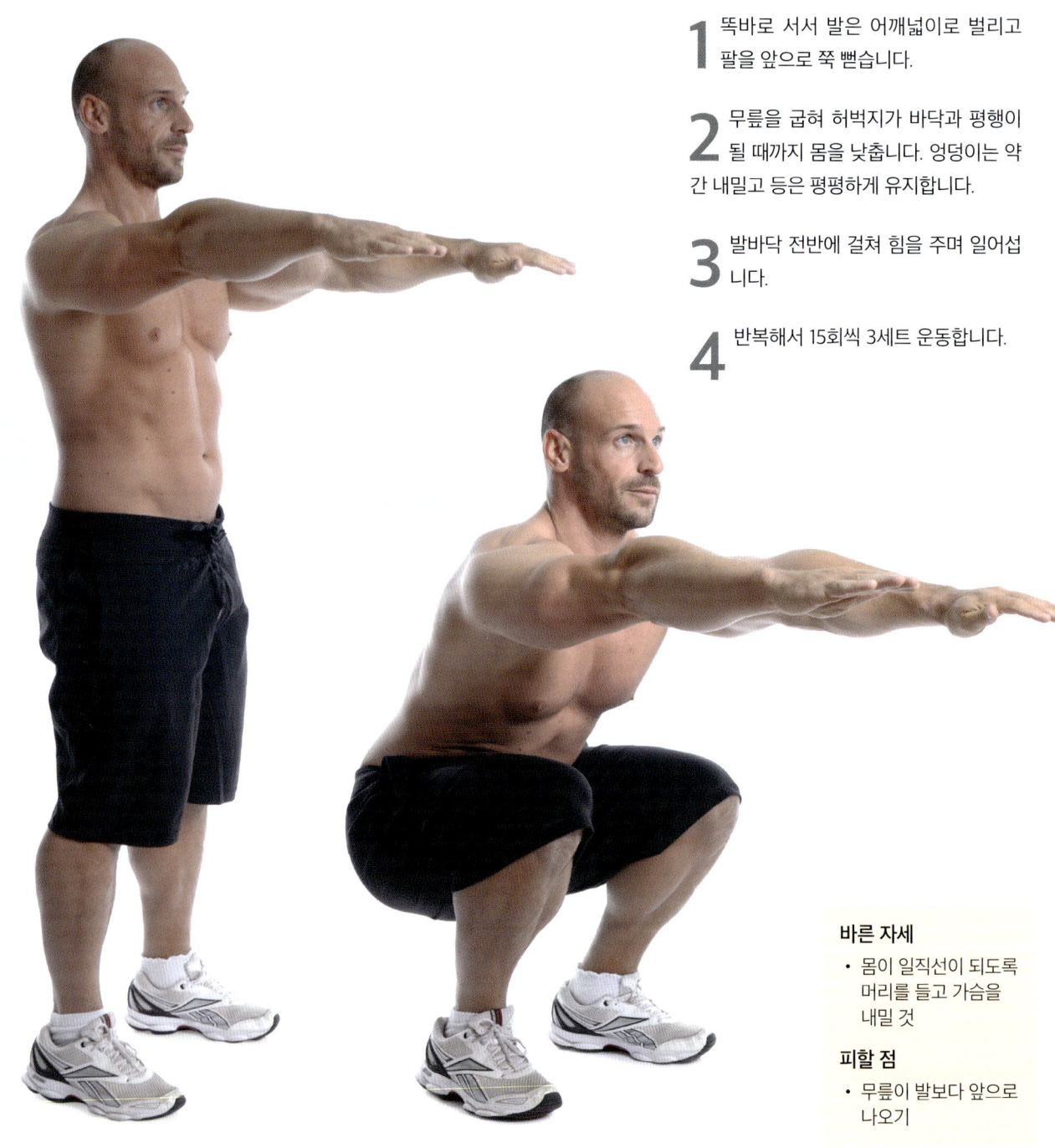

바른 자세
- 몸이 일직선이 되도록 머리를 들고 가슴을 내밀 것

피할 점
- 무릎이 발보다 앞으로 나오기

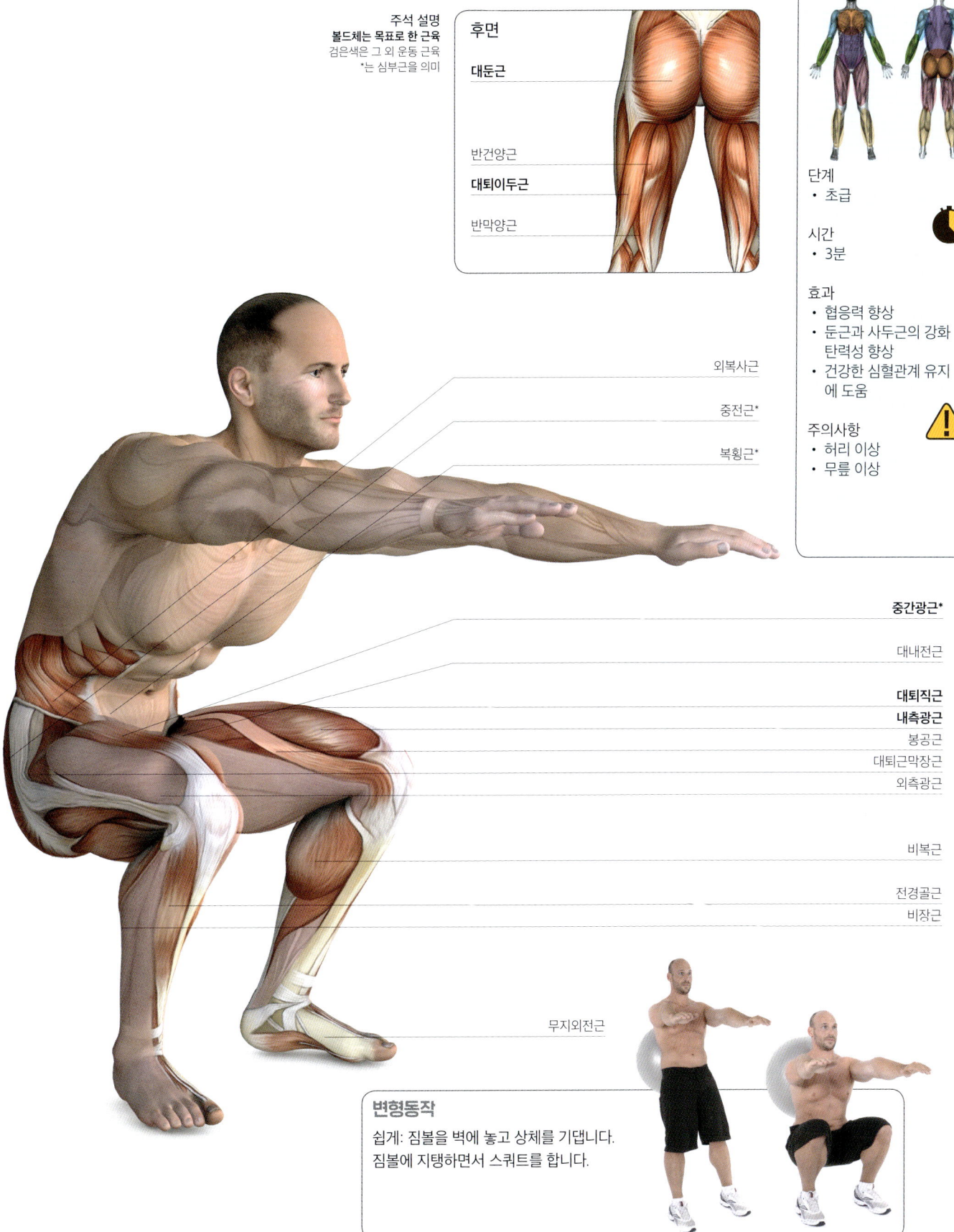

메디신 볼 스쿼트를 응용한 프레스
Medicine Ball Squat to Press

메디신 볼 스쿼트는 전신에 작용하는 운동입니다. 이 운동은 다기능적 운동으로 동시에 여러 범위의 근육이 함께 작용합니다.

1 똑바로 서서 가슴 앞에서 메디신 볼을 잡습니다. 발을 어깨넓이로 벌린 후 엉덩이를 약간 뒤로 내밉니다.

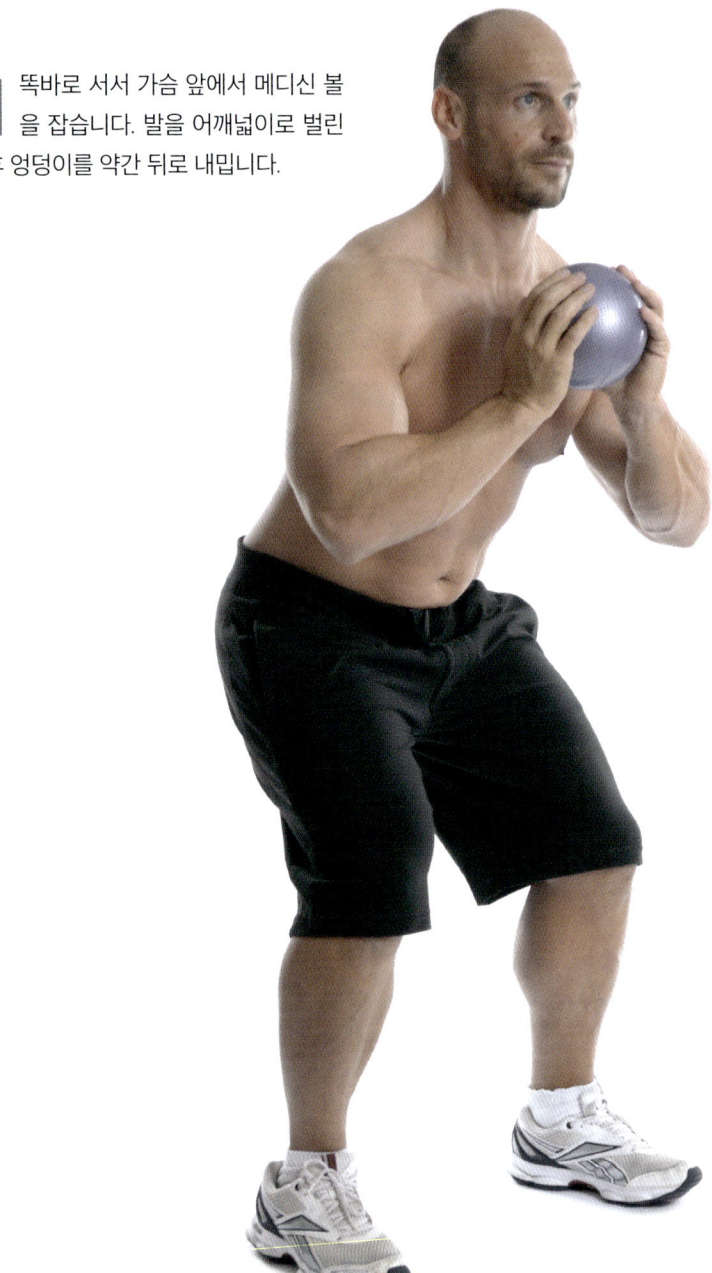

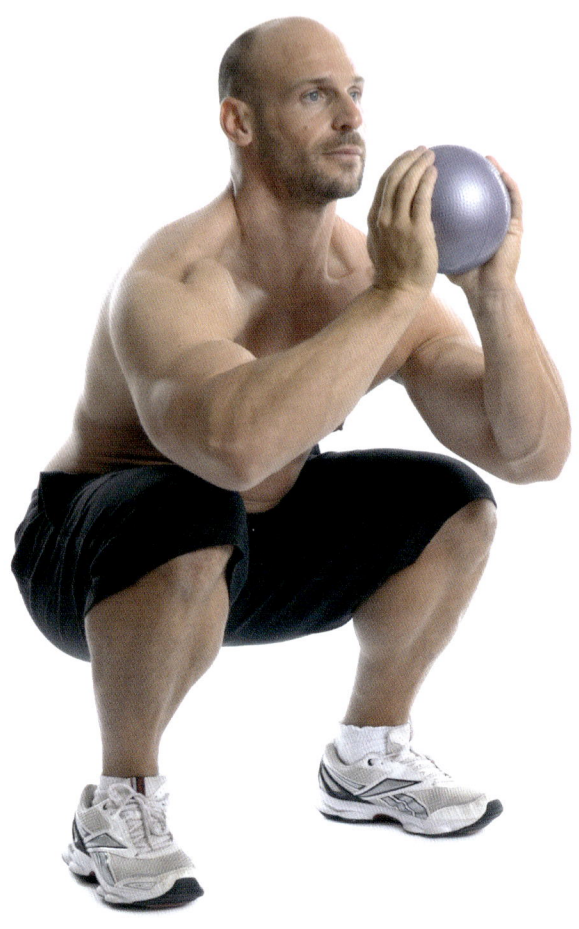

2 허벅지가 바닥과 평행이 될 때까지 몸을 낮춥니다.

바른 자세
- 몸이 일직선이 되도록 머리를 들고 가슴을 내밀 것

피할 점
- 무릎이 발보다 앞으로 나오기

메디신 볼 스쿼트를 응용한 프레스 • 코어 안정화 운동

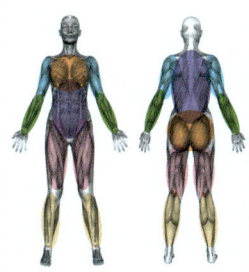

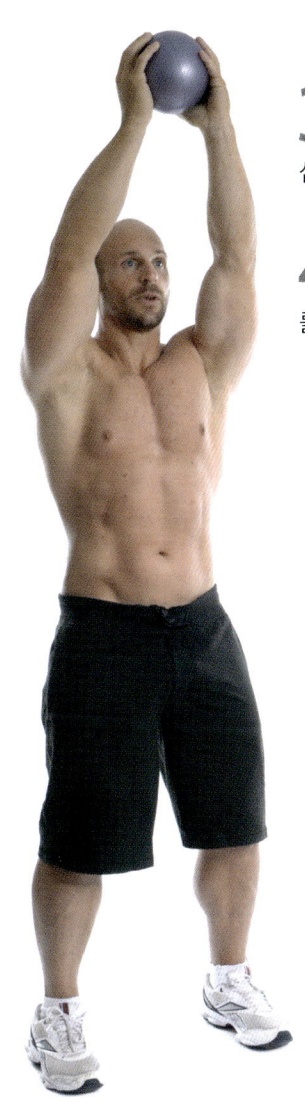

3 발바닥 전반에 걸쳐 힘을 주고 팔을 머리 위로 들어올리며 일어 섭니다.

4 팔을 내리고 시작 위치로 돌아 갑니다. 반복하며 15회씩 3세트 를 완료합니다.

단계
- 중급

시간
- 3분

효과
- 협응력 향상
- 둔근과 사두근의 강화 및 탄력성
- 건강한 심혈관계 유지에 도움

주의사항
- 허리 이상
- 무릎 이상

내삼각근
전면삼각근
후면삼각근

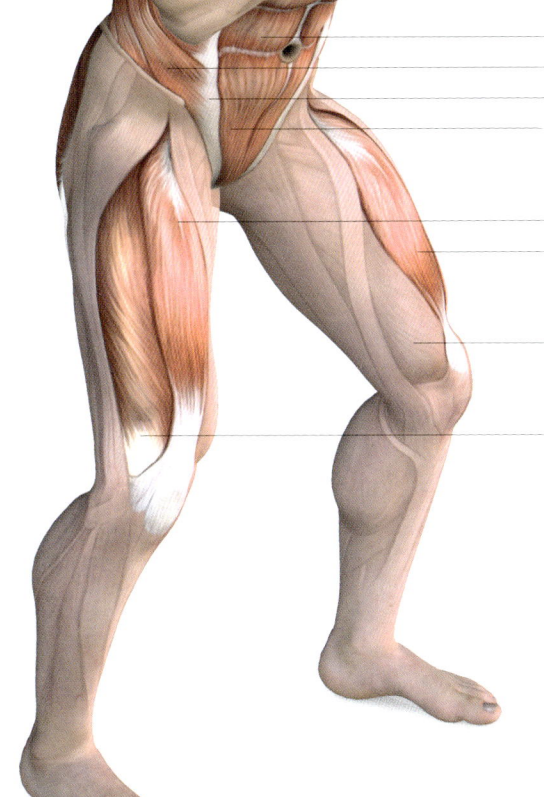

복직근
외복사근
내복사근*
복횡근*

중간광근*
대퇴직근

내측광근

외측광근

후면

소둔근
중둔근*

대둔근

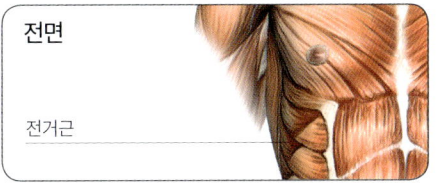

전면

전거근

주석 설명
볼드체는 목표로 한 근육
검은색은 그 외 운동 근육
*는 심부근을 의미

밸런스 푸시업 Balance Push-Up

밸런스 푸시업은 상체 심화 운동입니다.
코어가 제대로 안정된 상태로 있을 때 올바르게 수행할 수 있답니다.

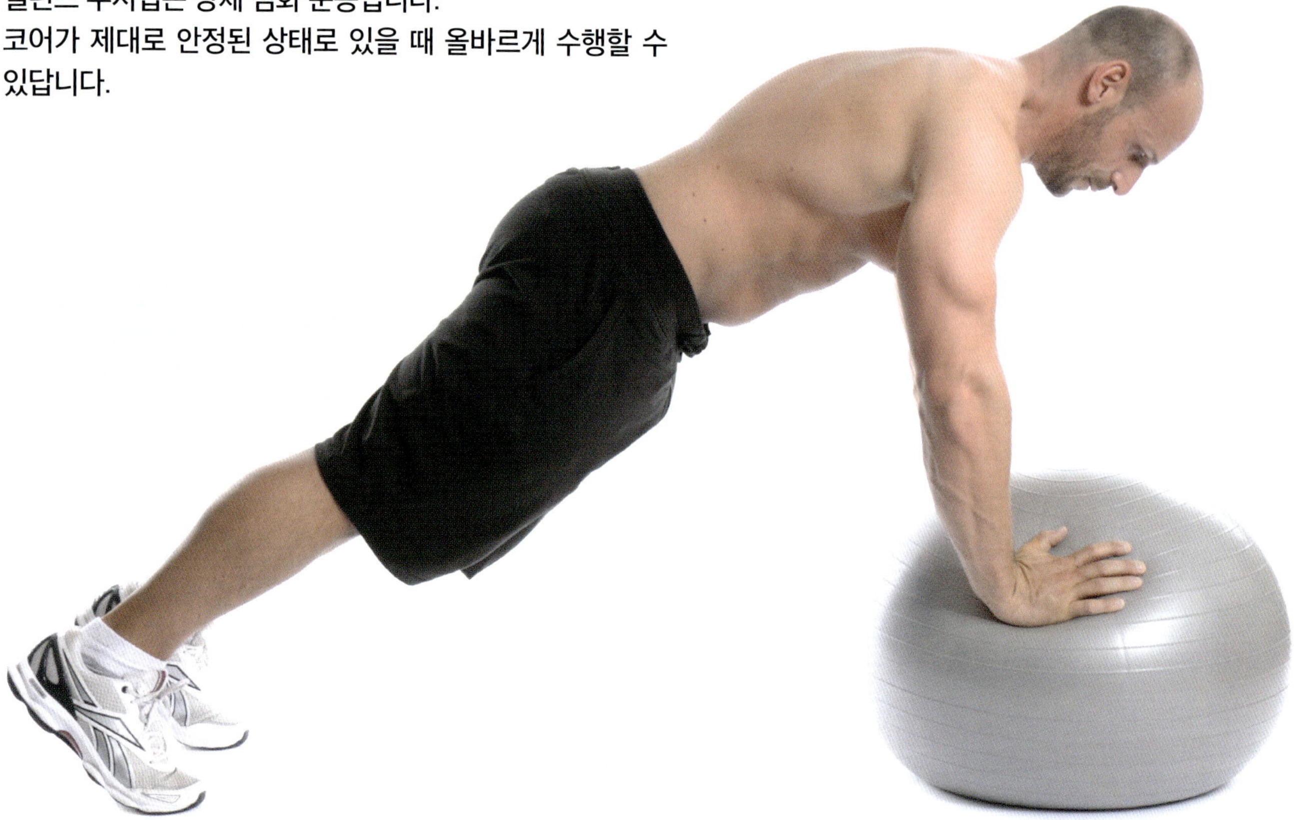

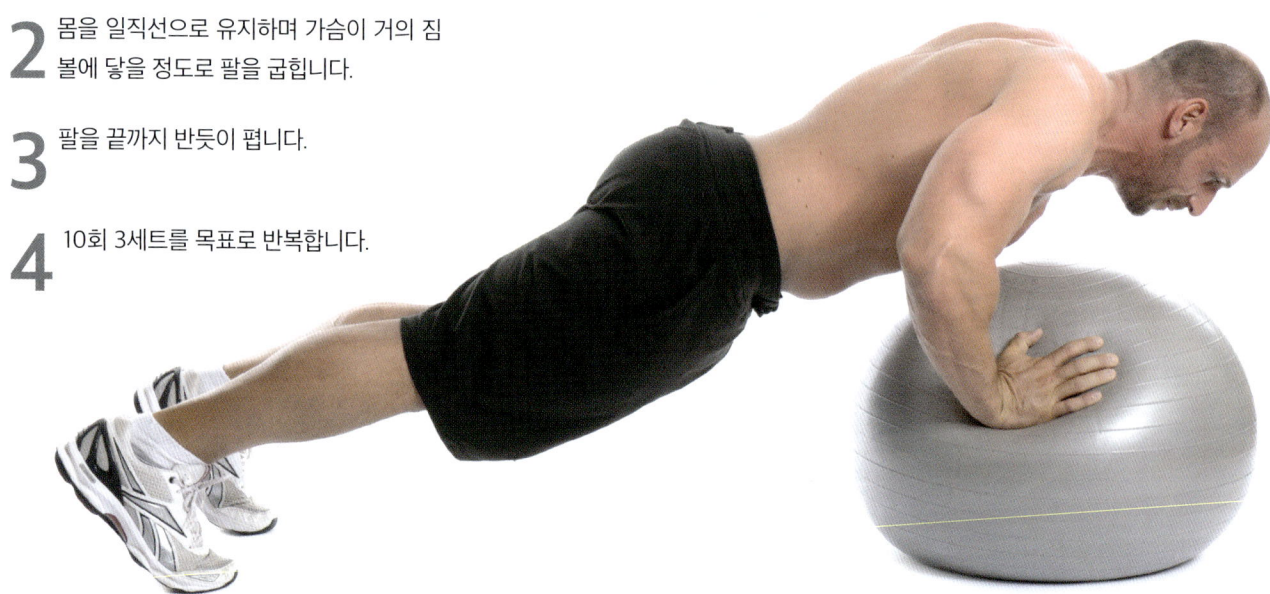

1 발을 어깨 넓이로 합니다. 짐볼 위에 손을 얹어 균형을 잡으며 푸시업 자세를 합니다.

2 몸을 일직선으로 유지하며 가슴이 거의 짐볼에 닿을 정도로 팔을 굽힙니다.

3 팔을 끝까지 반듯이 폅니다.

4 10회 3세트를 목표로 반복합니다.

밸런스 푸시업 · 코어 안정화 운동

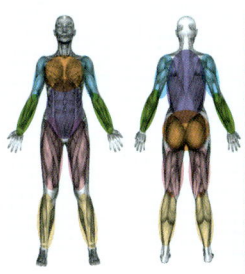

단계
- 상급

시간
- 3분

효과
- 상체의 힘과 안정성 단련
- 척추 및 코어 안정화

주의사항
- 허리 통증
- 어깨 이상

바른 자세
- 손을 볼에서 떼지 않기
- 가능한 한 볼이 움직이지 않게 유지하기
- 발끝으로 균형을 유지하도록 뒤꿈치 들기

피할 점
- 등 구부리기
- 동작을 지나치게 서두르기

주석 설명
볼드체는 목표로 한 근육
검은색은 그 외 운동 근육
*는 심부근을 의미

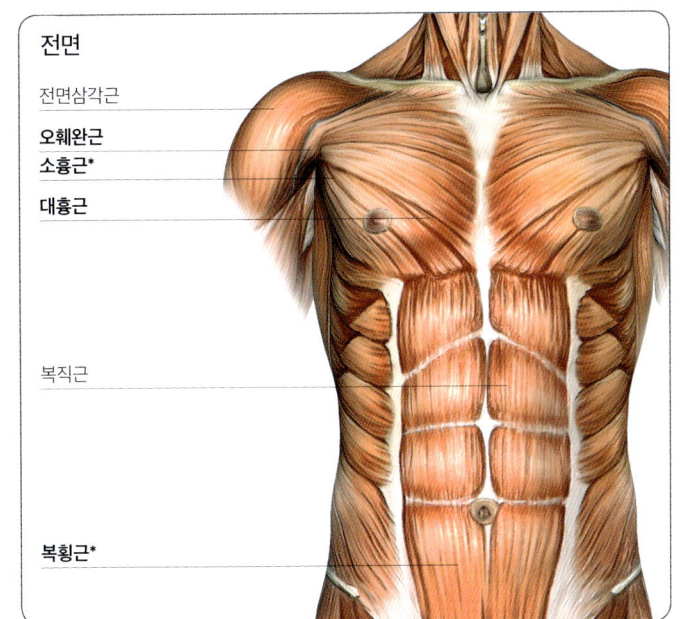

전면
- 전면삼각근
- **오훼완근**
- **소흉근***
- **대흉근**
- 복직근
- 복횡근*

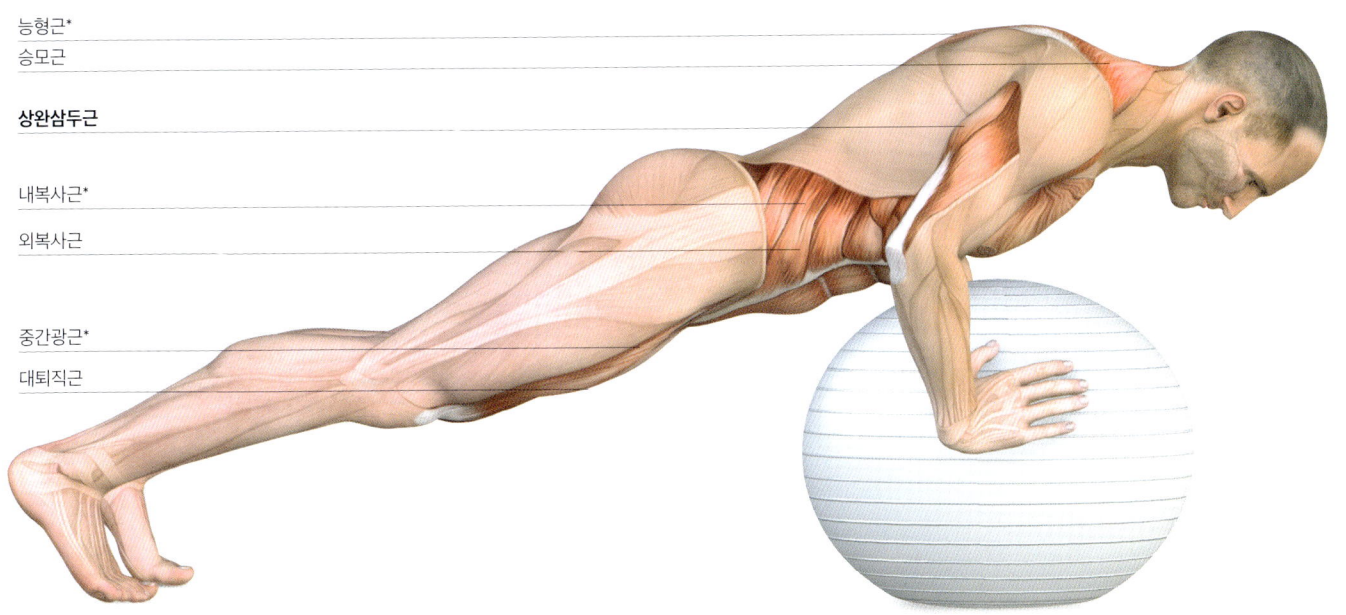

- 능형근*
- 승모근
- **상완삼두근**
- 내복사근*
- 외복사근
- 중간광근*
- 대퇴직근

짐볼 위 무릎 앉기 Kneel on Ball

짐볼 위에 무릎 앉기는 확실히 어려운 코어 안정화 운동입니다. 혼자 이 상급 운동을 하기 전에 균형을 잡기 위해 파트너와 함께 자세 연습을 해 보는 게 좋습니다. 일단 균형을 잡으면 파트너가 잡아 주는 동안 가능한 움직이지 않도록 합니다. 그 상태에서 짐볼 위에서 무릎을 꿇은 채 코어를 완전히 사용하는 데 집중하세요.

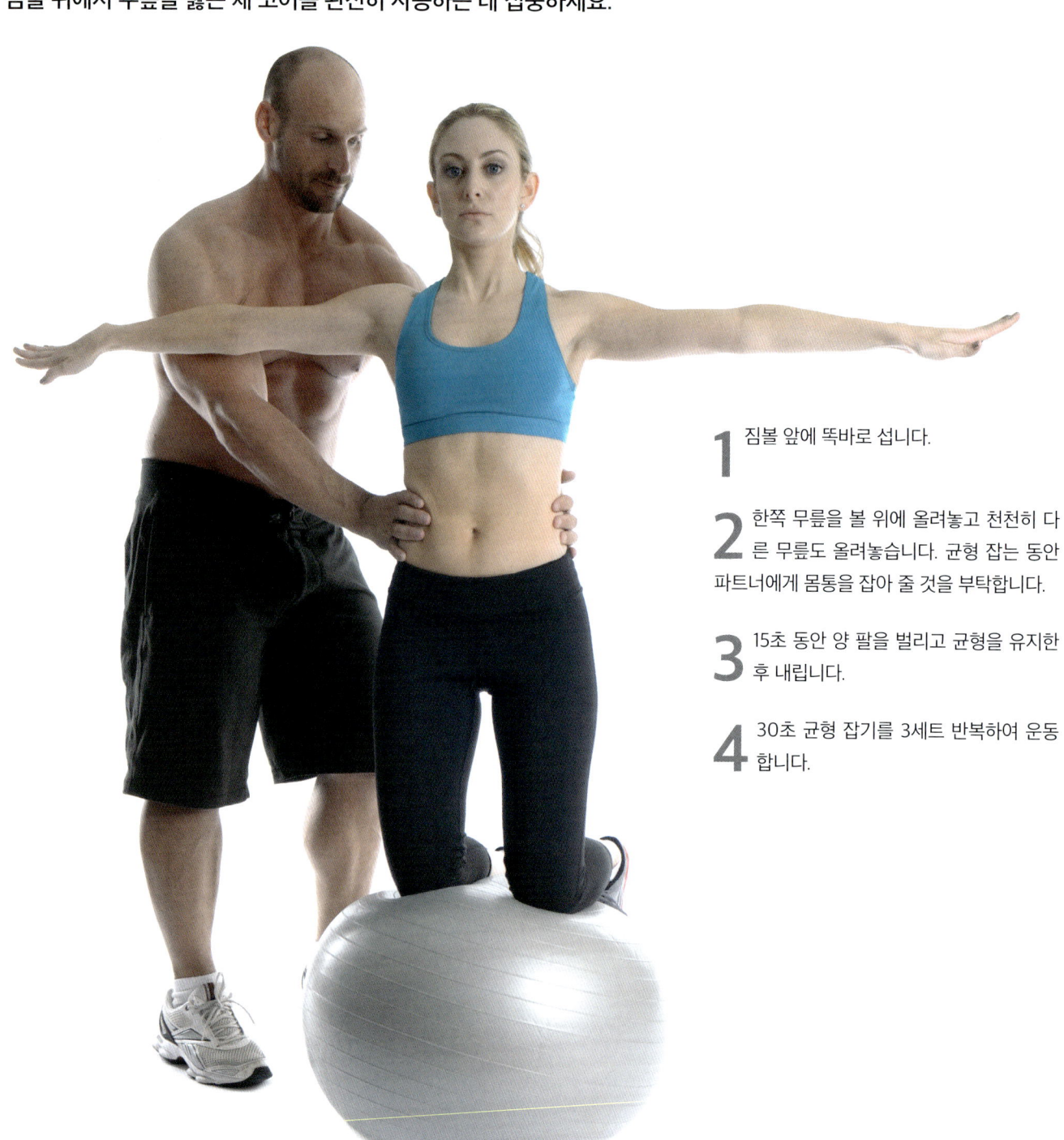

1 짐볼 앞에 똑바로 섭니다.

2 한쪽 무릎을 볼 위에 올려놓고 천천히 다른 무릎도 올려놓습니다. 균형 잡는 동안 파트너에게 몸통을 잡아 줄 것을 부탁합니다.

3 15초 동안 양 팔을 벌리고 균형을 유지한 후 내립니다.

4 30초 균형 잡기를 3세트 반복하여 운동합니다.

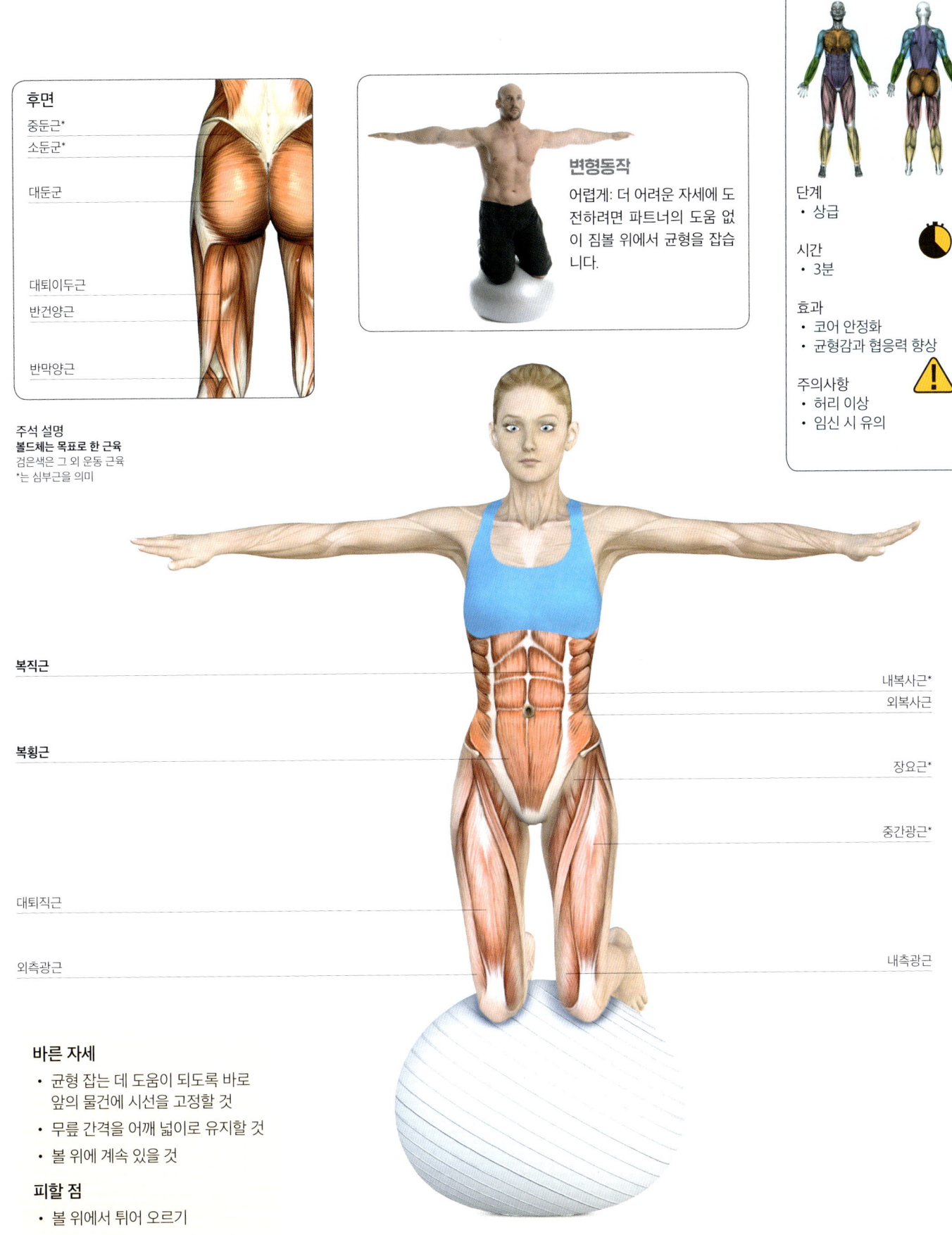

메디신 볼 어깨 위로 던지기
Medicine Ball Over-the-Shoulder Throw

단순하게 보일 수도 있는 메디신 볼 어깨 위로 던지기 운동은 다수의 근육을 한 번에 훈련하는 효과가 있습니다. 이 운동은 코어 안정화와 강화 운동을 하면서 동시에 협응력과 균형, 힘을 기를 수 있는 다목적 운동입니다.

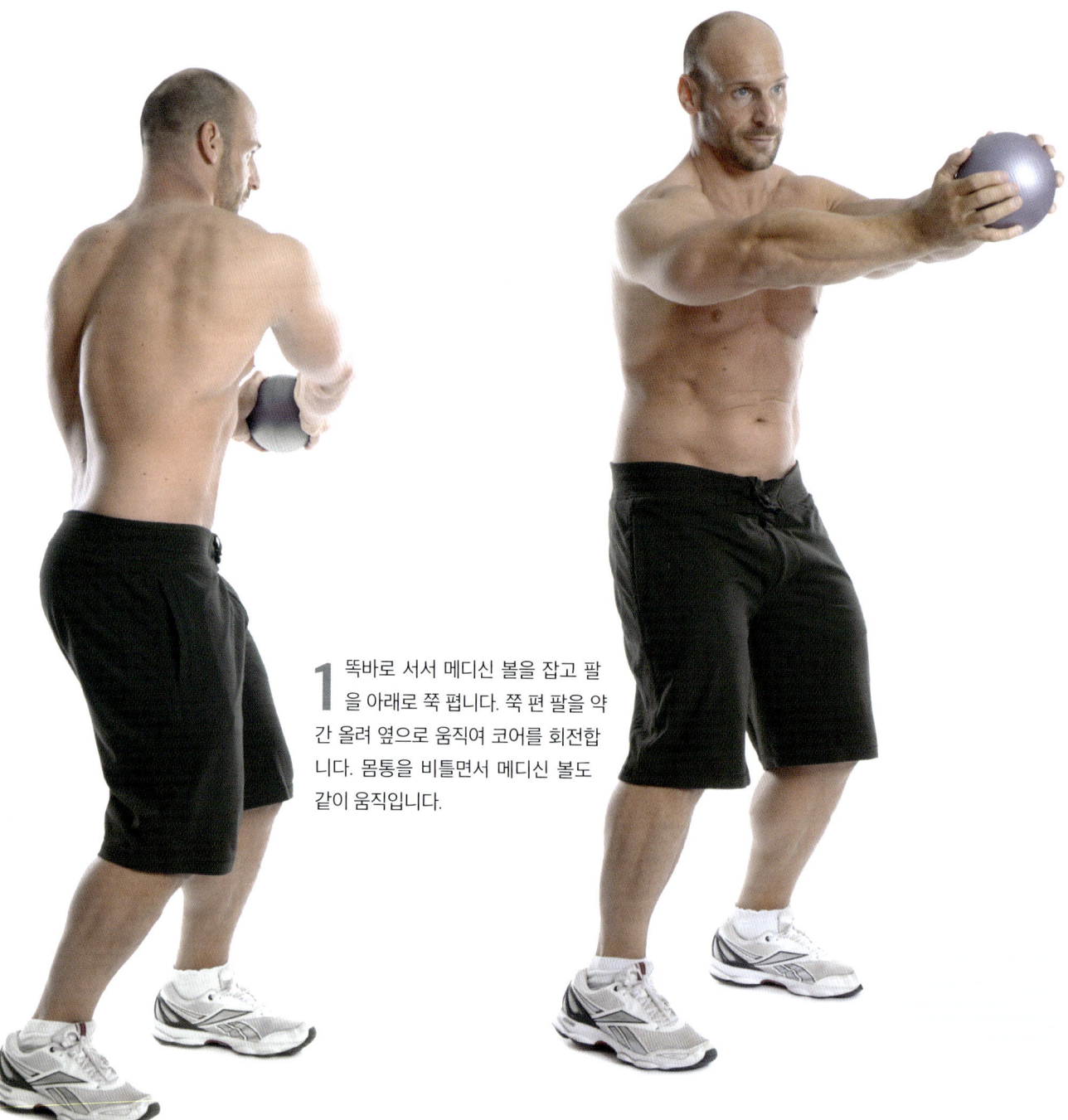

1 똑바로 서서 메디신 볼을 잡고 팔을 아래로 쭉 폅니다. 쭉 편 팔을 약간 올려 옆으로 움직여 코어를 회전합니다. 몸통을 비틀면서 메디신 볼도 같이 움직입니다.

바른 자세
- 몸의 회전에 따라 움직일 것
- 비틀면서 다리를 약간 굽힐 것
- 시선을 볼에 고정할 것

피할 점
- 성급히 동작하기

2 팔을 포물선으로 올리며 상체는 반대쪽으로 비틉니다. 포물선의 정점에서 몸통이 비틀린 상태로 볼을 파트너에게 넘겨줍니다.

3 팔을 내리고 몸을 중앙으로 돌립니다.

4 15회 반복 후 방향을 바꿔 각 15회씩 3세트 운동합니다.

주석 설명
볼드체는 목표로 한 근육
검은색은 그 외 운동 근육
*는 심부근을 의미

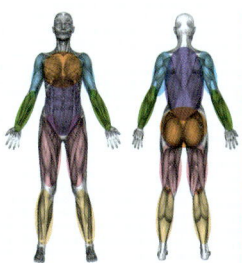

단계
- 초급

시간
- 3분

효과
- 코어 안정화
- 균형과 협응력 향상
- 어깨 및 등 강화

주의사항
- 허리 이상
- 회선건판 손상

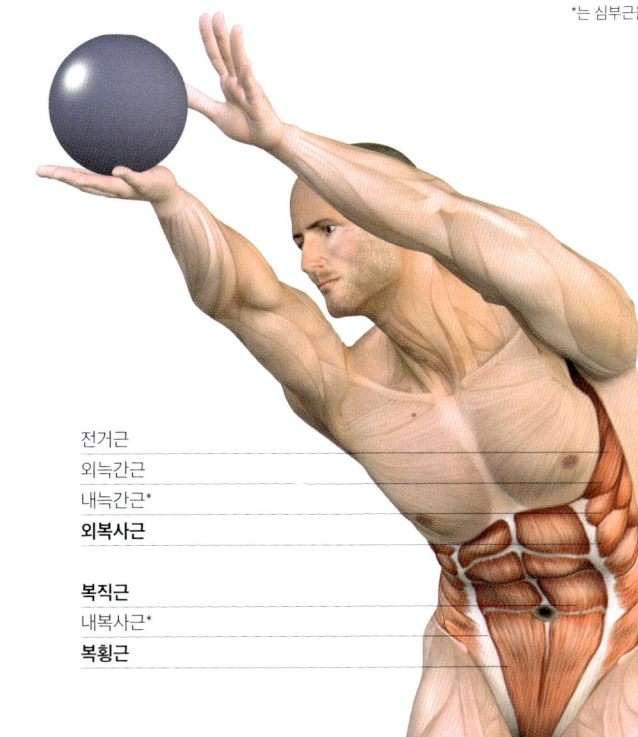

전거근
외늑간근
내늑간근*
외복사근

복직근
내복사근*
복횡근

후면
극하근*
소원근
견갑하근*
극상근*
광배근

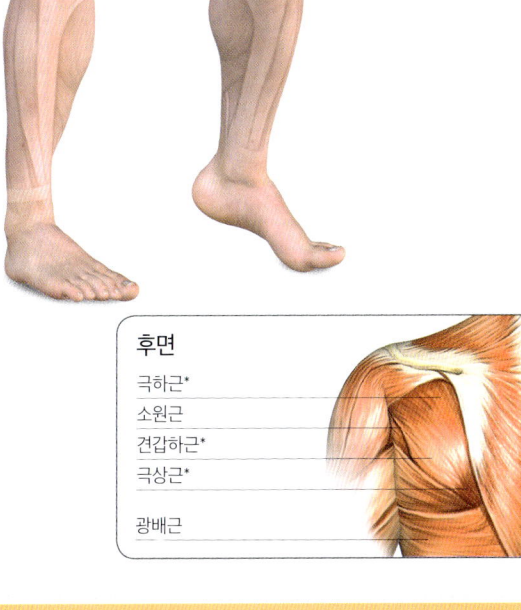

메디신 볼 어깨 위로 던지기 • 코어 안정화 운동

짐볼 스플릿 스쿼트 Fitness Ball Split Squat

짐볼 스플릿 스쿼트는 다리 심화 운동이지만 다리에만 작용하는 것은 아닙니다. 올바르게 수행하기 위해서는 코어를 제대로 이용하여 전신 운동이 되도록 해야 하죠.

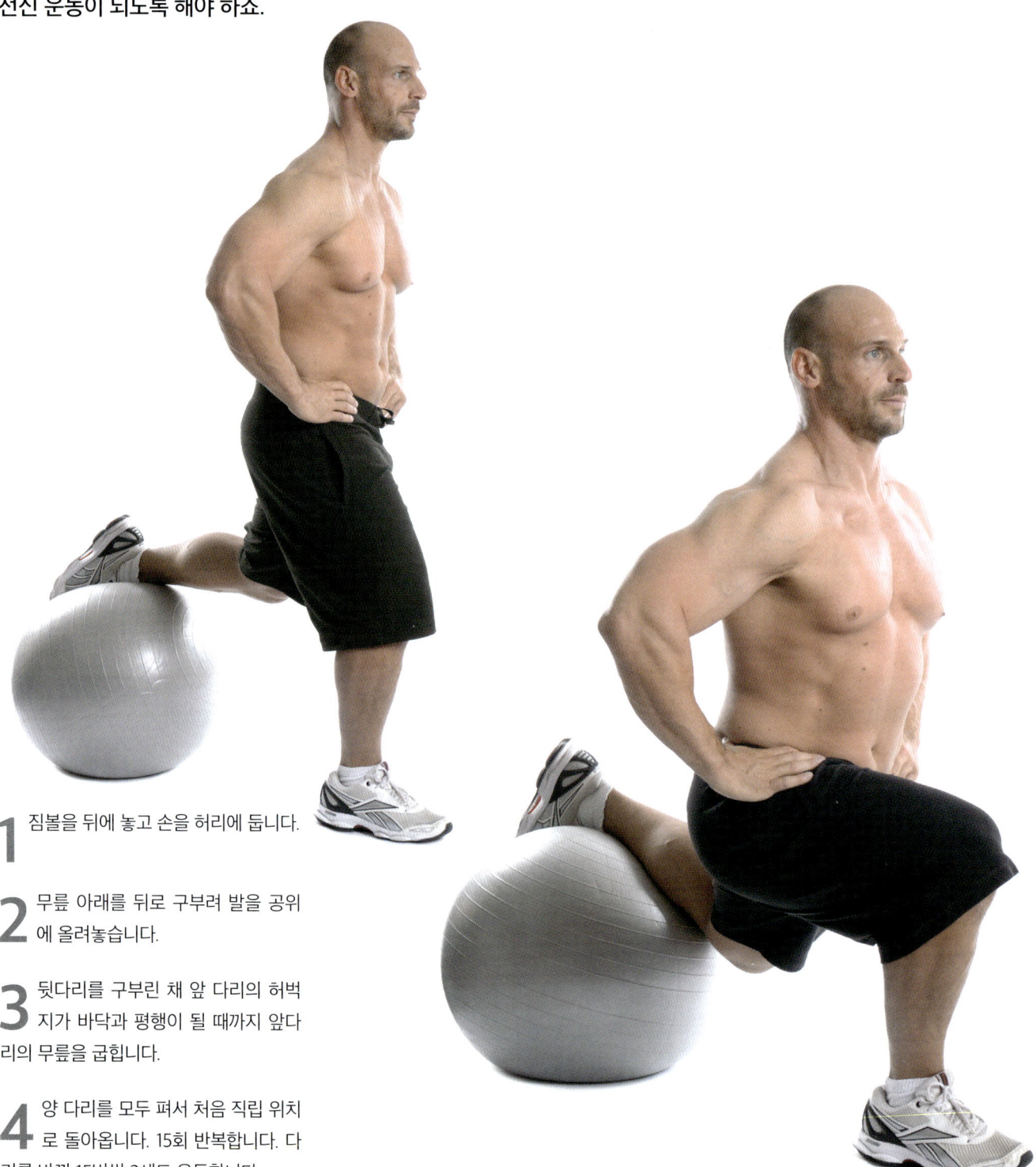

1 짐볼을 뒤에 놓고 손을 허리에 둡니다.

2 무릎 아래를 뒤로 구부려 발을 공위에 올려놓습니다.

3 뒷다리를 구부린 채 앞 다리의 허벅지가 바닥과 평행이 될 때까지 앞다리의 무릎을 굽힙니다.

4 양 다리를 모두 펴서 처음 직립 위치로 돌아옵니다. 15회 반복합니다. 다리를 바꿔 15번씩 3세트 운동합니다.

짐볼 스플릿 스쿼트 • 코어 안정화 운동

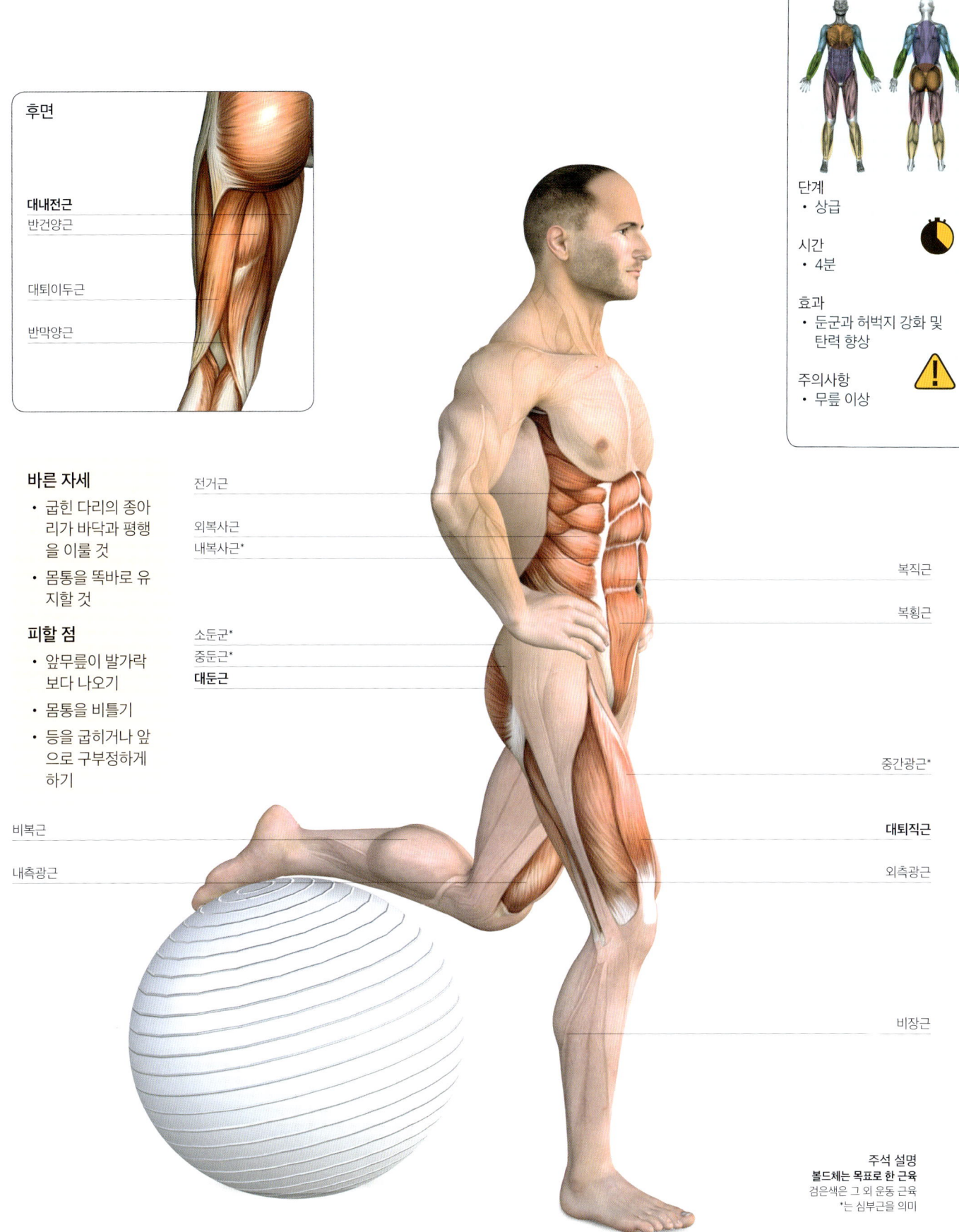

후면

- 대내전근
- 반건양근
- 대퇴이두근
- 반막양근

바른 자세
- 굽힌 다리의 종아리가 바닥과 평행을 이룰 것
- 몸통을 똑바로 유지할 것

피할 점
- 앞무릎이 발가락보다 나오기
- 몸통을 비틀기
- 등을 굽히거나 앞으로 구부정하게 하기

- 전거근
- 외복사근
- 내복사근*
- 소둔근*
- 중둔근*
- **대둔근**
- 비복근
- 내측광근

- 복직근
- 복횡근
- 중간광근*
- **대퇴직근**
- 외측광근
- 비장근

단계
- 상급

시간
- 4분

효과
- 둔군과 허벅지 강화 및 탄력 향상

주의사항
- 무릎 이상

주석 설명
볼드체는 목표로 한 근육
검은색은 그 외 운동 근육
*는 심부근을 의미

짐볼에 엎드려서 하는 어깨 외회전 운동
Fitness Ball Prone Row to External Rotation

짐볼에 엎드려서 하는 어깨 외회전 운동은 회선건판과 등의 강화를 목표로 하는 심화 운동입니다. 코어에도 효과적이죠. 이 운동은 워밍업부터 견대 긴장 풀기까지 전반에 걸쳐 수행할 때 최고의 효과가 있습니다.

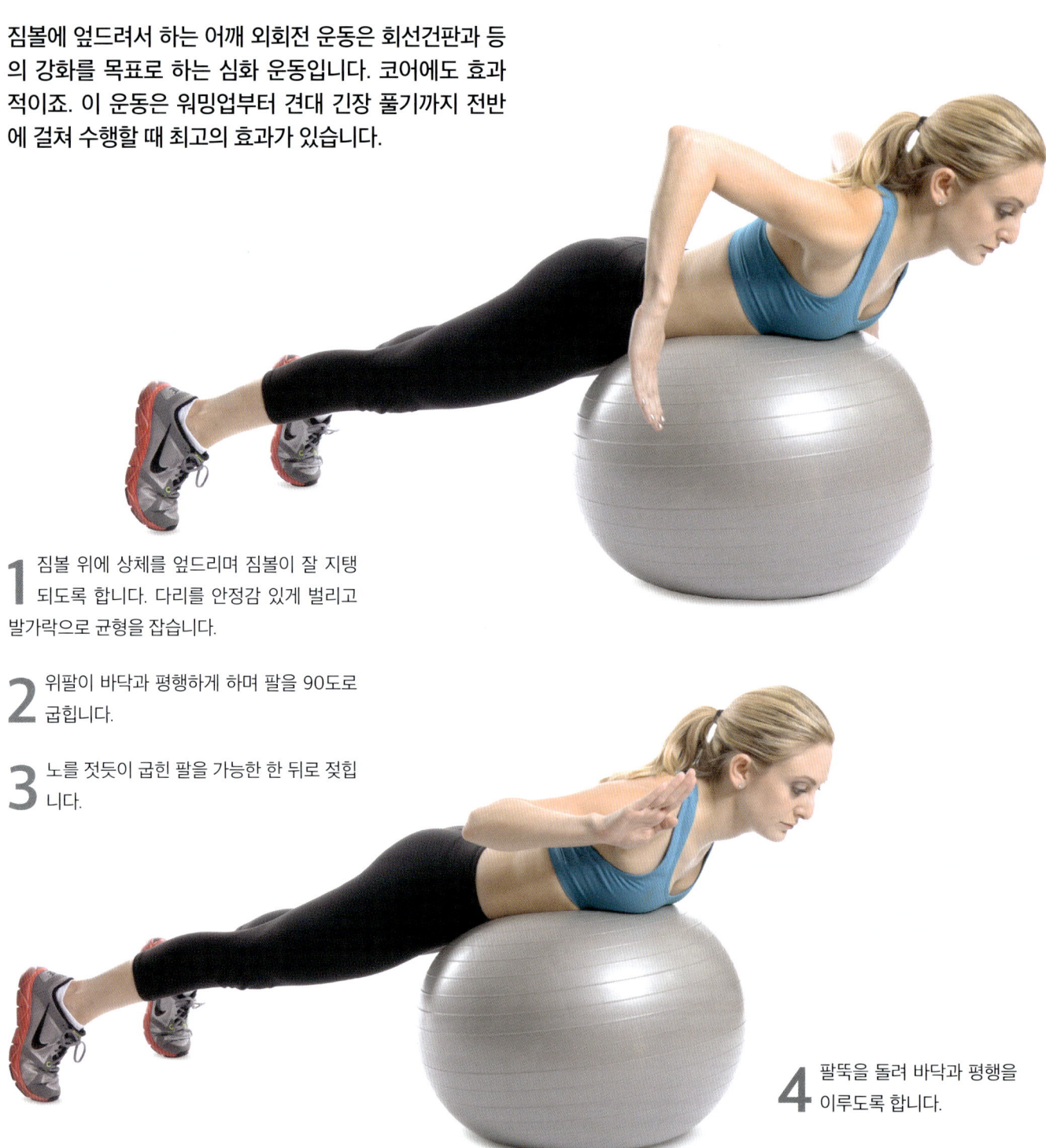

1 짐볼 위에 상체를 엎드리며 짐볼이 잘 지탱되도록 합니다. 다리를 안정감 있게 벌리고 발가락으로 균형을 잡습니다.

2 위팔이 바닥과 평행하게 하며 팔을 90도로 굽힙니다.

3 노를 젓듯이 굽힌 팔을 가능한 한 뒤로 젖힙니다.

4 팔뚝을 돌려 바닥과 평행을 이루도록 합니다.

짐볼에 엎드려서 하는 어깨 외회전 운동 · 코어 안정화 운동

5 동작을 바꿔 손가락을 바닥에 닿을 때까지 내립니다.

6 15회 3세트 반복합니다.

단계
- 상급

시간
- 3분

효과
- 어깨와 등 강화
- 균형과 자세 개선

주의사항
- 허리 이상
- 회선건판 손상

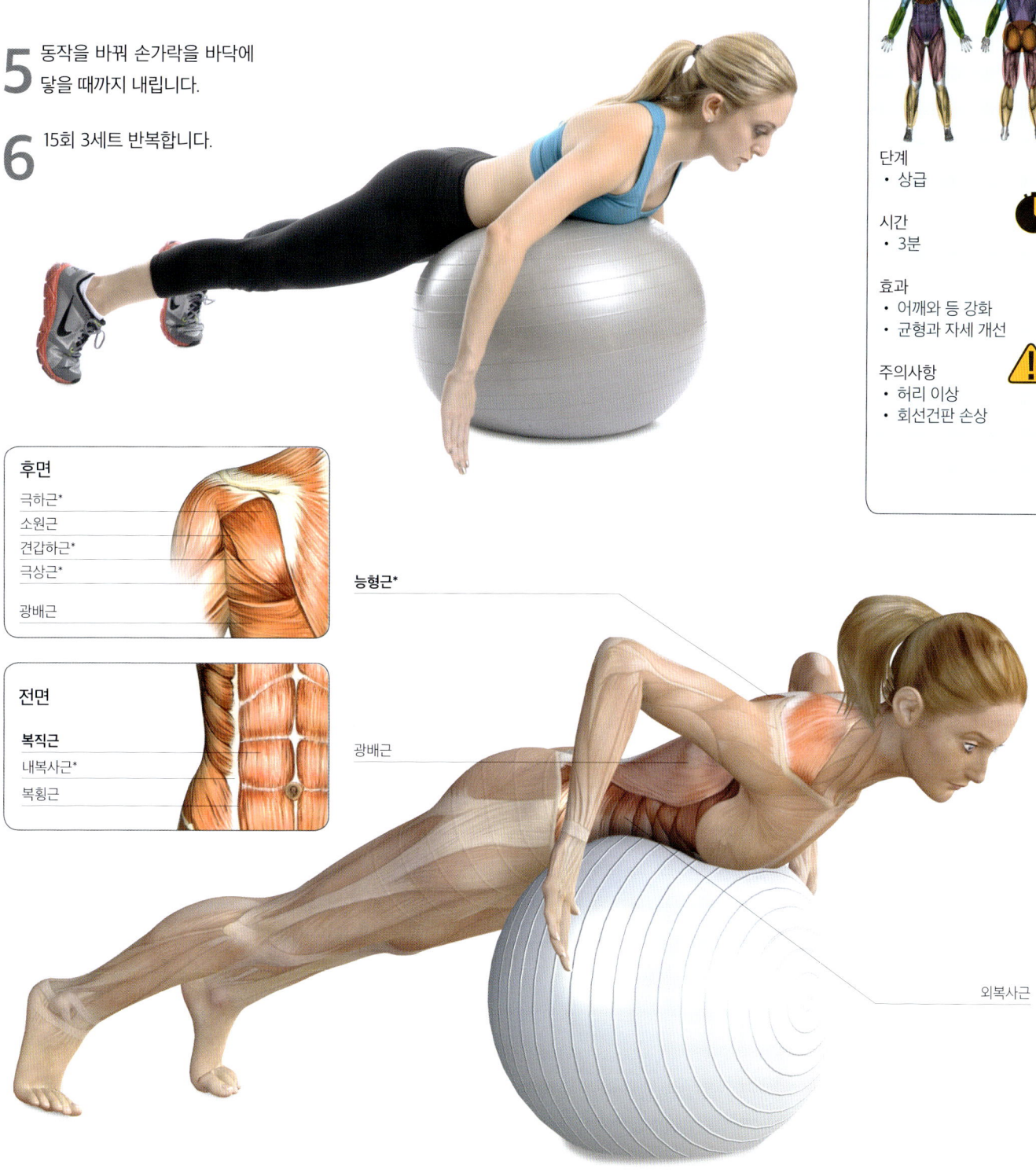

후면
- 극하근*
- 소원근
- 견갑하근*
- 극상근*
- 광배근

전면
- 복직근
- 내복사근*
- 복횡근

능형근*

광배근

외복사근

바른 자세
- 볼 위에서 가능한 한 안정을 유지할 것
- 손가락을 활동적으로 쭉 뻗을 것

피할 점
- 등을 지나치게 늘리기
- 한쪽이나 양쪽 발을 바닥에서 들기
- 목에 부담이 갈 정도로 시선을 위로 향하기

주석 설명
볼드체는 목표로 한 근육
검은색은 그 외 운동 근육
*는 심부근을 의미

짐볼에 앉아서 하는 어깨 외회전 운동
Fitness Ball Seated External Rotation

짐볼에 앉아서 하는 어깨 외회전 운동은 등과 어깨의 단련을 목표로 하며 특히 코어 근육과 함께 회선건판을 대상으로 합니다.

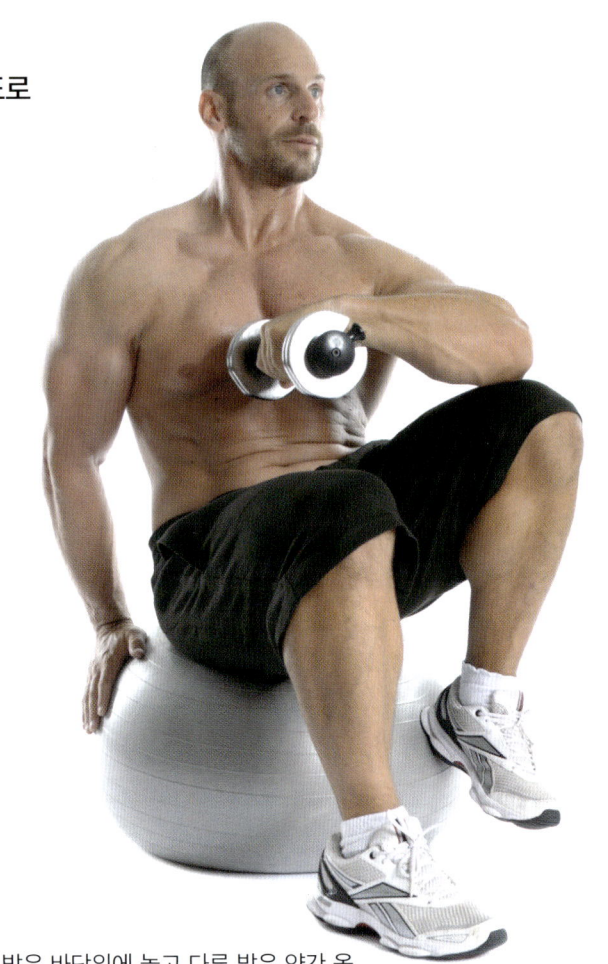

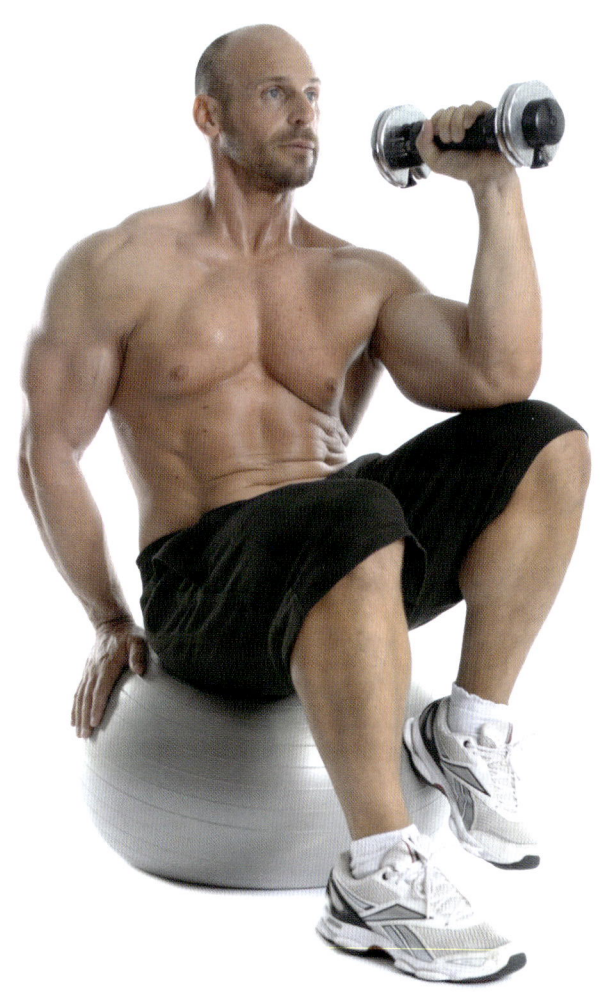

1. 한 발은 바닥위에 놓고 다른 발은 약간 올린 채 짐볼 위에 앉습니다.

2. 왼손에 가벼운 덤벨을 들어 팔꿈치를 올린 무릎 위에 놓습니다. 가슴과 마주 하게 왼팔로 덤벨을 들며 위팔이 바닥과 평행이 되게 합니다.

3. 덤벨을 든 왼팔을 돌려 주먹이 위로 가게 합니다.

4. 왼팔을 내리고 위의 동작을 15번 반복합니다.

5. 팔을 바꿔 반복합니다. 15회씩 2세트 반복합니다.

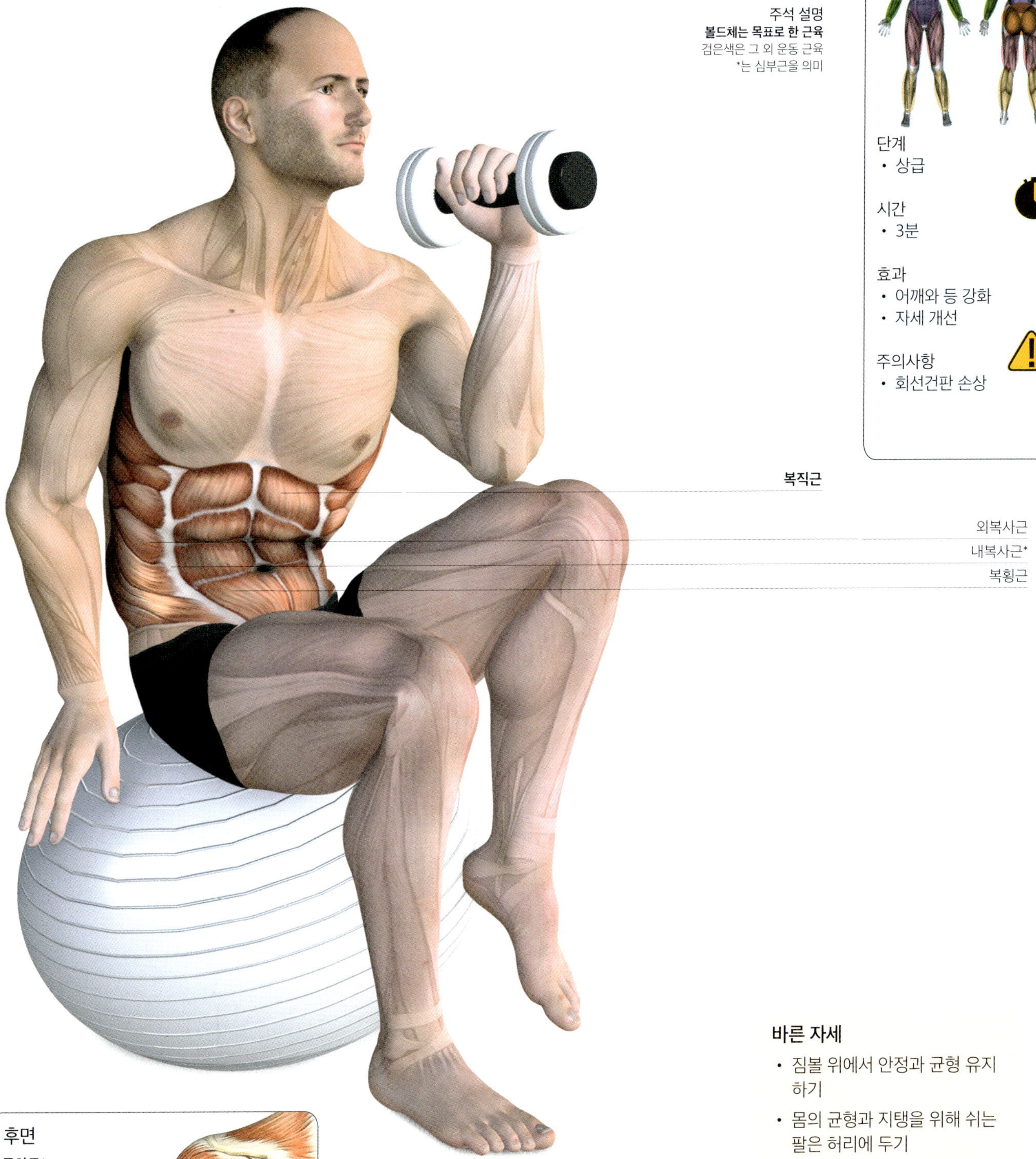

짐볼에 앉아서 하는 어깨 외회전 운동 • 코어 안정화 운동

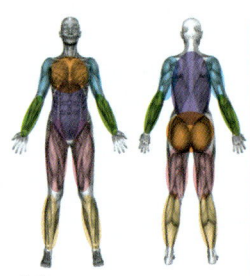

주석 설명
볼드체는 목표로 한 근육
검은색은 그 외 운동 근육
*는 심부근을 의미

단계
- 상급

시간
- 3분

효과
- 어깨와 등 강화
- 자세 개선

주의사항
- 회선건판 손상

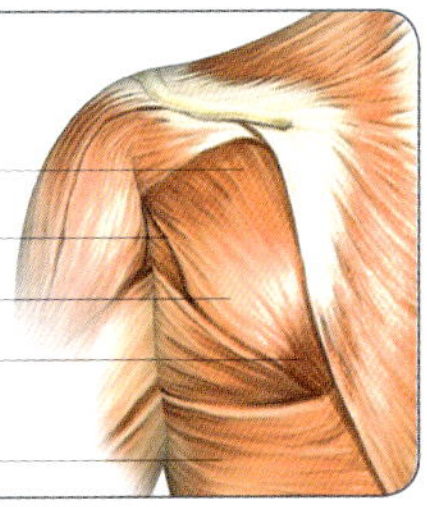

복직근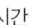

외복사근
내복사근*
복횡근

바른 자세
- 짐볼 위에서 안정과 균형 유지하기
- 몸의 균형과 지탱을 위해 쉬는 팔은 허리에 두기
- 정면 응시하기

피할 점
- 운동하는 팔의 팔꿈치가 무릎 옆으로 벗어나기
- 볼 위에서 덤벨 바꾸기

후면
극하근*
소원근
견갑하근*
극상근*
광배근

73

메디신 볼 워크 오버 Medicine Ball Walkover

메디신 볼 워크오버는 상체의 주요 근육들에 작용하며 동작 수행 시 근육들이 활발하게 운동하도록 합니다.

1 어깨 넓이 보다 넓게 팔을 벌리며 푸시업 자세를 하며 한 손 밑에 메디신 볼을 둡니다.

2 일반적인 푸시업을 하듯이 천천히 두 팔을 바닥으로 굽힙니다.

3 몸을 일으키며 팔을 똑바로 피면서 재빨리 공을 한손에서 다른 손으로 패스합니다.

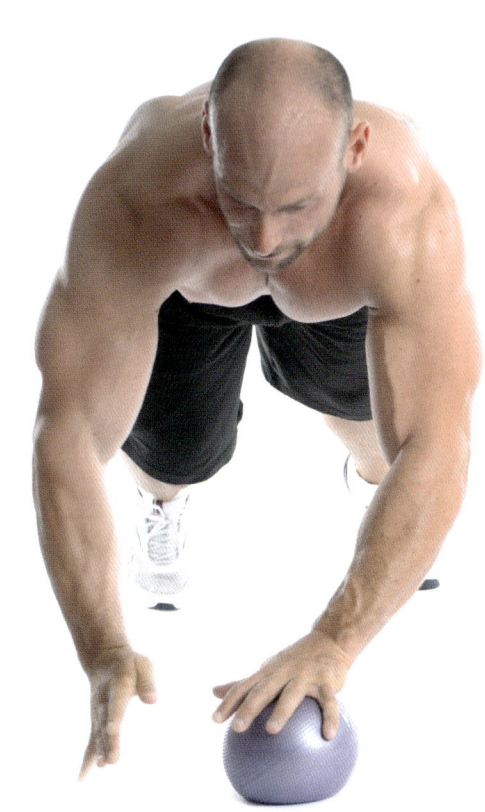

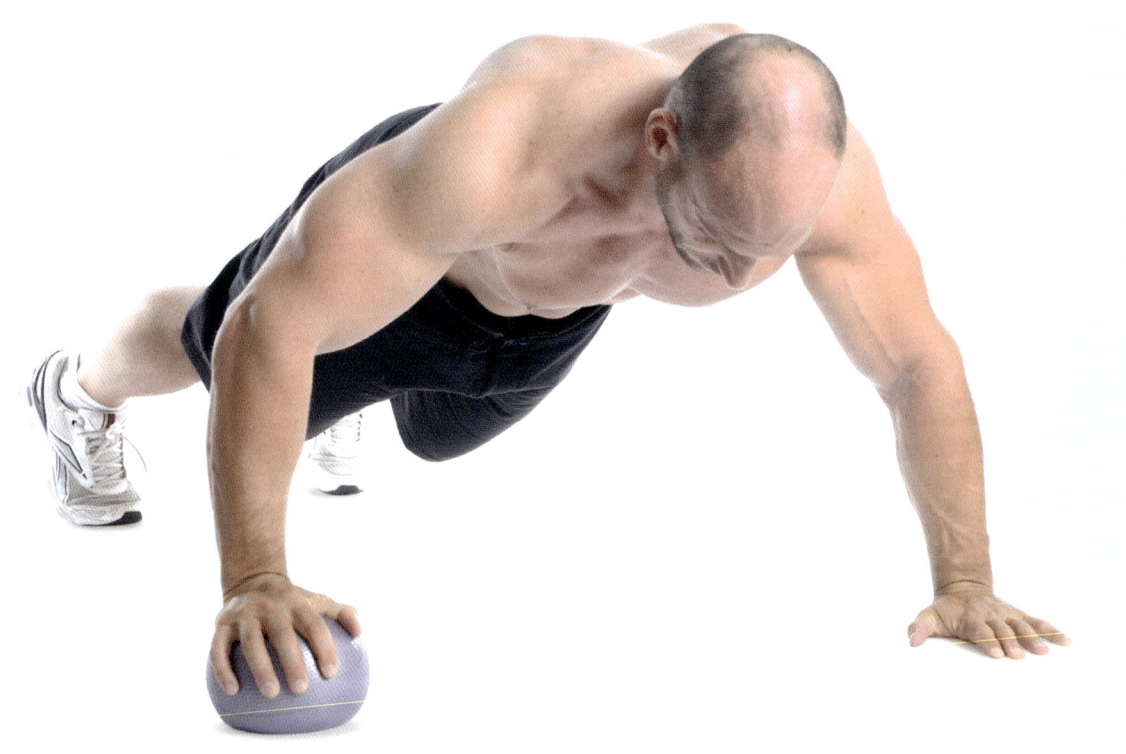

메디신 볼 워크 오버 • 코어 안정화 운동

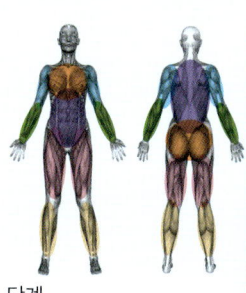

4 팔을 똑바로 펴고 처음 자세로 몸을 올립니다.

5 15회 2세트 반복합니다.

단계
- 상급

시간
- 2분

효과
- 코어와 상체 안정화
- 팔 탄력 향상
- 협응력 향상

주의사항
- 어깨 이상

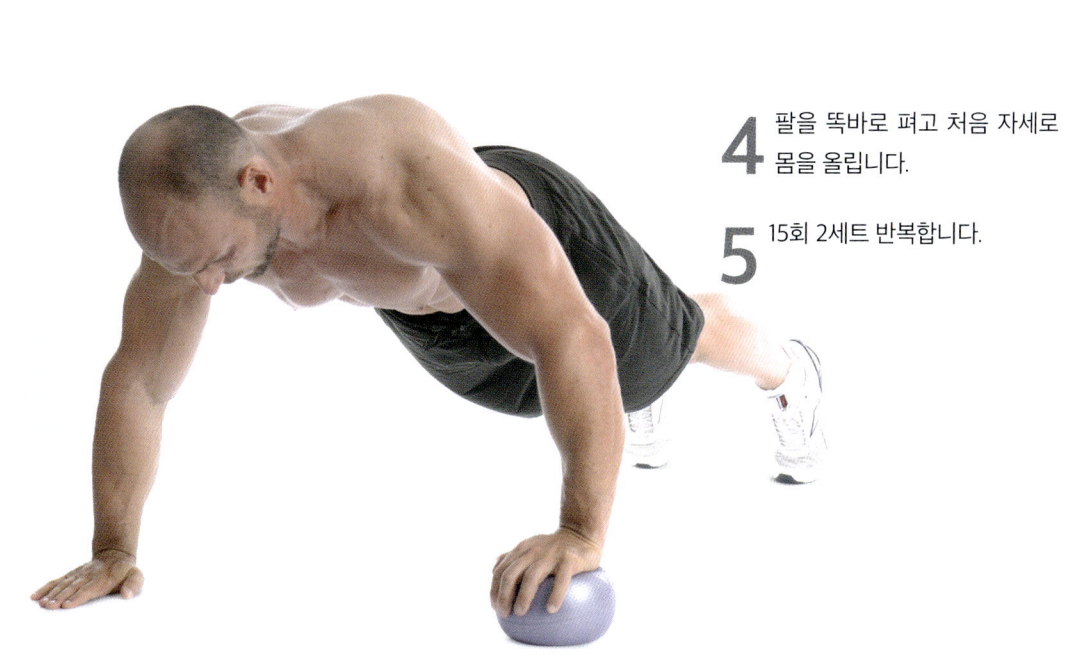

주석 설명
볼드체는 목표로 한 근육
검은색은 그 외 운동 근육
*는 심부근을 의미

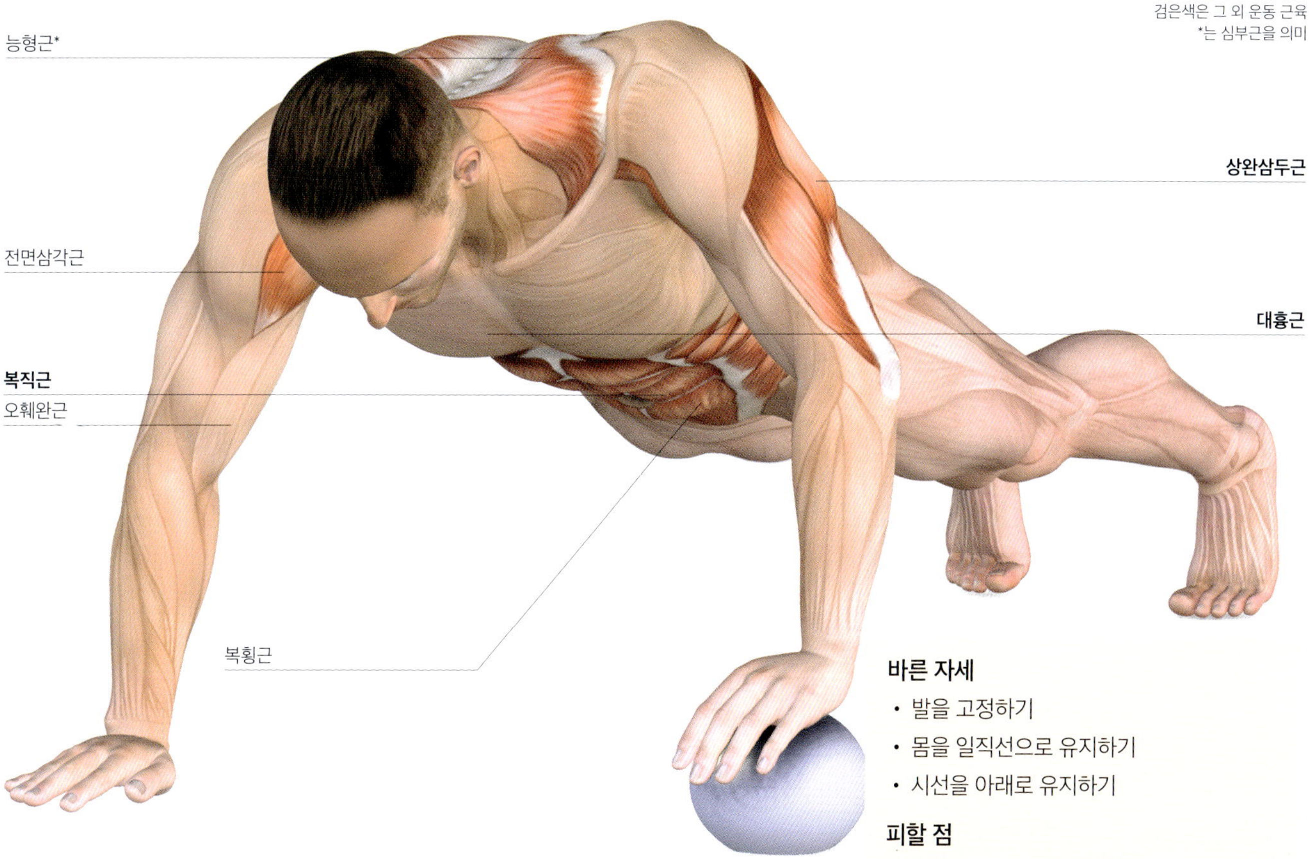

능형근*
전면삼각근
복직근
오훼완근
복횡근

상완삼두근
대흉근

바른 자세
- 발을 고정하기
- 몸을 일직선으로 유지하기
- 시선을 아래로 유지하기

피할 점
- 반복 하는 동안 몸이 튀어 오르기
- 목에 부담이 갈 정도로 시선을 위로 향하기
- 성급히 동작하기

75

짐볼 밴드 플라이 Fitness Ball Band Fly

짐볼 밴드 플라이 역시 코어를 이용하는 운동으로 가슴 부위에 탁월한 효과가 있습니다.

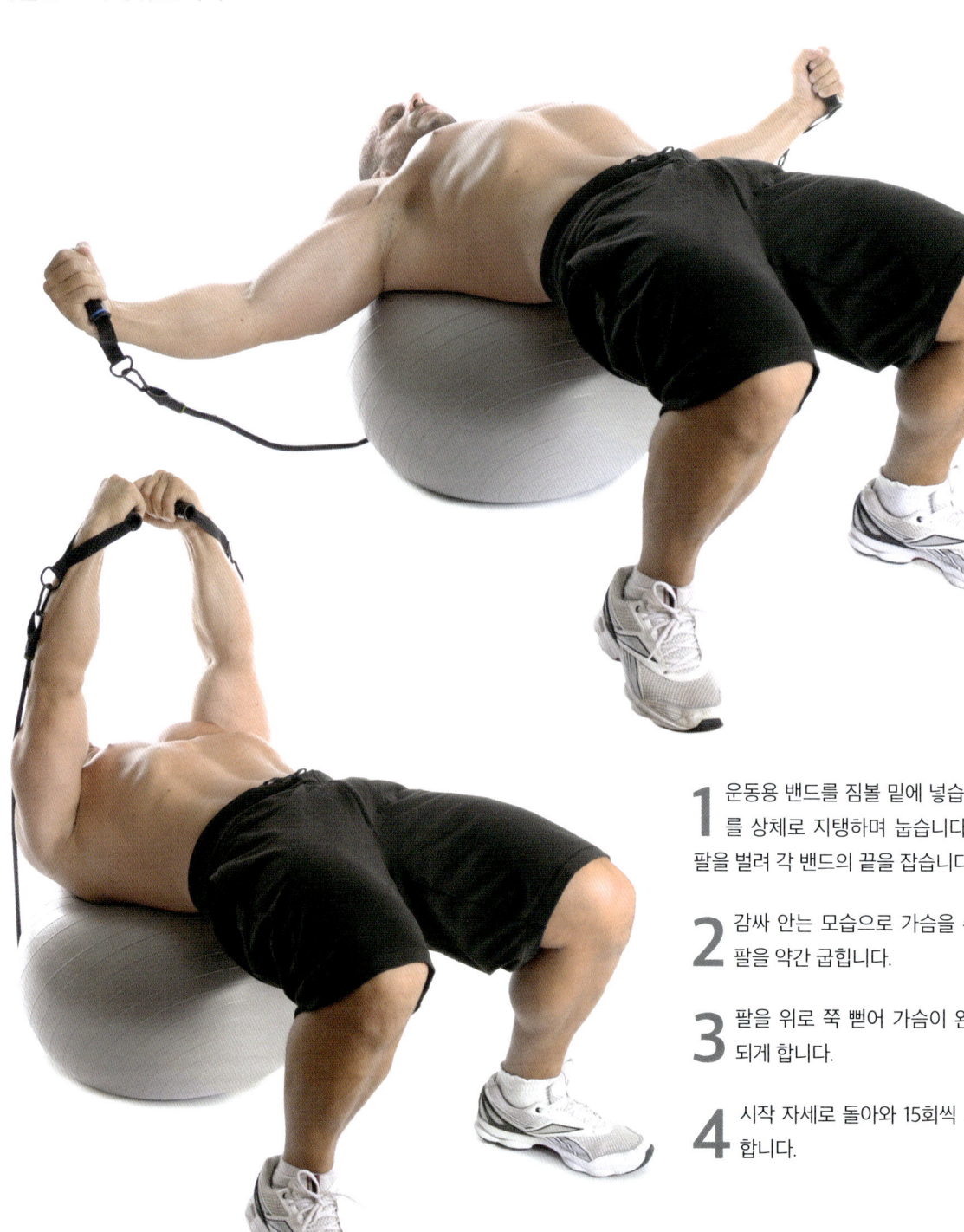

1 운동용 밴드를 짐볼 밑에 넣습니다. 볼 위를 상체로 지탱하며 눕습니다. 양쪽으로 팔을 벌려 각 밴드의 끝을 잡습니다.

2 감싸 안는 모습으로 가슴을 수축하면서 팔을 약간 굽힙니다.

3 팔을 위로 쭉 뻗어 가슴이 완전히 수축되게 합니다.

4 시작 자세로 돌아와 15회씩 3세트 반복합니다.

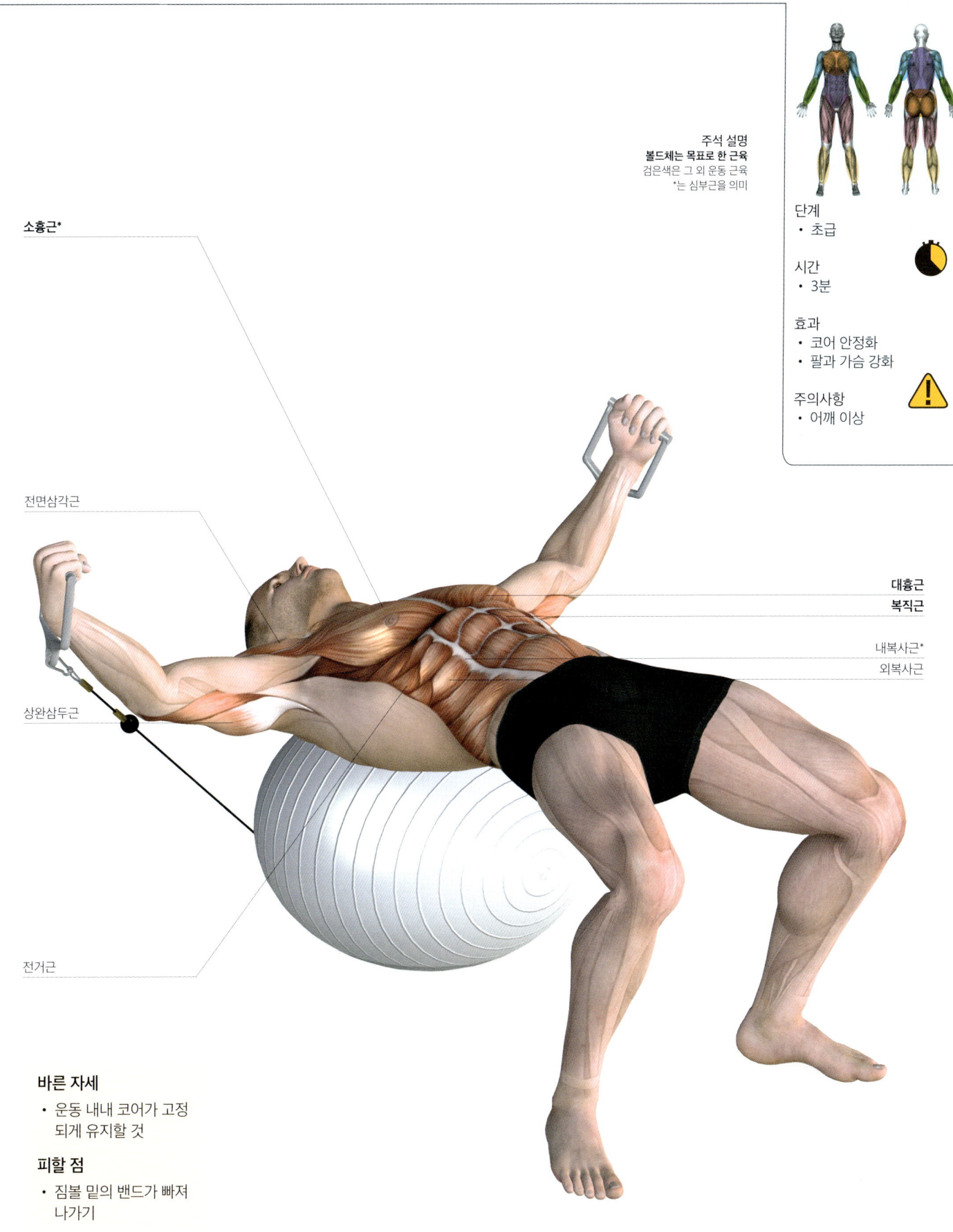

짐볼 워크 어라운드 Fitness Ball Walk-Around

짐볼 워크 어라운드는 코어 안정화에 많은 운동이 됩니다.
이 운동은 팔 운동 및 균형 감각 향상에도 도움이 되죠.

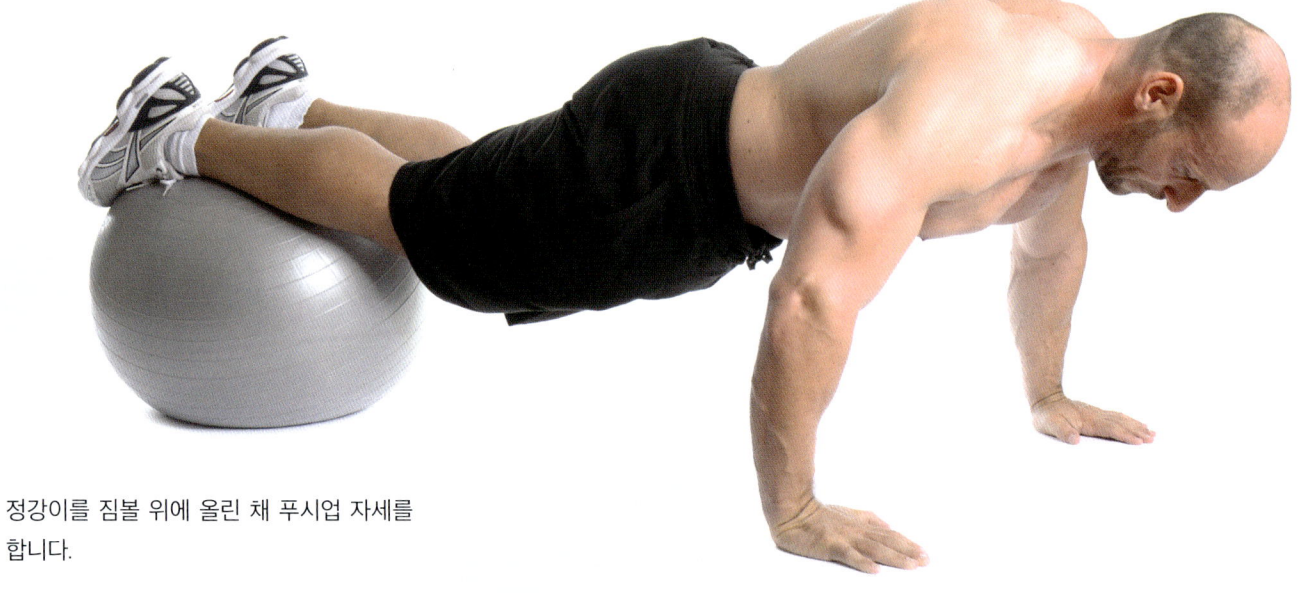

1 정강이를 짐볼 위에 올린 채 푸시업 자세를 합니다.

2 차례로 한 번씩 옆으로 손으로 '걸어서' 몸통을 반 바퀴 회전합니다.

3 반대 방향으로 걸어서 처음 자세로 돌아옵니다.

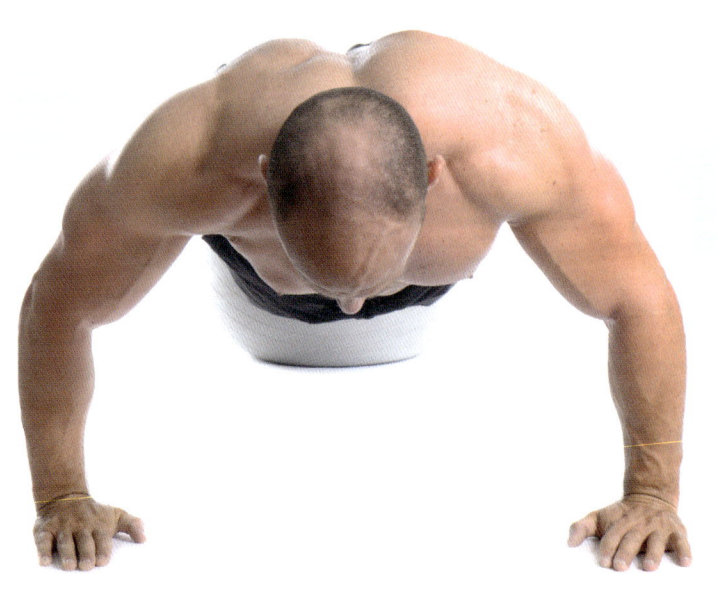

바른 자세
- 짐볼을 가능한 고정해서 안정감 있게 유지하기
- 다리, 몸통, 목을 일직선으로 유지하기
- 시선을 아래로 고정하기
- 동작을 조절할 수 있도록 손 '걸음'의 보폭을 작게 하기

피할 점
- 몸통비틀기
- 목에 무리가 갈 정도로 정면 바라보기
- 성급히 동작하기

짐볼 워크 어라운드 • 코어 안정화 운동

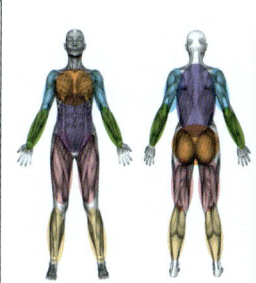

4 한 방향으로 3번의 반 바퀴 회전을 완료하고 다른 방향으로 3번 반복합니다.

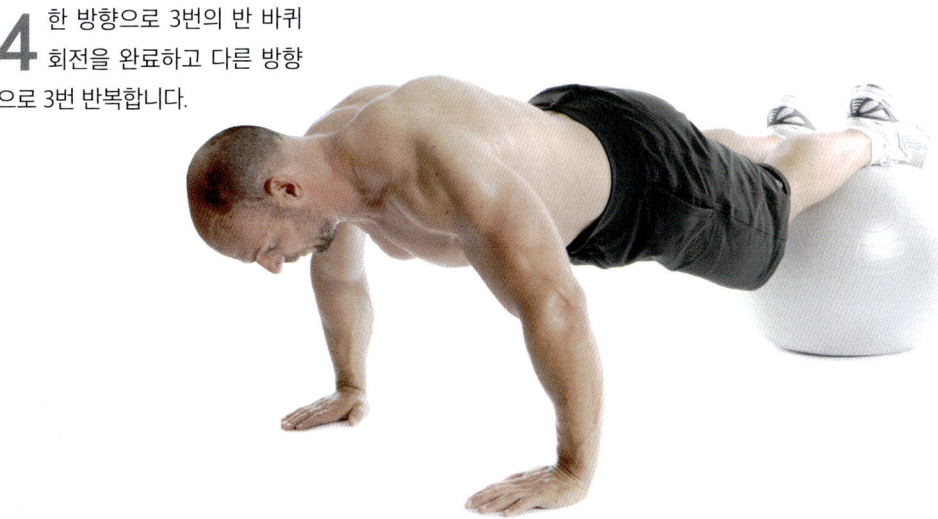

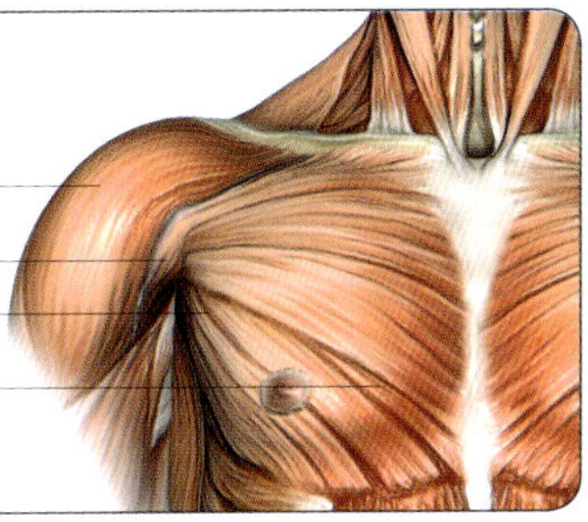

단계
- 상급

시간
- 3분

효과
- 어깨와 복부 강화
- 코어 안정화
- 균형과 협응력 발달

주의사항
- 어깨 이상
- 팔목 통증
- 허리 이상

주석 설명
볼드체는 목표로 한 근육
검은색은 그 외 운동 근육
*는 심부근을 의미

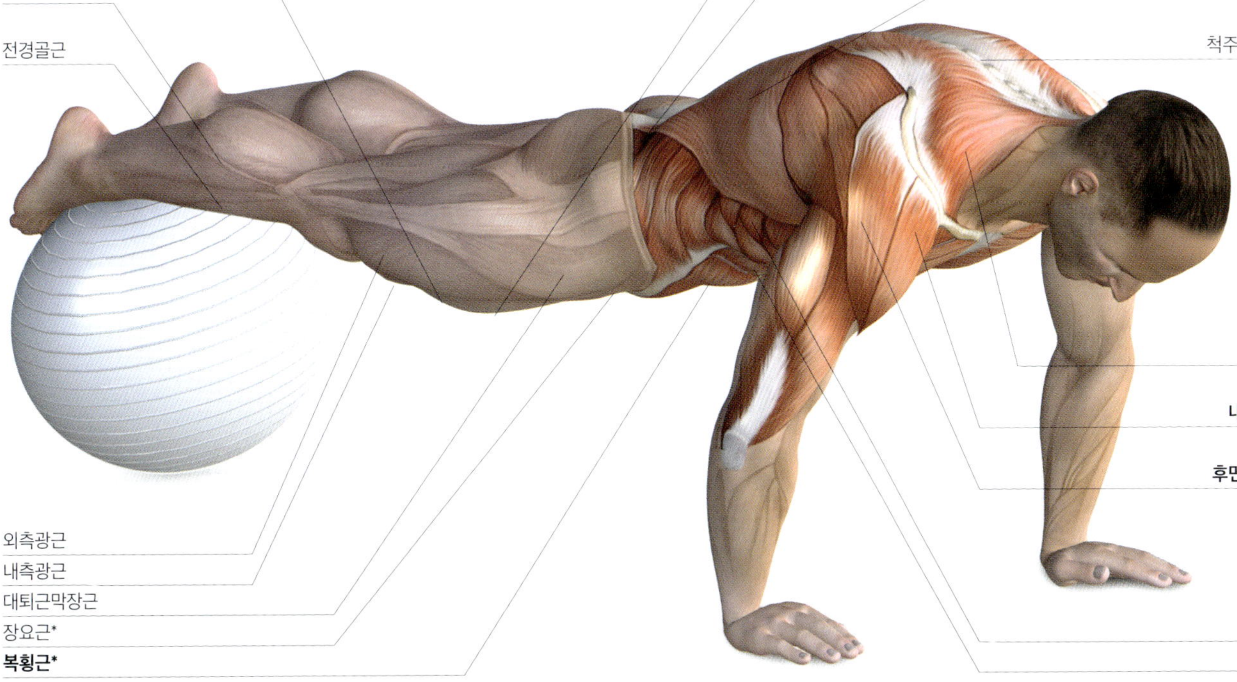

전면

전면삼각근
오훼완근
소흉근*
대흉근

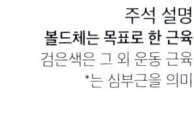

대퇴직근
비장근
전경골근

외측광근
내측광근
대퇴근막장근
장요근*
복횡근*

중간광근*
요방형근*
광배근
척주기립근*

승모근
내삼각근
후면삼각근

전거근
복직근

79

짐볼 위에서 메디신 볼 들어올리기
Medicine Ball Pullover on Fitness Ball

짐볼 위에서 메디신 볼 들어올리기는 광배근을 위한 훌륭한 운동입니다. 광배근은 가장 큰 등 근육으로 문 열기를 포함한 모든 잡아당기는 동작에 작용합니다.

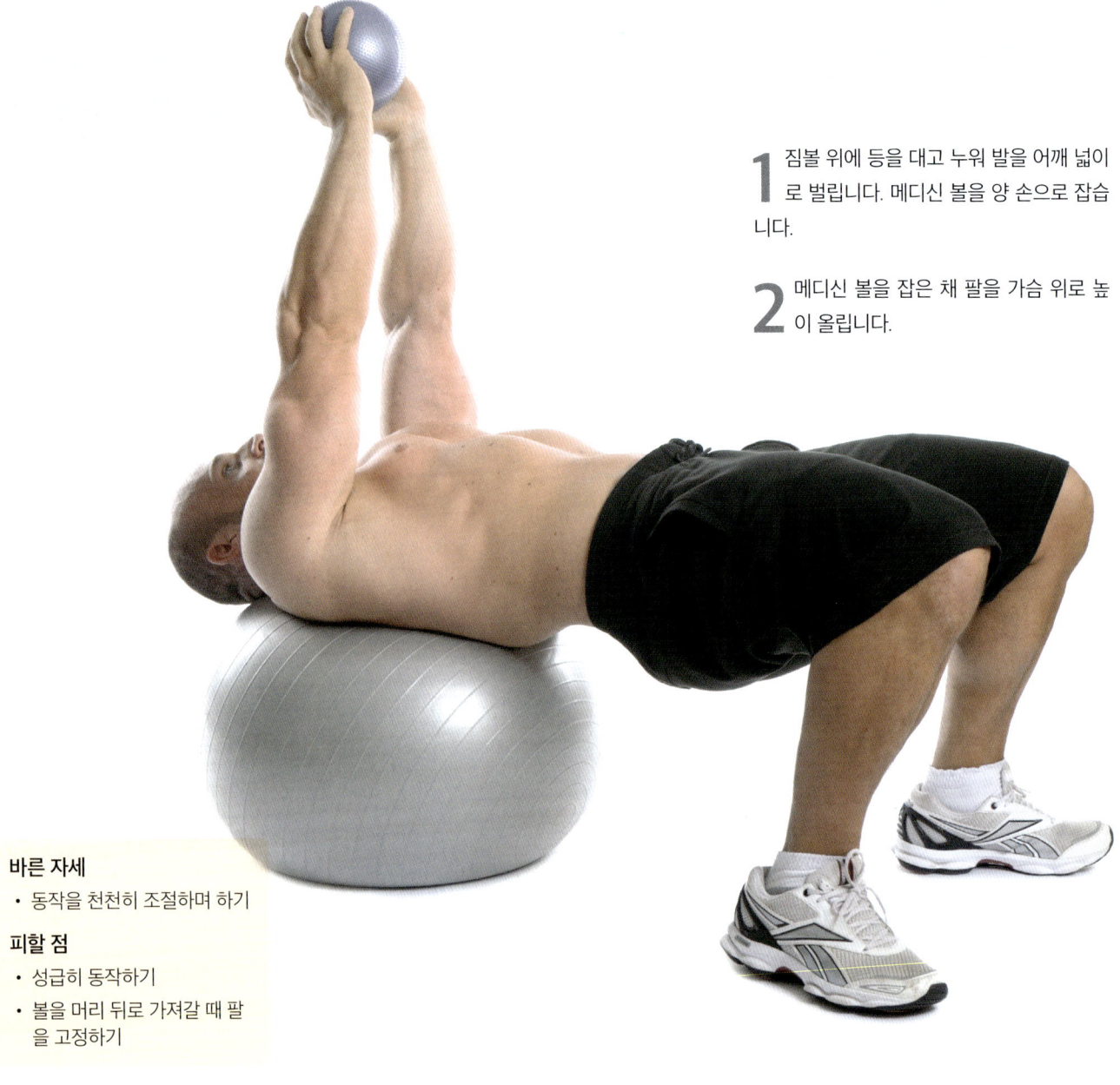

1 짐볼 위에 등을 대고 누워 발을 어깨 넓이로 벌립니다. 메디신 볼을 양 손으로 잡습니다.

2 메디신 볼을 잡은 채 팔을 가슴 위로 높이 올립니다.

바른 자세
- 동작을 천천히 조절하며 하기

피할 점
- 성급히 동작하기
- 볼을 머리 뒤로 가져갈 때 팔을 고정하기

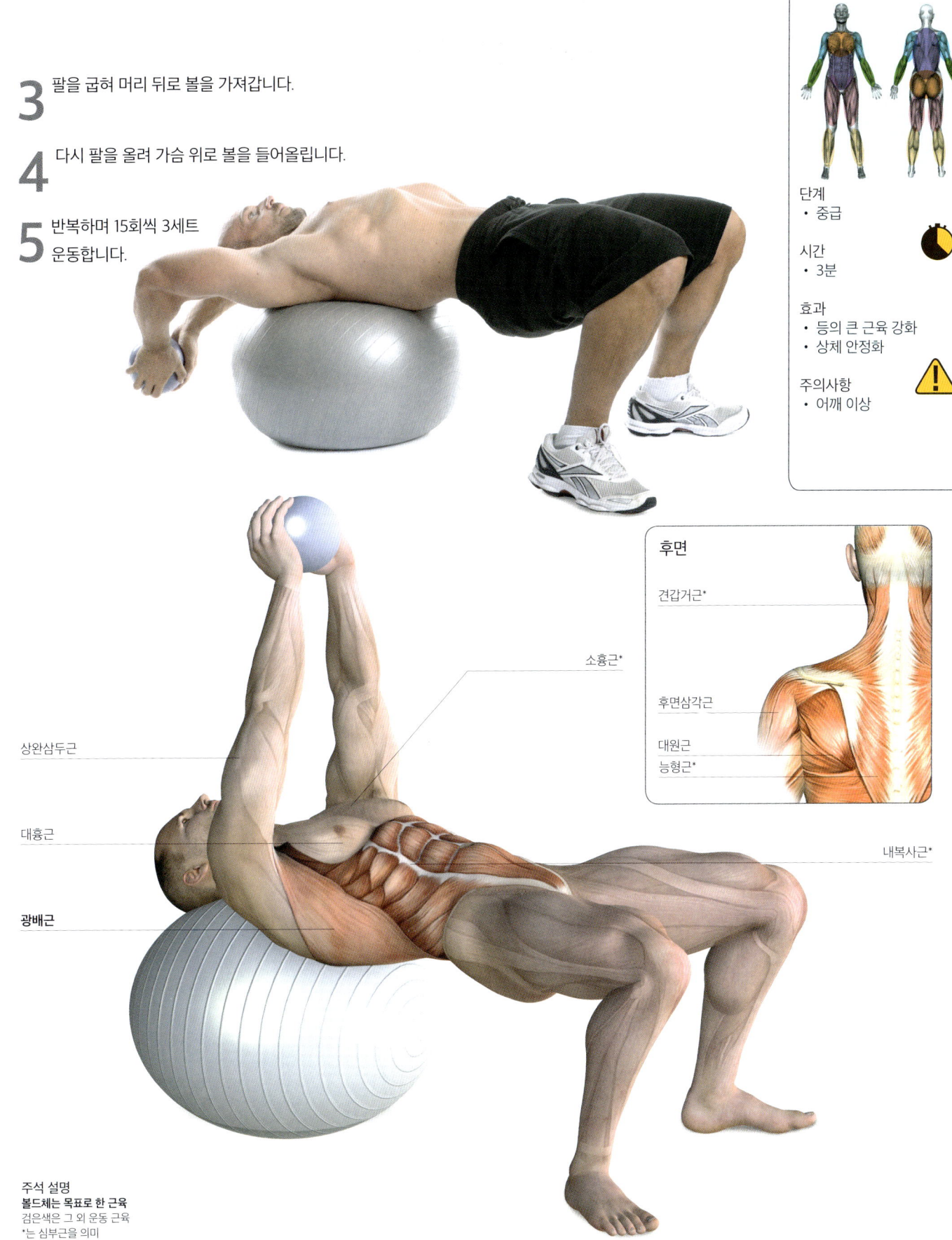

사이드 런지와 프레스 Side Lunge and Press

사이드 런지와 프레스는 상체와 하체를 모두 운동하는 이종세트 운동입니다. 옆으로 하는 런지는 코어와 함께 자주 소홀히 하는 내전근과 외전근을 발달합니다. 프레스는 어깨 운동을 해주는 역할을 하죠.

바른 자세
- 부드럽게 런지 하기
- 몸통을 안정적이고 똑바로 유지 하기

피할 점
- 성급히 동작하기

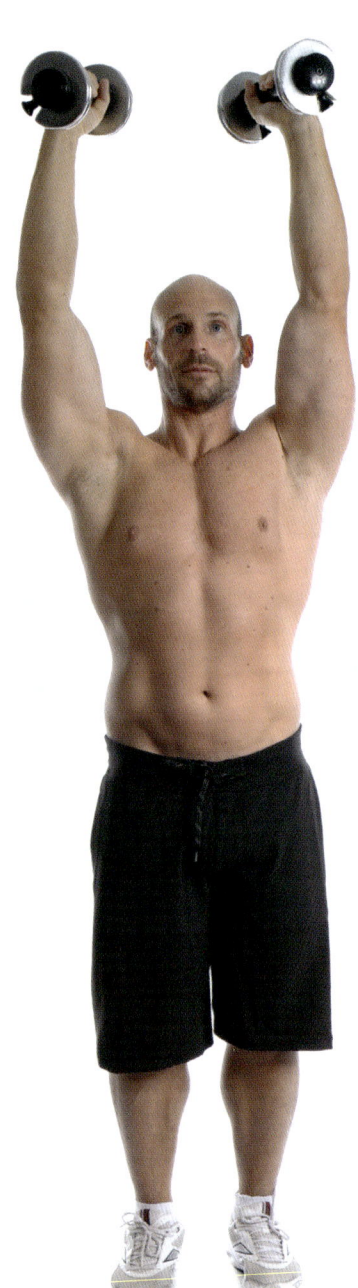
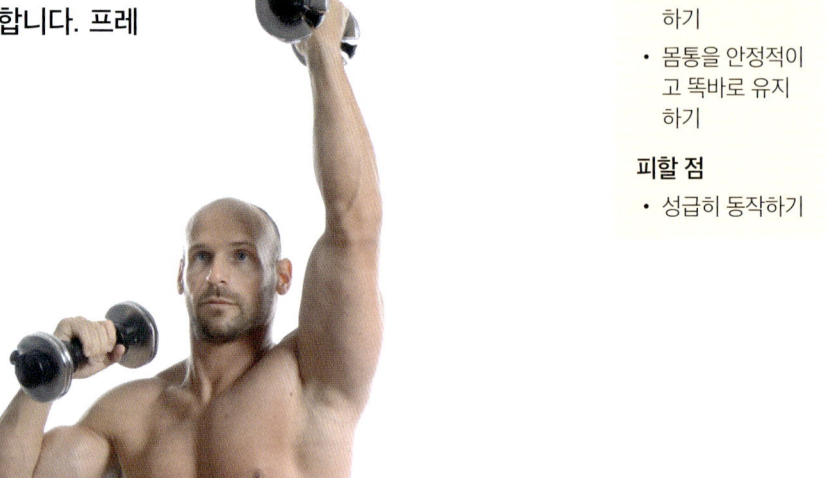

1 양 손에 덤벨을 쥐고 똑바로 섭니다.

2 양 팔을 똑바로 펴 덤벨을 머리 위로 들어올립니다.

3 오른 다리를 굽히며 오른쪽으로 런지를 합니다. 동시에 오른팔을 어깨 위로 내립니다.

4 팔을 올리고 다리를 중앙으로 가져옵니다. 다른 쪽도 반복하며 각 15회씩 3세트 운동합니다.

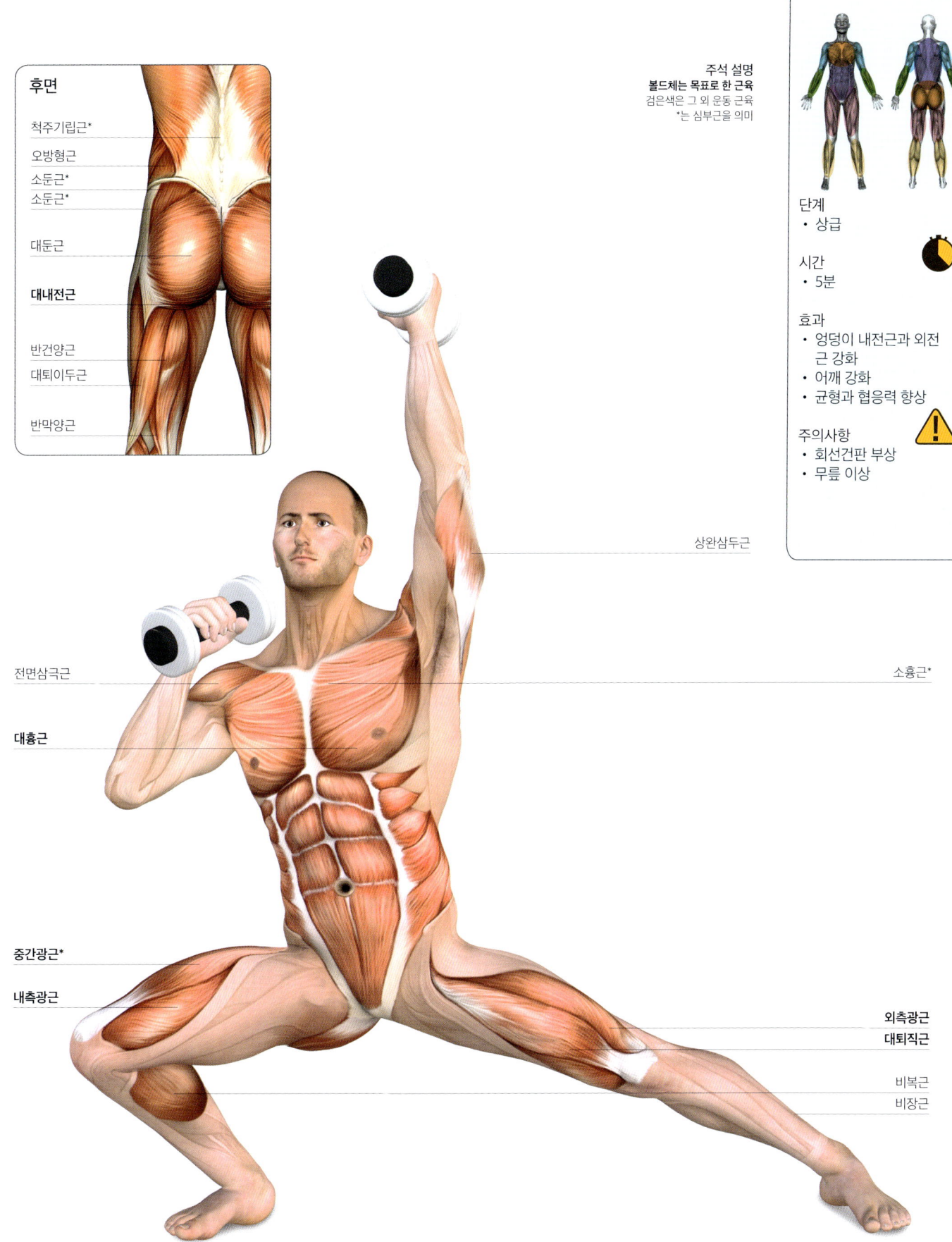

엉덩이 교차하기 Hip Crossover

엉덩이 교차하기는 허리와 사근의 단련을 목표로 한 효과적인 운동입니다. 많은 코어 운동과 함께 엉덩이 교차하기를 병행할 때 조절된 동작을 할 수 있게 됩니다. 탄성에 의한 것이 아닌 근육으로 움직이게 되죠.

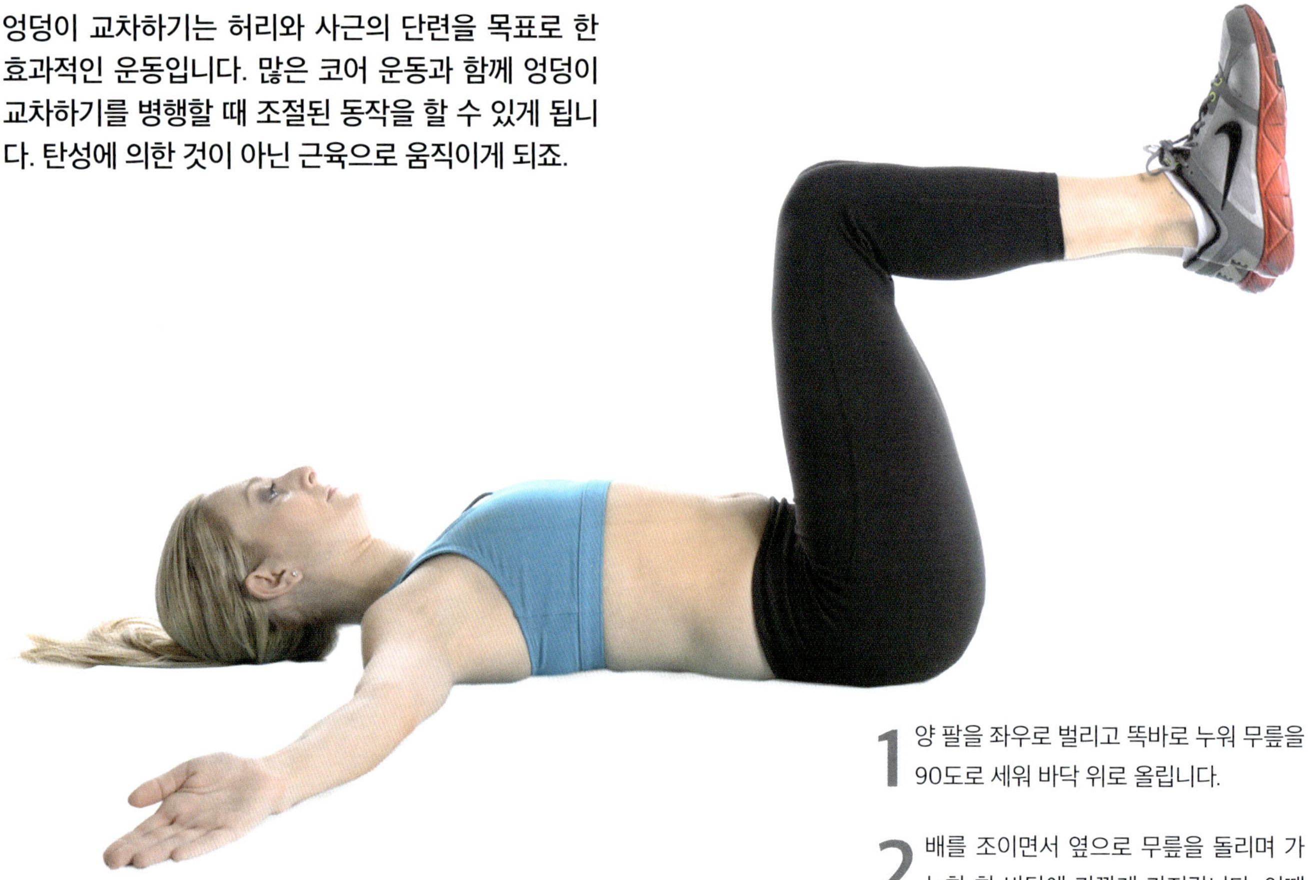

1 양 팔을 좌우로 벌리고 똑바로 누워 무릎을 90도로 세워 바닥 위로 올립니다.

2 배를 조이면서 옆으로 무릎을 돌리며 가능한 한 바닥에 가깝게 가져갑니다. 이때 어깨는 바닥 위에서 들지 않습니다.

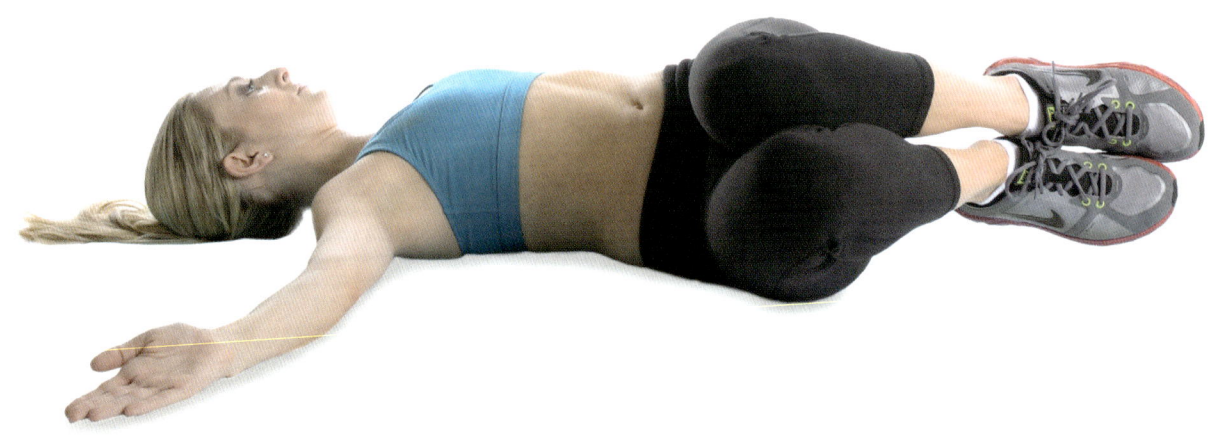

엉덩이 교차하기 • 코어 안정화 운동

3 처음 위치로 돌아와 잠시 쉰 후 다른 쪽을 반복합니다. 각 15회씩 운동합니다.

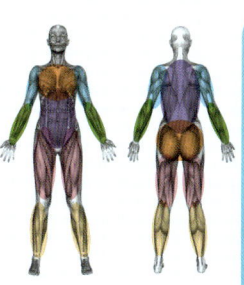

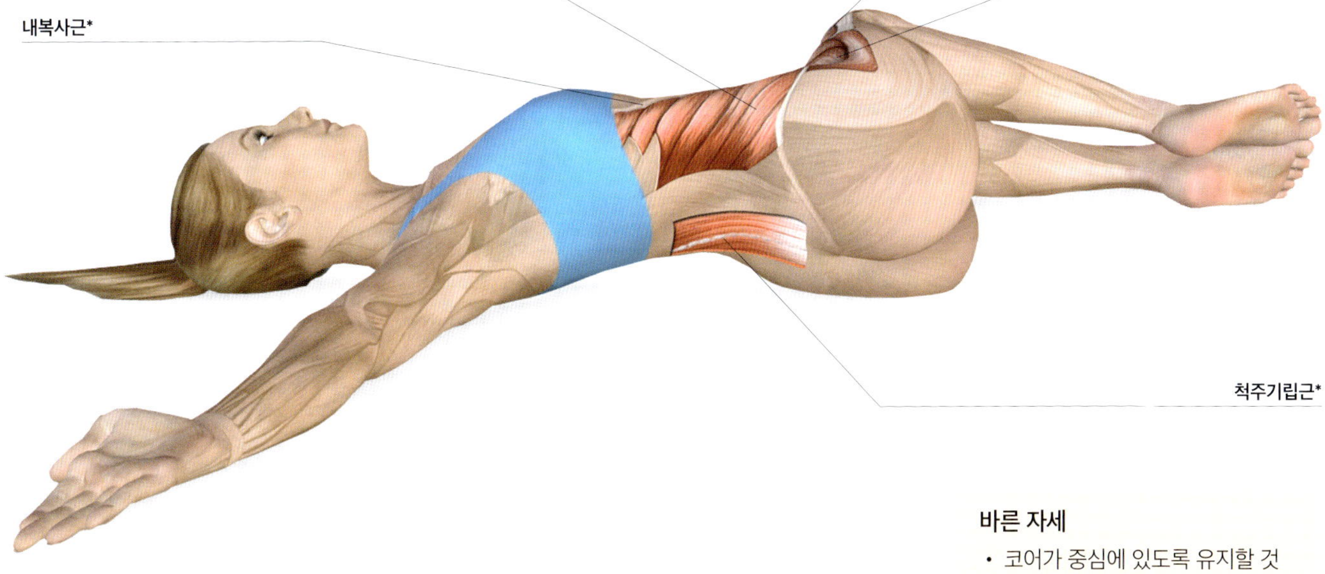

단계
- 중급

시간
- 3분

효과
- 코어 안정화
- 복부 탄력

주의사항
- 허리 이상

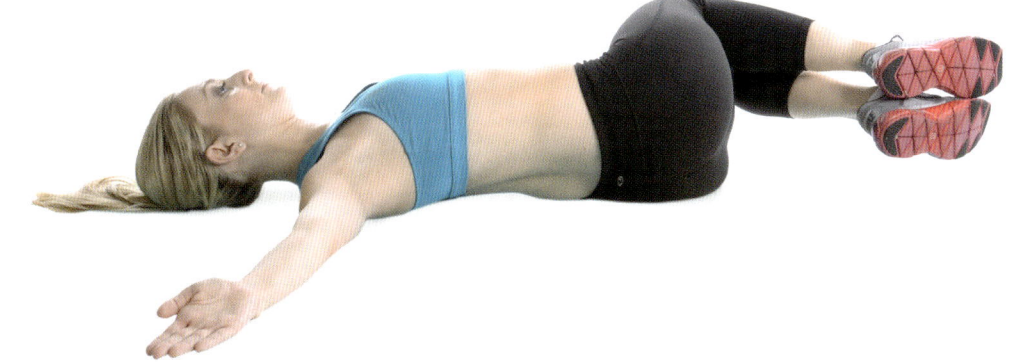

외복사근

내복사근*

외측광근

대퇴근막장근

척주기립근*

바른 자세
- 코어가 중심에 있도록 유지할 것
- 동작을 조절하며 신중히 움직일 것

피할 점
- 다리를 과도하게 좌우로 움직이기

주석 설명
볼드체는 목표로 한 근육
검은색은 그 외 운동 근육
*는 심부근을 의미

엉덩이 올리기 Hip Raise

일반적인 어깨 들기 동작에 더하여 엉덩이 들어올리기를 하는 것은 코어를 강화할 수 있는 매우 좋은 기회입니다. 복부와 허리 운동 뿐 아니라 둔근 및 슬굴곡근(膝屈曲筋)도 운동 효과를 볼 수 있죠.

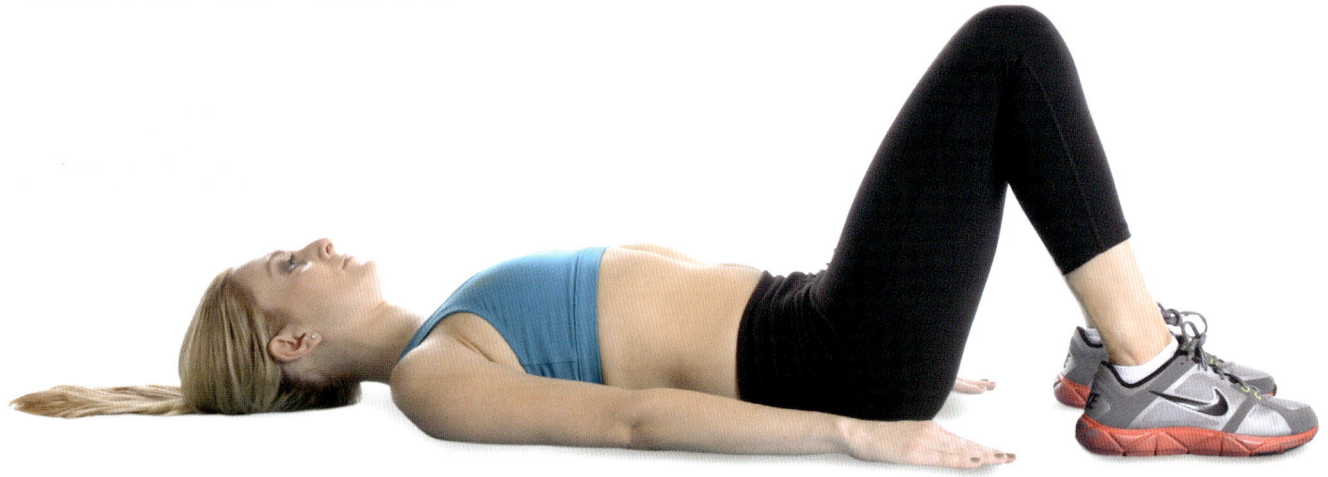

1 다리를 굽히고 반듯이 누워 발은 바닥에 붙이고 팔은 옆으로 쭉 뻗습니다.

2 뒤꿈치로 밀며 몸통이 허벅지에 맞춰 나란히 될 때까지 골반을 올립니다.

3 자세를 낮춘 뒤 반복하여 15회 3세트 운동합니다.

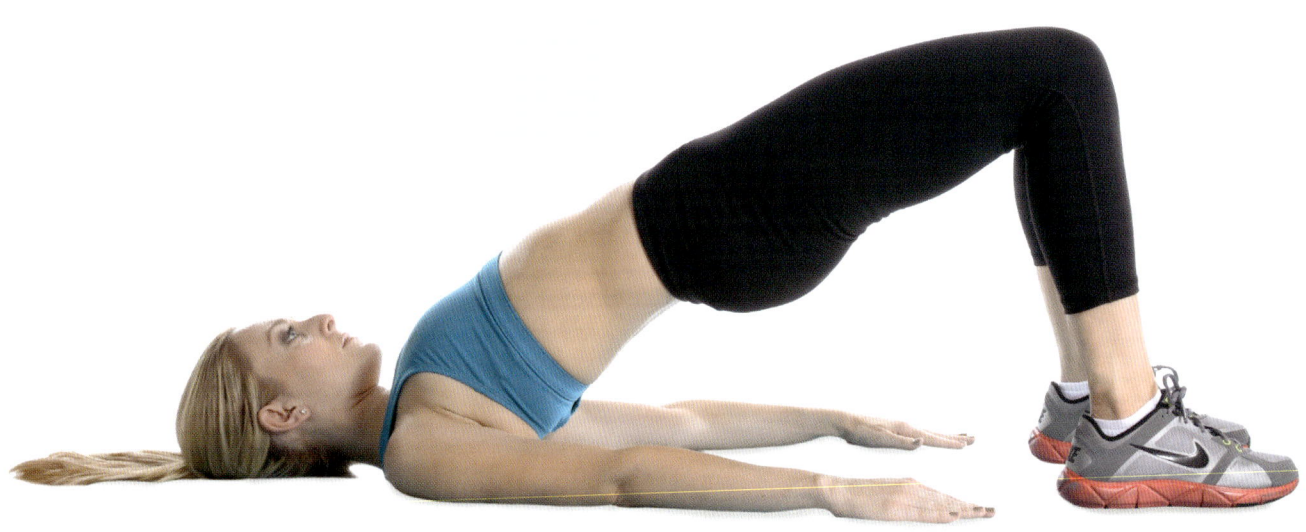

엉덩이 올리기 · 코어 안정화 운동

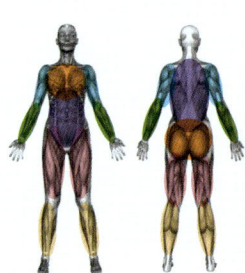

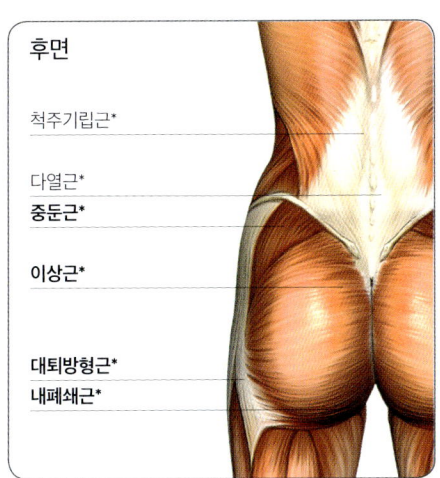

후면
- 척주기립근*
- 다열근*
- **중둔근***
- 이상근*
- 대퇴방형근*
- 내폐쇄근*

바른 자세
- 발가락이 아니라 뒤꿈치로 밀기
- 올린 상태에 있을 때 어깨를 한 번 아래로 회전하기
- 허벅지와 엉덩이를 조이기

피할 점
- 가슴쪽으로 턱 당기기
- 올린 상태에서 복부를 허벅지보다 위로 올리기

주석 설명
볼드체는 목표로 한 근육
검은색은 그 외 운동 근육
*는 심부근을 의미

단계
- 초급

시간
- 3분

효과
- 둔근과 슬근 강화
- 가슴과 척추 스트레칭

주의사항
- 허리 이상
- 목 이상
- 어깨 이상

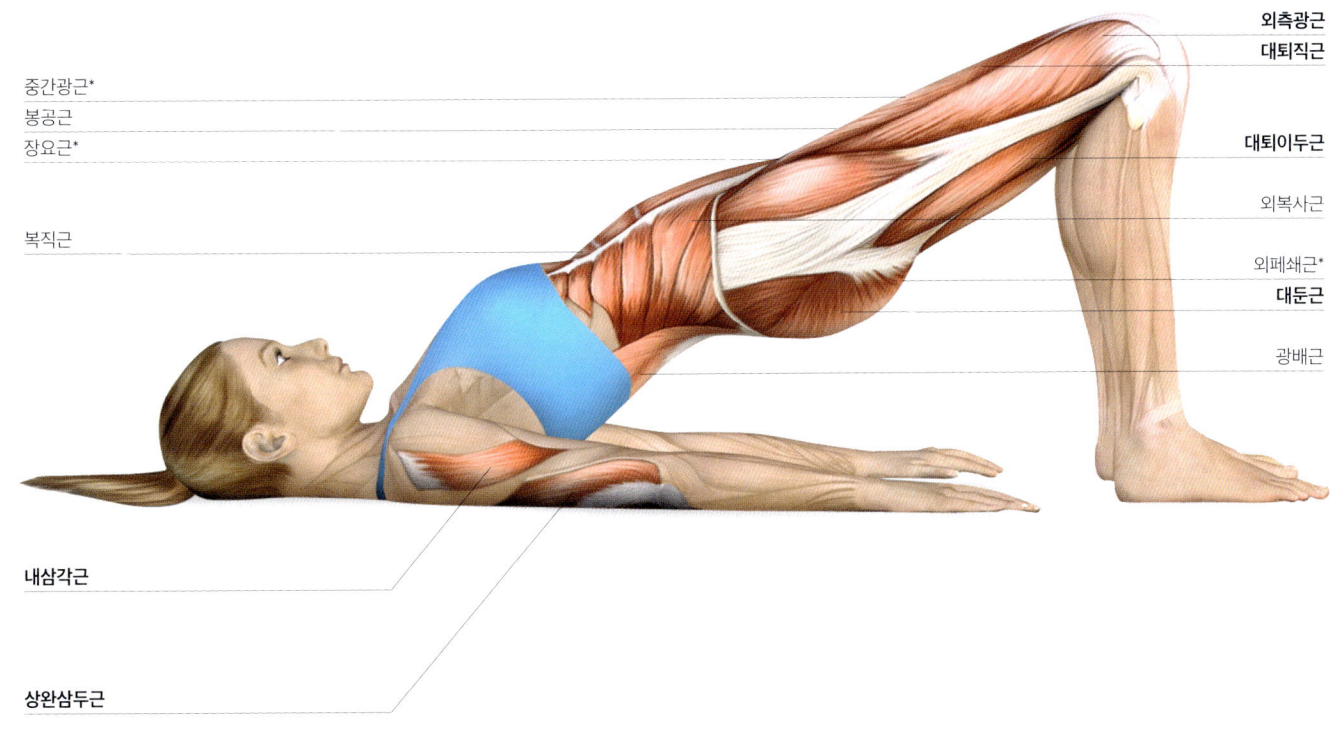

- 중간광근*
- 봉공근
- 장요근*
- 복직근
- 내삼각근
- 상완삼두근
- 외측광근
- 대퇴직근
- 대퇴이두근
- 외복사근
- 외폐쇄근*
- 대둔근
- 광배근

짐볼 위에서 엉덩이 올리기
Fitness Ball Hip Raise

짐볼 위에서 엉덩이 올리기는 코어 근육 중 특히 둔근을 타깃으로 합니다. 이 운동법으로 슬건도 많이 운동이 되죠.

바른 자세
- 시작 자세로 발을 짐볼 위에 올려놓습니다.
- 발가락이 아닌 뒤꿈치로 밉니다.
- 가능한 한 짐볼을 안정적으로 유지합니다.

피할 점
- 몸을 들거나 내릴 시 볼을 멀리 밀기

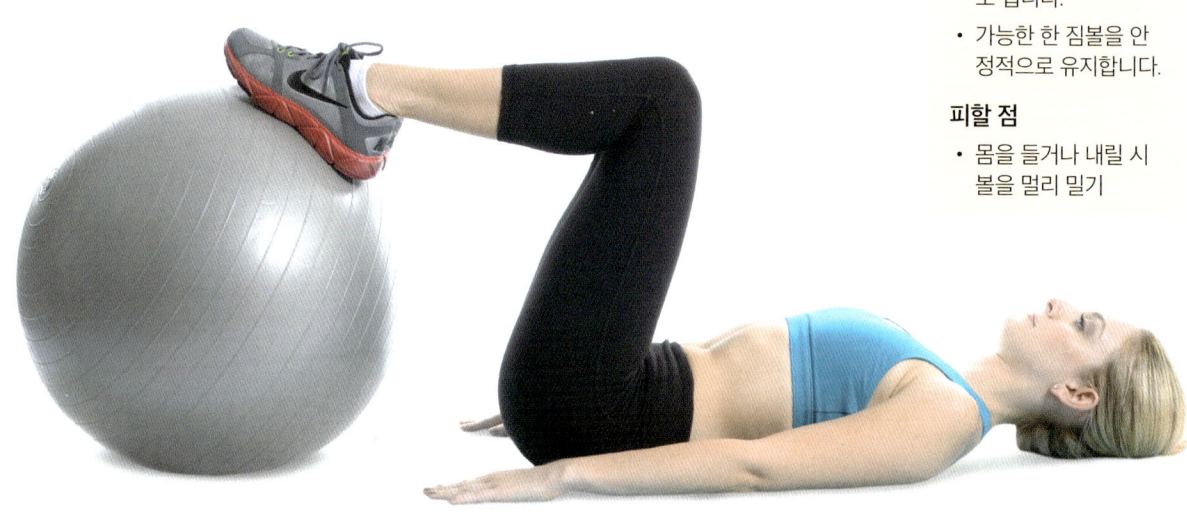

1 똑바로 누워 팔은 아래로 내립니다. 무릎을 굽히고 발은 짐볼위에 올립니다.

2 몸통이 허벅지와 나란히 될 때까지 뒤꿈치로 밀며 골반을 올립니다.

3 골반을 내린 후 15회 3세트 반복합니다.

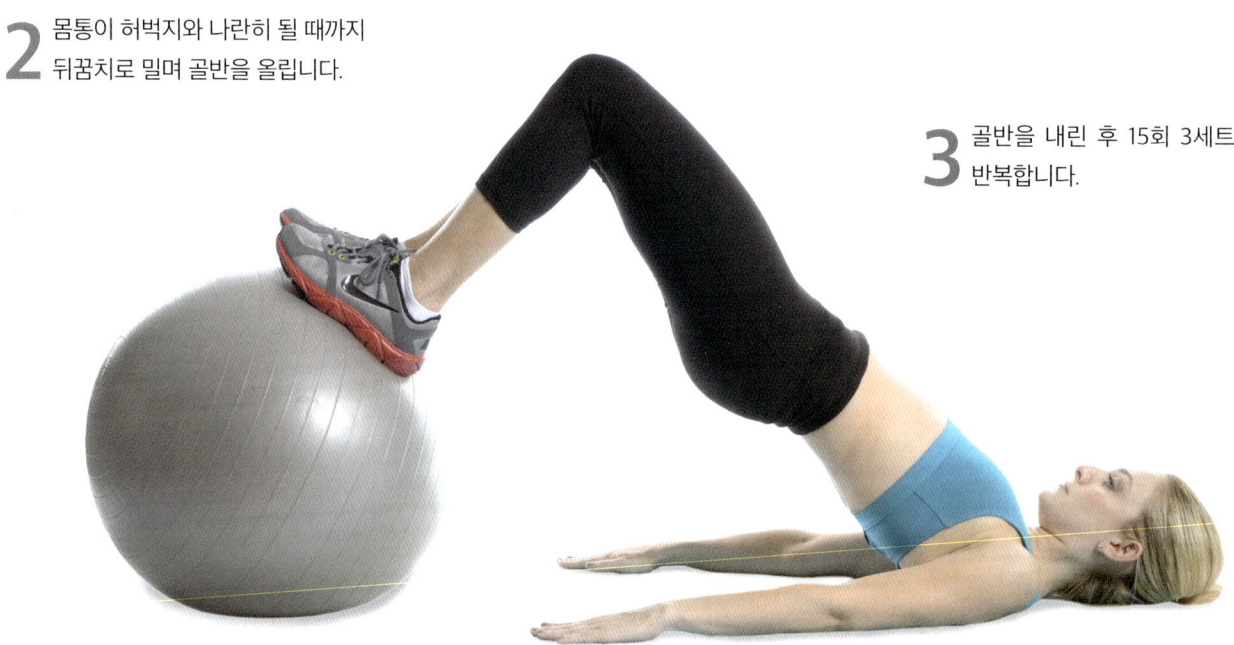

짐볼 위에서 엉덩이 올리기 • 코어 안정화 운동

변형동작

어렵게: 한 다리를 위로 올리고 수행합니다. 코어를 안정적으로 유지하도록 해 보세요. 힘과 조절이 많이 요구될 겁니다.

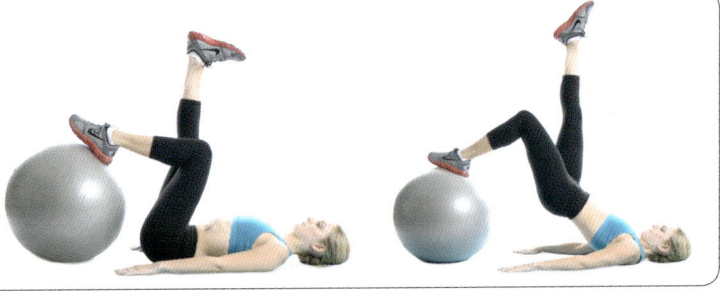

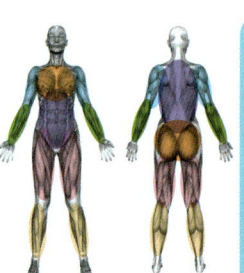

단계
- 중급

시간
- 3분

효과
- 둔근과 슬근 강화
- 가슴과 척추 스트레칭

주의사항
- 허리 이상
- 목 이상
- 어깨 이상

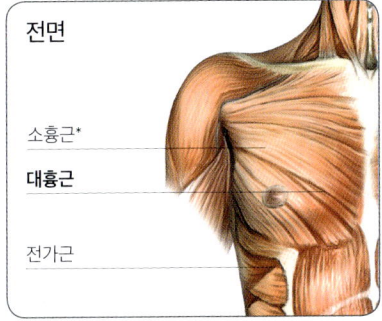

전면

- 소흉근*
- **대흉근**
- 전가근

주석 설명
볼드체는 목표로 한 근육
검은색은 그 외 운동 근육
*는 심부근을 의미

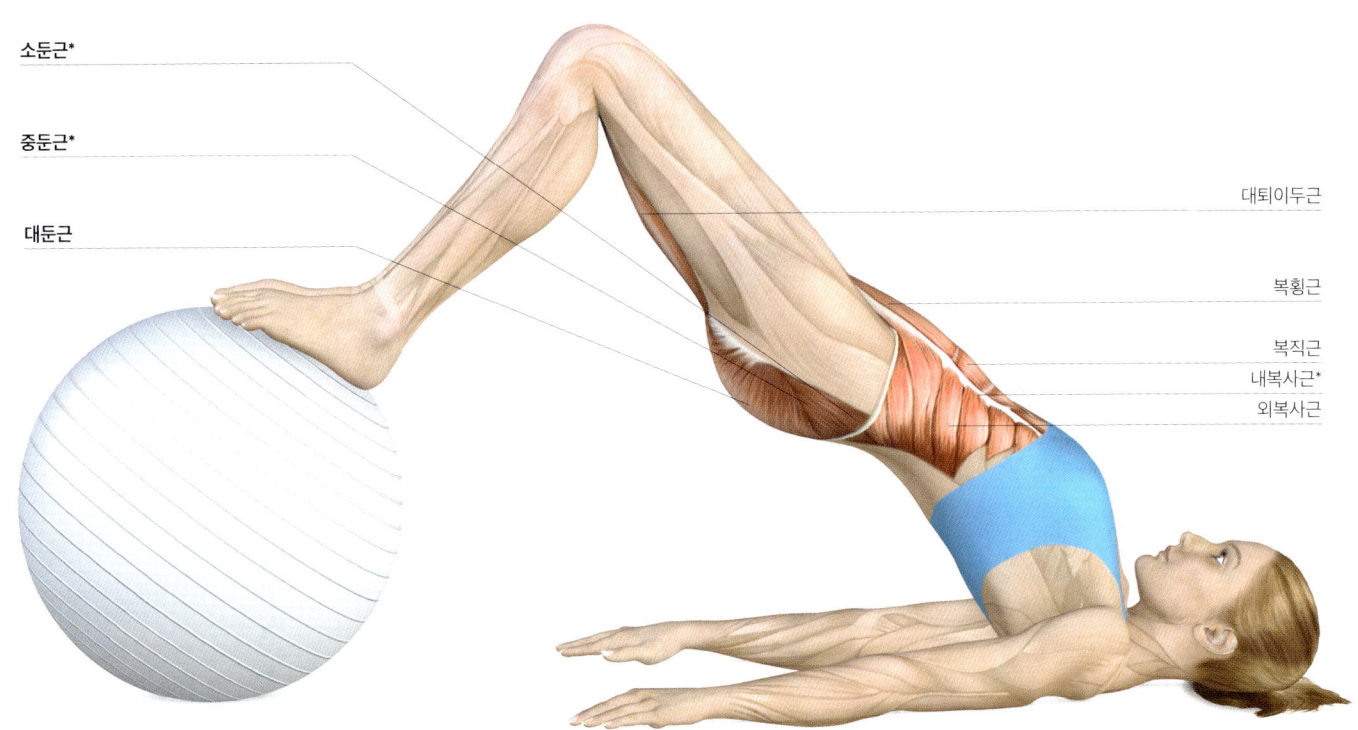

- 소둔근*
- 중둔근*
- 대둔근
- 대퇴이두근
- 복횡근
- 복직근
- 내복사근*
- 외복사근

89

짐볼 브릿지 Fitness Ball Bridge

브릿지 운동은 다리와 엉덩이 탄력에 효과가 좋습니다. 짐볼 브릿지는 이 고전적 운동에 한 단계 더 심화된 훈련을 제공하죠. 고정되지 않은 볼 위에서 운동한다는 것은 균형 유지를 위해 코어를 전부 사용해야 한다는 의미입니다.

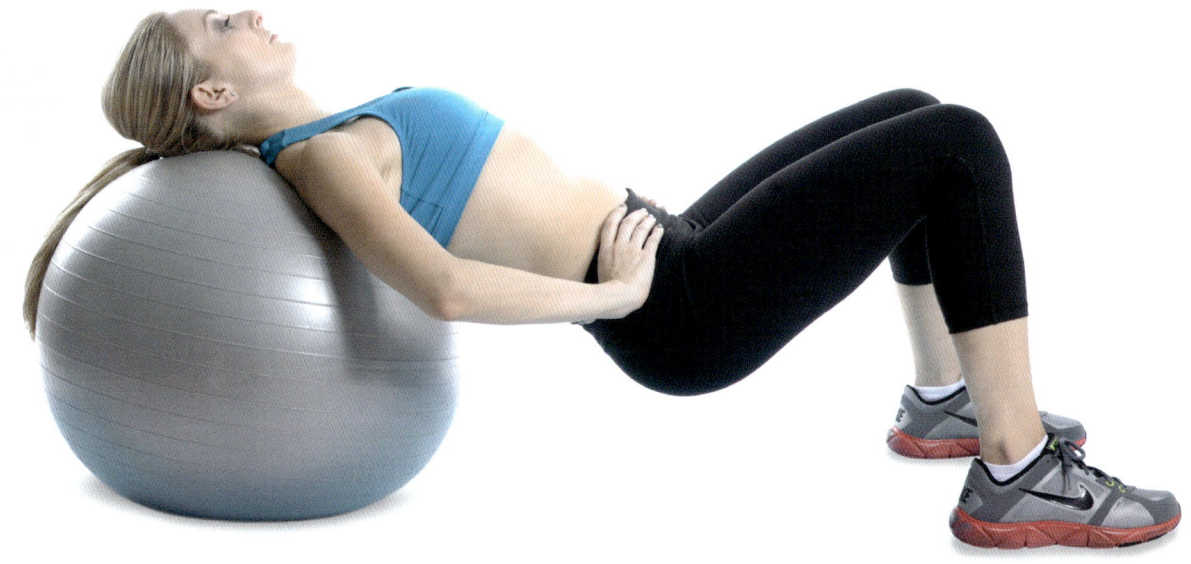

1 짐볼 위에 머리, 어깨, 등 상부를 대고 똑바로 눕습니다. 발은 어깨 넓이보다 약간 넓게 벌리고 무릎을 굽혀 엉덩이가 바닥 쪽으로 내려오게 합니다. 손은 엉덩이에 둡니다.

2 뒤꿈치로 밀면서 바닥과 수평이 될 때까지 상체를 올립니다.

3 시작 자세로 되돌아와 반복합니다. 15회 3세트를 목표로 합니다.

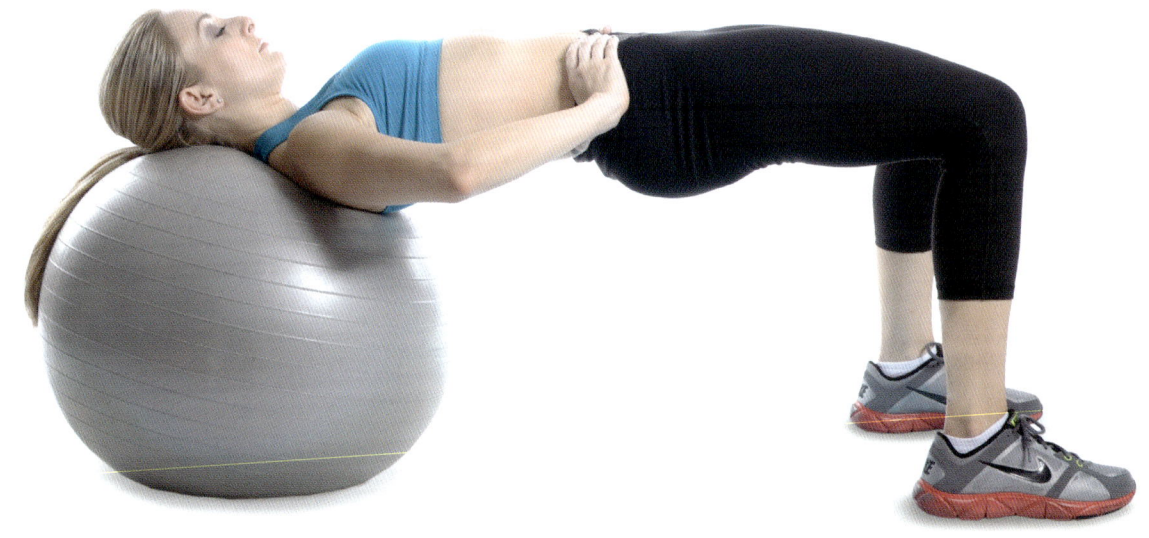

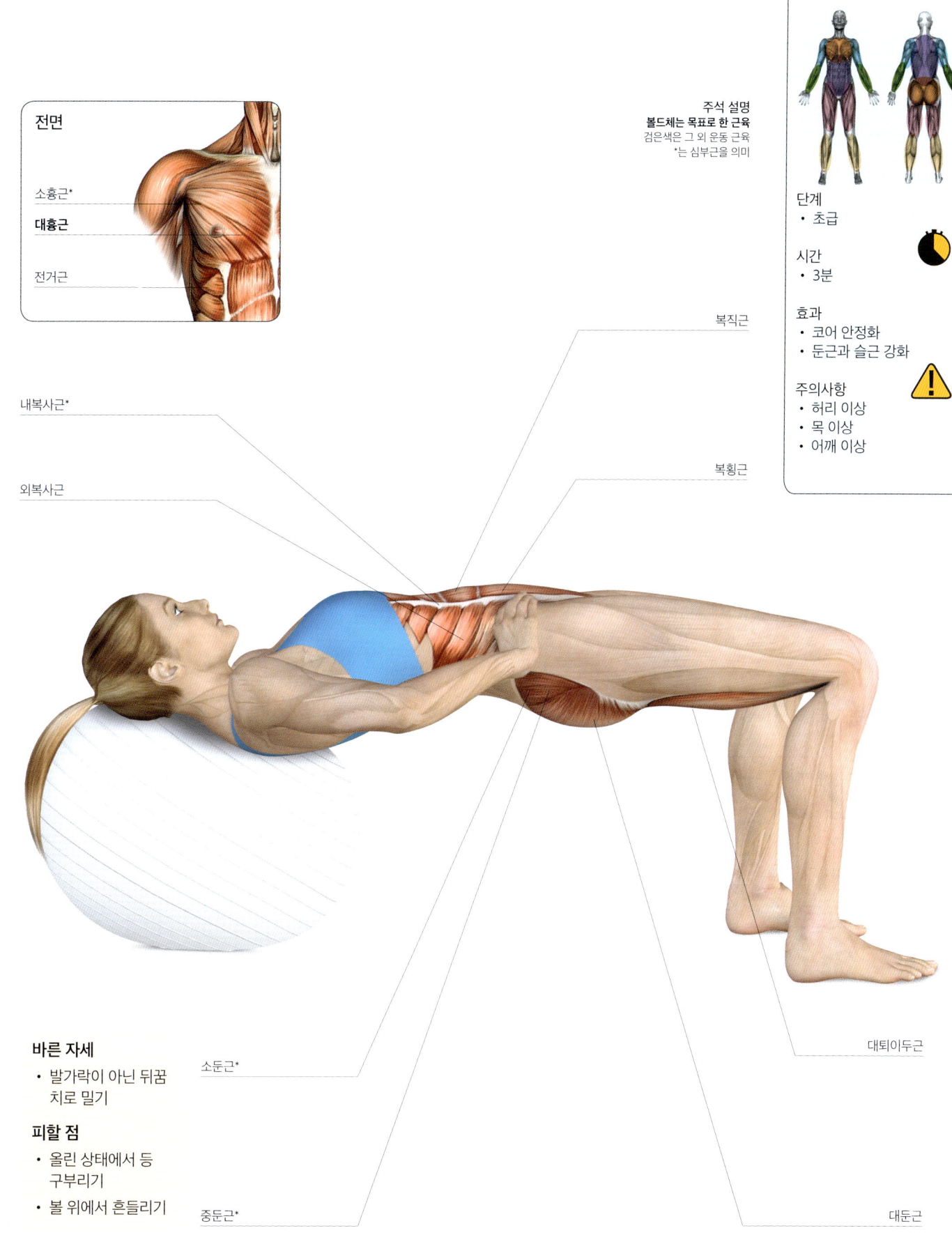

스티프 레그드 데드리프트
Stiff-Legged Deadlift

스티프 레그드 데드리프트는 슬근을 운동하고자 하는 보디빌더들 사이에서는 표준 운동으로 통합니다. 이 운동을 추가할 경우 둔근과 등의 척주기립근을 타깃으로 하여 운동하게 됩니다.

1 무릎을 굽히고 엉덩이를 약간 내민 상태에서 양 손에 덤벨을 쥐고 허벅지까지 올립니다.

2 등을 수평으로 유지하며 덤벨을 바닥을 향해 내립니다.

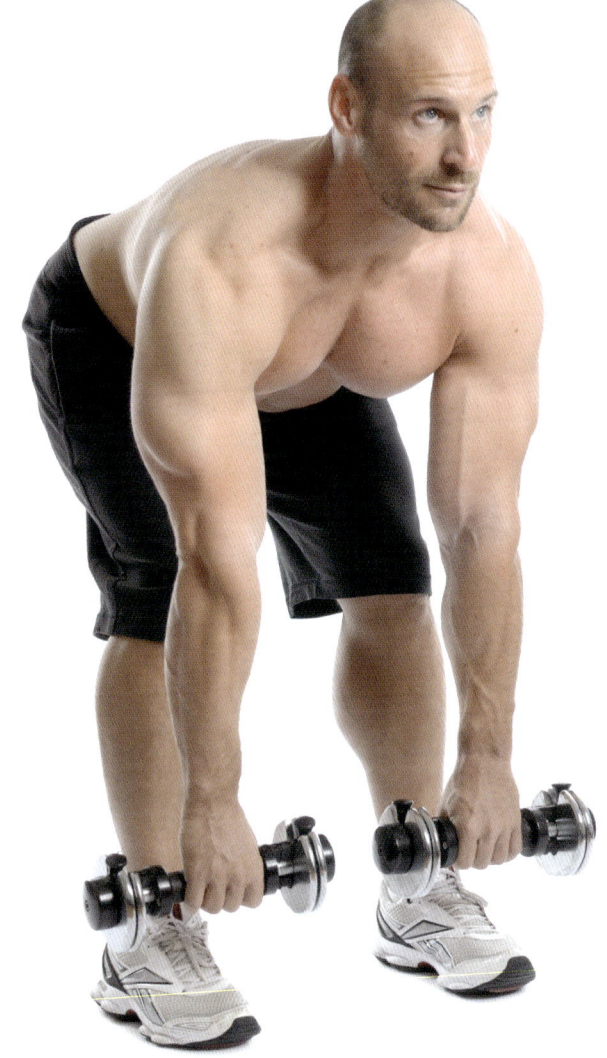
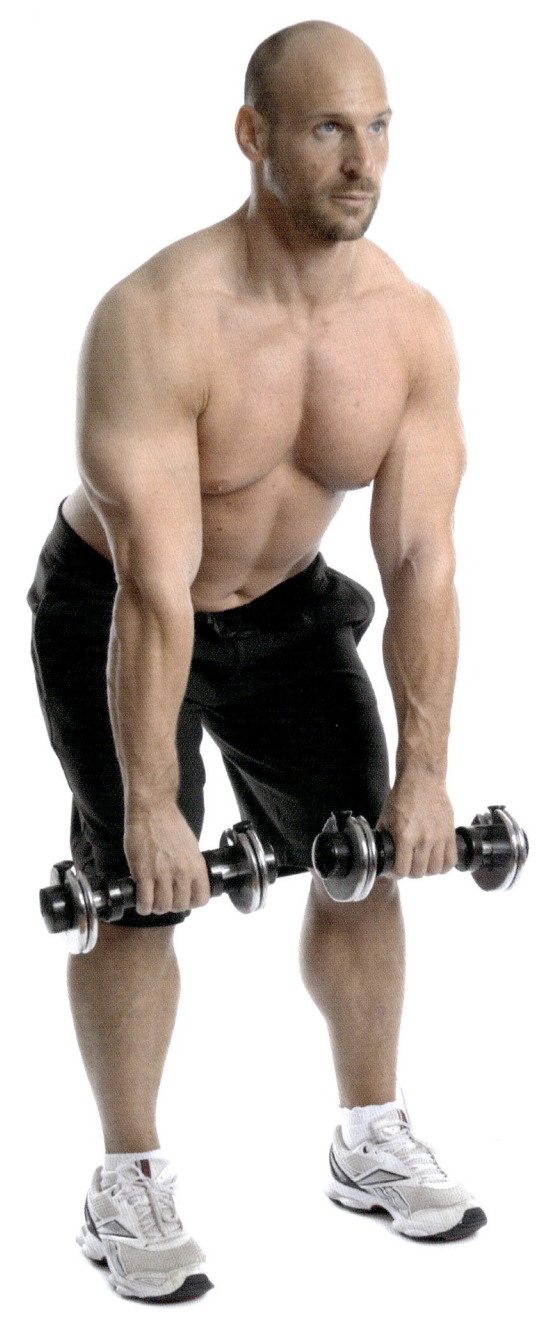

3 덤벨을 약간 무릎보다 높이 올리며 상체를 듭니다.

4 반복해서 15회 3세트 운동합니다.

스티프 레그드 데드리프트 • 코어 안정화 운동

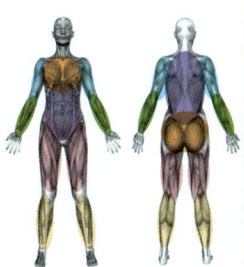

바른 자세
- 운동 내내 등의 수평 유지하기.
- 정면 응시하기.

피할 점
- 등을 구부리거나 둥글게 하기
- 슬근과 둔근의 긴장을 유지하기 위해 직립 자세는 하지 않기

능형근*

광배근

외복사근

복직근

단계
- 중급

시간
- 3분

효과
- 슬근, 둔근, 등 근육의 스트레칭 및 강화
- 하체 유연성 향상

주의사항
- 허리 이상

주석 설명
볼드체는 목표로 한 근육
검은색은 그 외 운동 근육
*는 심부근을 의미

승모근

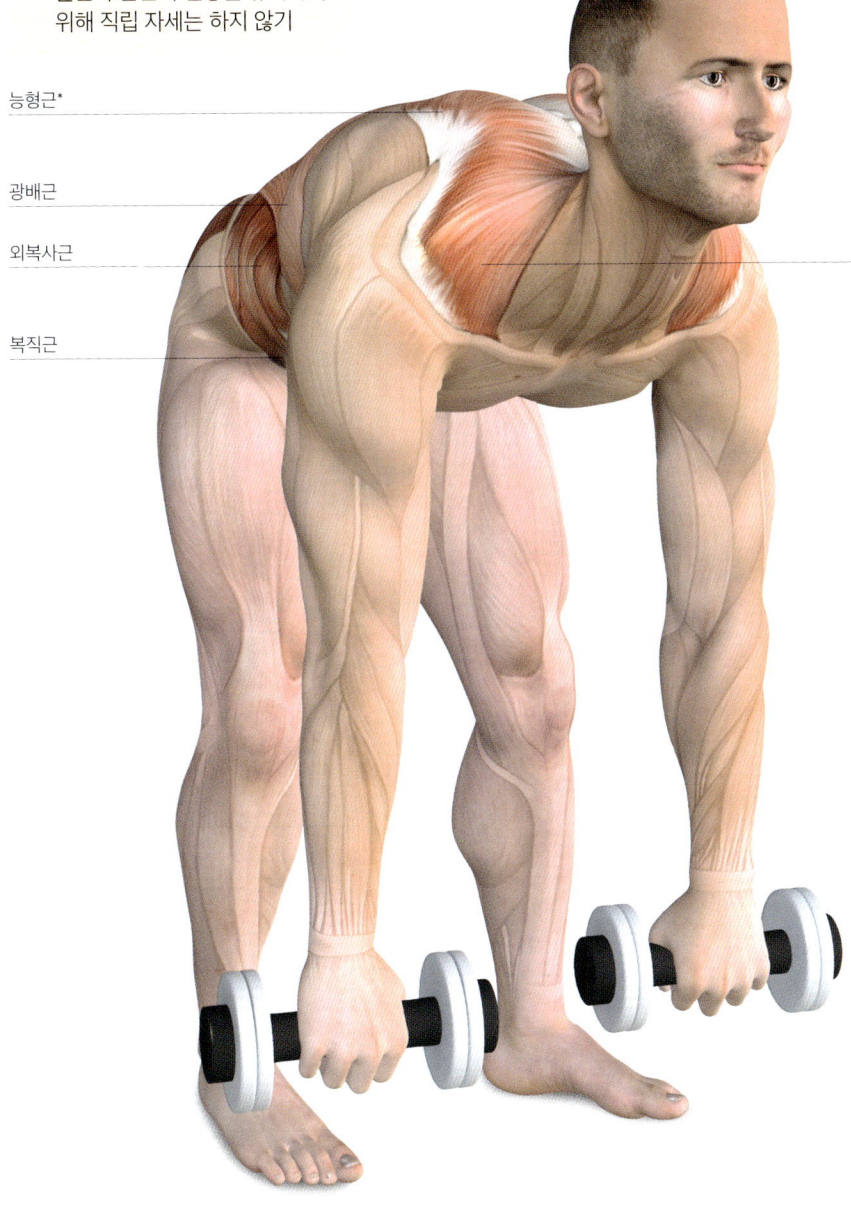

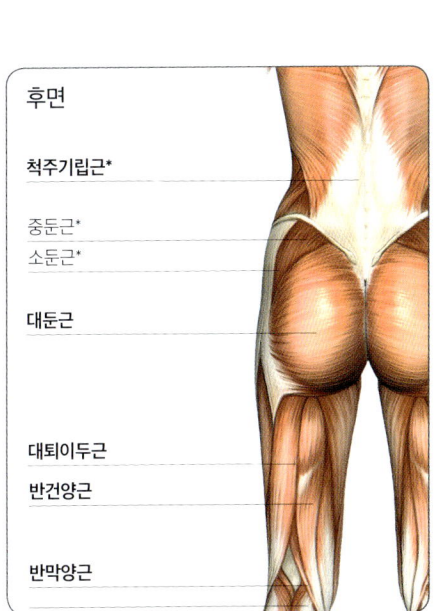

후면

척주기립근*

중둔근*
소둔근*

대둔근

대퇴이두근
반건양근

반막양근

93

한 다리로 낮게 서 있기
Standing One-Legged Row

한 다리로 낮게 서 있기는 상체 전체의 균형감과 기능성을 시험하며 코어를 안정시키는 데 좋은 기회가 됩니다. 이 운동은 다리 뿐 아니라 광배근과 팔에도 운동이 되죠. 처음에는 어려울 수 있지만 꾸준히 연습하면 코어의 안정성이 향상되면서 쉬워집니다.

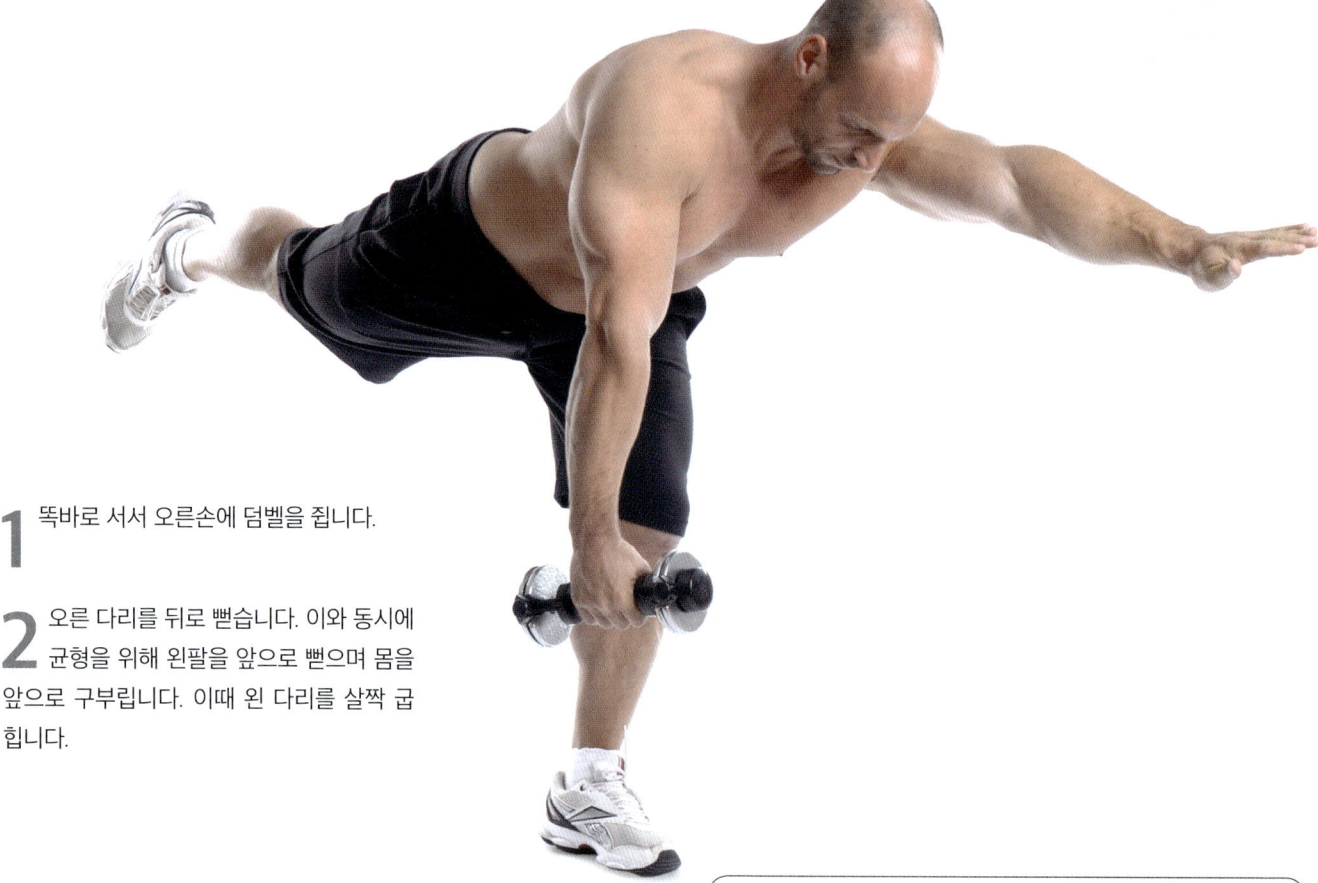

1 똑바로 서서 오른손에 덤벨을 쥡니다.

2 오른 다리를 뒤로 뻗습니다. 이와 동시에 균형을 위해 왼팔을 앞으로 뻗으며 몸을 앞으로 구부립니다. 이때 왼 다리를 살짝 굽힙니다.

변형동작
쉽게: 균형을 돕기 위해 한 팔로 덤벨을 들 때 다른 팔은 짐볼 위에 올려놓습니다.

한 다리로 낮게 서 있기 • 코어 안정화 운동

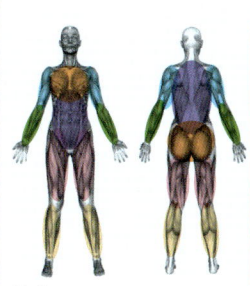

단계
- 상급

시간
- 3분

효과
- 광배근, 팔, 다리의 강화 및 탄력 향상
- 코어 안정화
- 균형감 향상

주의사항
- 허리 이상

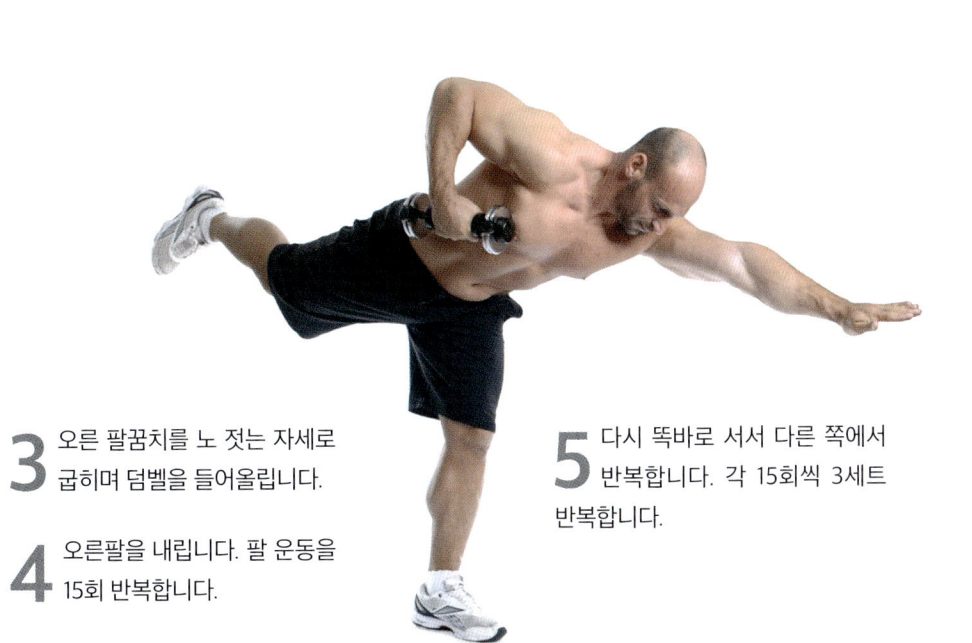

3. 오른 팔꿈치를 노 젓는 자세로 굽히며 덤벨을 들어올립니다.

4. 오른팔을 내립니다. 팔 운동을 15회 반복합니다.

5. 다시 똑바로 서서 다른 쪽에서 반복합니다. 각 15회씩 3세트 반복합니다.

주석 설명
볼드체는 목표로 한 근육
검은색은 그 외 운동 근육
*는 심부근을 의미

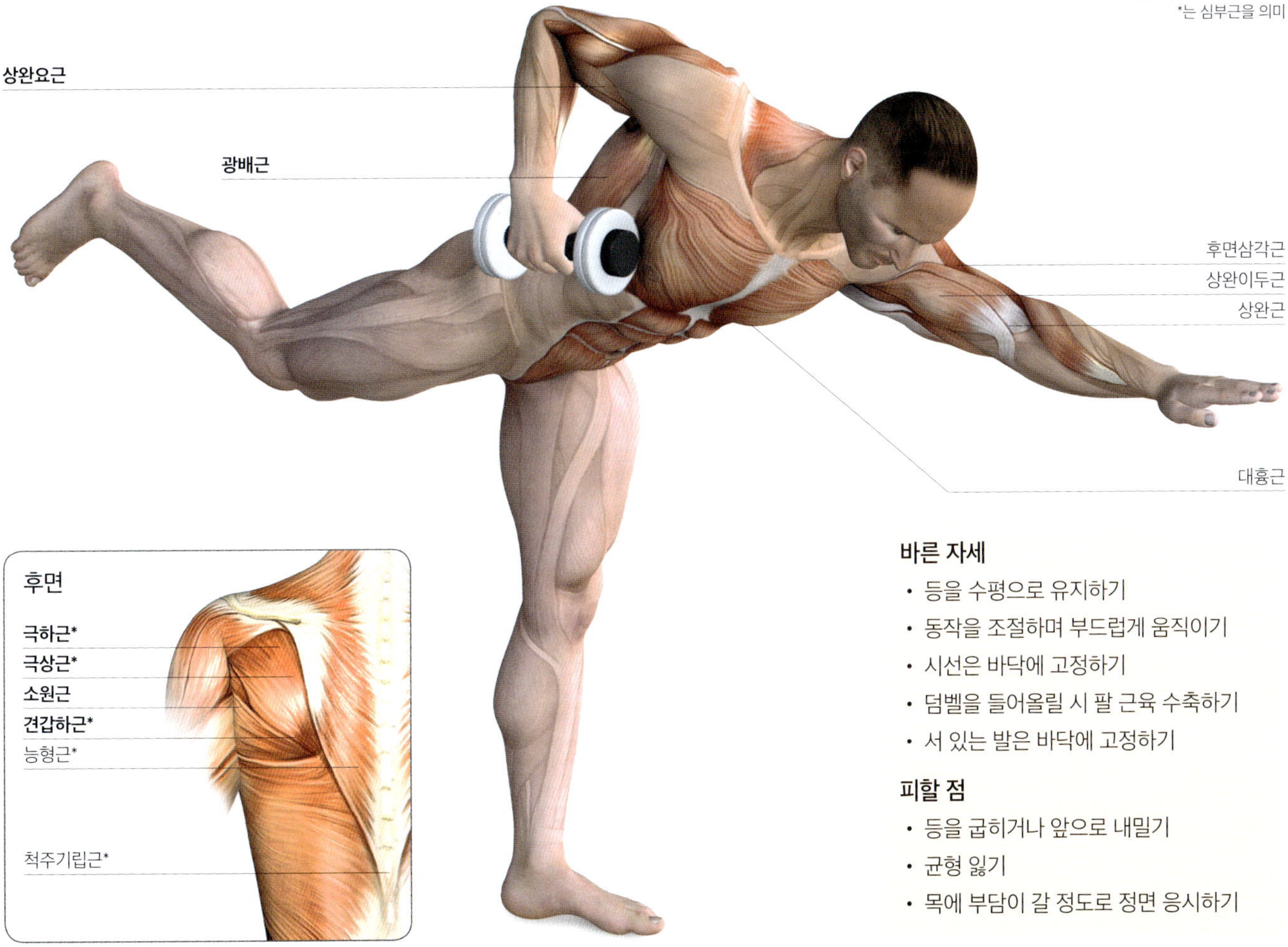

상완요근 · 광배근

후면삼각근 · 상완이두근 · 상완근 · 대흉근

후면
- 극하근*
- 극상근*
- 소원근
- 견갑하근*
- 능형근*
- 척주기립근*

바른 자세
- 등을 수평으로 유지하기
- 동작을 조절하며 부드럽게 움직이기
- 시선은 바닥에 고정하기
- 덤벨을 들어올릴 시 팔 근육 수축하기
- 서 있는 발은 바닥에 고정하기

피할 점
- 등을 굽히거나 앞으로 내밀기
- 균형 잃기
- 목에 부담이 갈 정도로 정면 응시하기

코어 운동 교과서

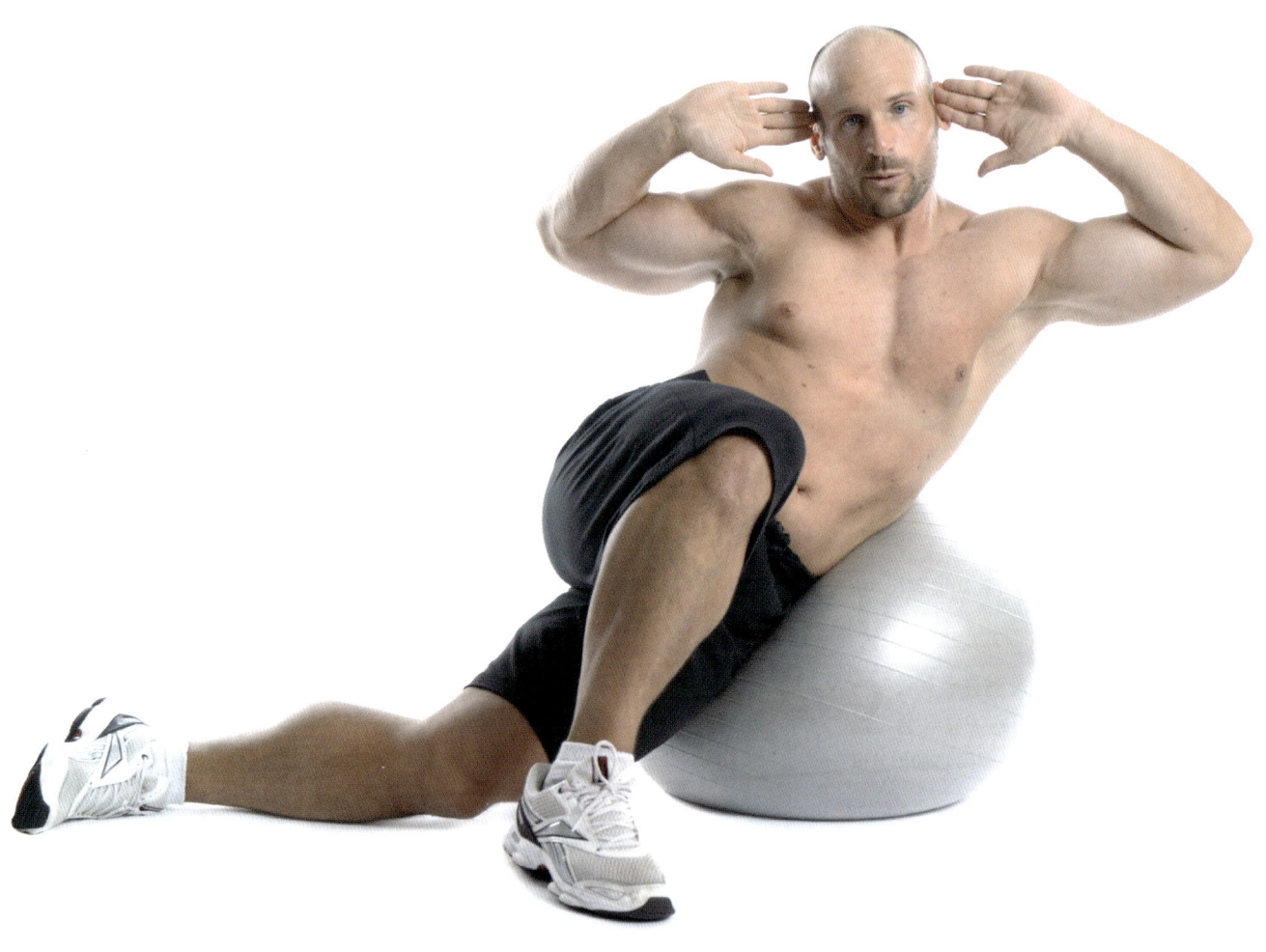

목차

싯업 98	V업 114	밴드를 이용한 우드 찹 130	옆으로 다리 올리기 144
누웠다 일어나 무릎 닿기 . . . 100	짐볼 크런치 116	짐볼을 이용한 우드 찹 132	톱 자세 146
한 팔 싯업 102	리버스 크런치 118	서서하는 메디신 볼 러시안 트위스트 134	옆구리 내리기 148
메디신 볼 싯업 104	메디신 볼 크게 회전하기 . . . 120	앉아서 하는 짐볼 러시안 트위스트 136	버티컬 레그 크런치 150
크런치 106	메디신 볼 슬램 122	짐볼 러시안 트위스트 138	밴드 롤 다운 트위스트 152
자전거 자세 크런치 108	밴드로 하는 무릎 자세 크런치 . . 124	짐볼 위에서 하는 다리 교차해서 올리기 140	굿 모닝 154
메디신 볼로 하는 대각선 크런치 110	한 팔 밴드 당기기 126	다리 올리기 142	슈퍼맨 156
짐볼 옆구리 크런치 112	펭귄 크런치 128		

복부 강화하여 멋을 내다

솔직히 말해, 우리들 대부분은 더 멋져 보이려고 운동을 합니다. 청바지 사이즈를 줄이거나 해변에서 눈에 띄는 복근을 자랑하는 등 모두가 탐내는 탄력 있는 몸매를 갖기를 원하죠. 이 모든 것들을 가능하게 하는 효과적인 방법이 바로 몸의 중심에 위치한 활력소인 코어를 강화하는 것입니다. 이 과정을 거치는 동안 기분도 좋아지고 날씬해지며 더욱 건강하고 강해질 겁니다. 목표에 맞게 다음의 운동들을 다양하게 구성해서 해보세요. 예를 들어 간단한 싯업을 올바로 수행하면서 복부 탄력을 기르는 동시에 짐볼 옆구리 크런치를 규칙적으로 하면 정말 탐나는 사근을 갖게 될 겁니다.

싯업 Sit-Up

싯업 없이는 어떤 코어 운동 요법도 완성되지 않습니다. 이 주요한 운동은 복부 근육을 강화하고 눈에 띄게 하는 데 효과적이며 엉덩이 굴근에도 효과적이죠. 자세가 매우 중요해요. 척추와 머리나 목의 근육에 부담을 피하기 위해 동작 시 꼭 복부를 움직여서 운동하세요.

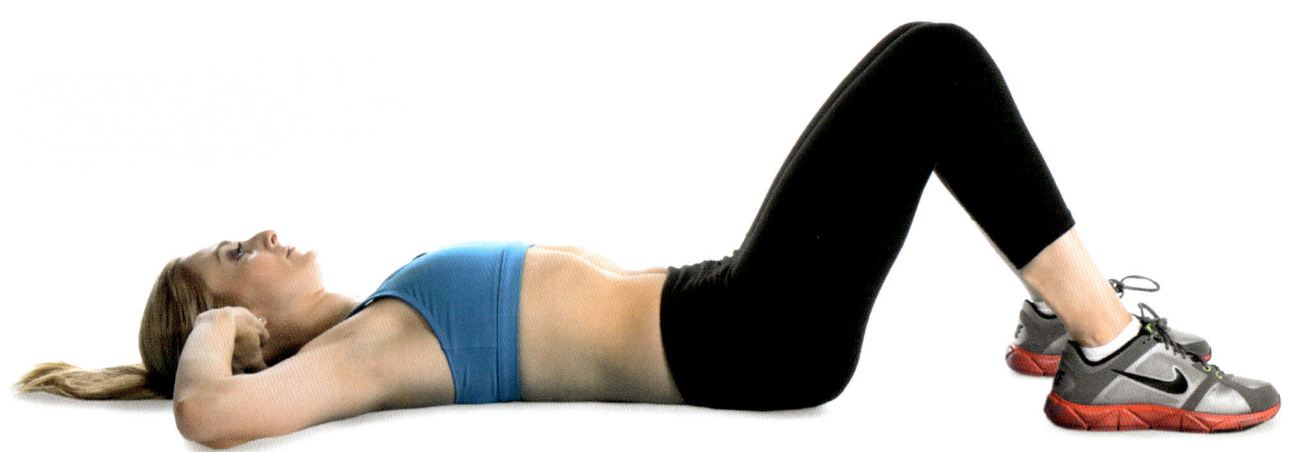

1 똑바로 누워 무릎을 세운 후 발은 바닥에 둡니다. 팔꿈치를 바깥쪽으로 편 채 팔을 머리 옆에 올립니다.

2 복부를 사용하여 어깨와 몸통을 일으킵니다.

3 어깨와 몸통을 잘 조절하며 시작 자세로 돌아갑니다.

4 반복해서 20회 3세트 운동합니다.

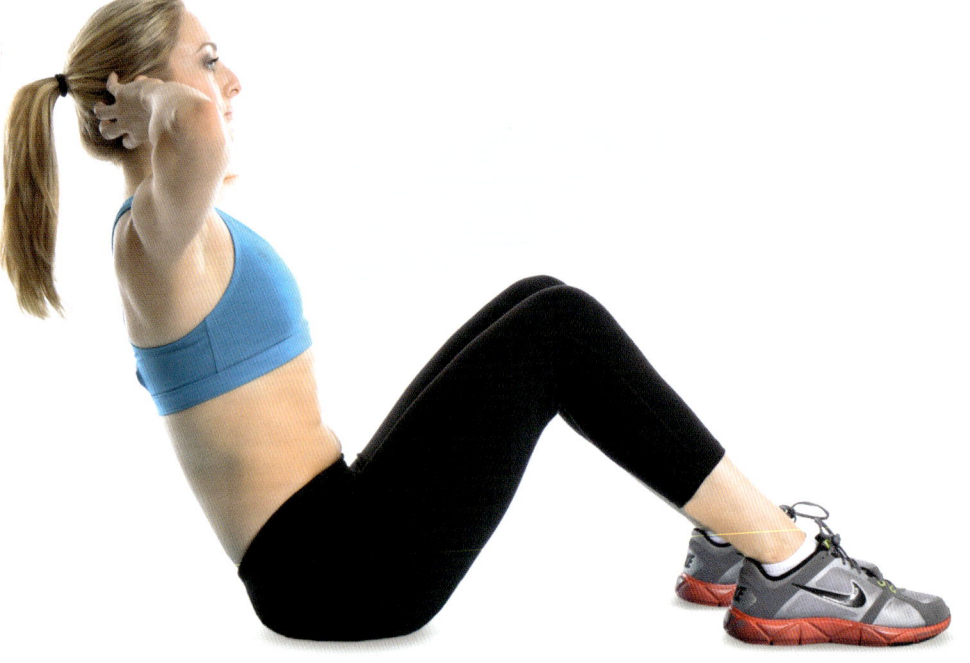

싯업 · 코어 강화운동

바른 자세
- 목이 아니라 복부를 주도적으로 움직이기.
- 발이 바닥에 닿도록 유지하기.
- 천천히 조절하며 동작하기.

피할 점
- 탄성에 의지해 앉았다 일어나기.
- 목이나 허리로 운동하기.
- 목, 몸통, 엉덩이를 비틀기.

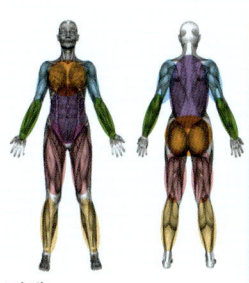

주석 설명
볼드체는 목표로 한 근육
검은색은 그 외 운동 근육
*는 심부근을 의미

단계
- 초급

시간
- 3분

효과
- 복부 강화
- 코어 안정화

주의사항
- 허리 질환
- 목 질환

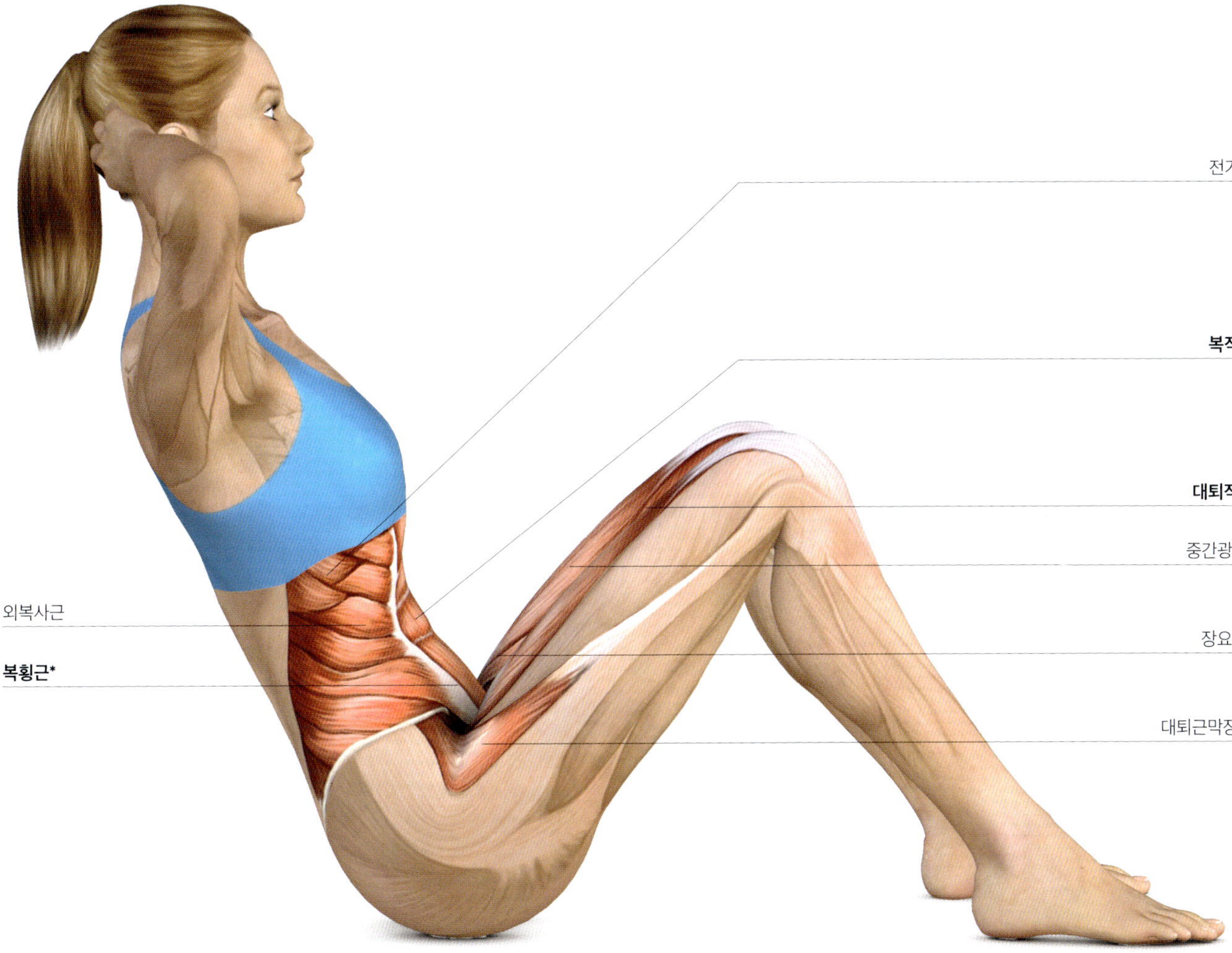

전거근

복직근

대퇴직근

중간광근*

장요근*

대퇴근막장근

외복사근

복횡근*

99

누웠다 일어나 무릎 닿기 Rise and Reach

누웠다 일어나 무릎 닿기는 단순한 운동으로 복부 강화와 근육 선명하게 만들기 모두에 매우 효과적입니다. 또 엉덩이 둔근 운동도 되죠. 올바르게 수행 시 모든 스트레스나 부담으로부터 머리와 목 근육뿐만 아니라 척추까지 보호할 수 있습니다.

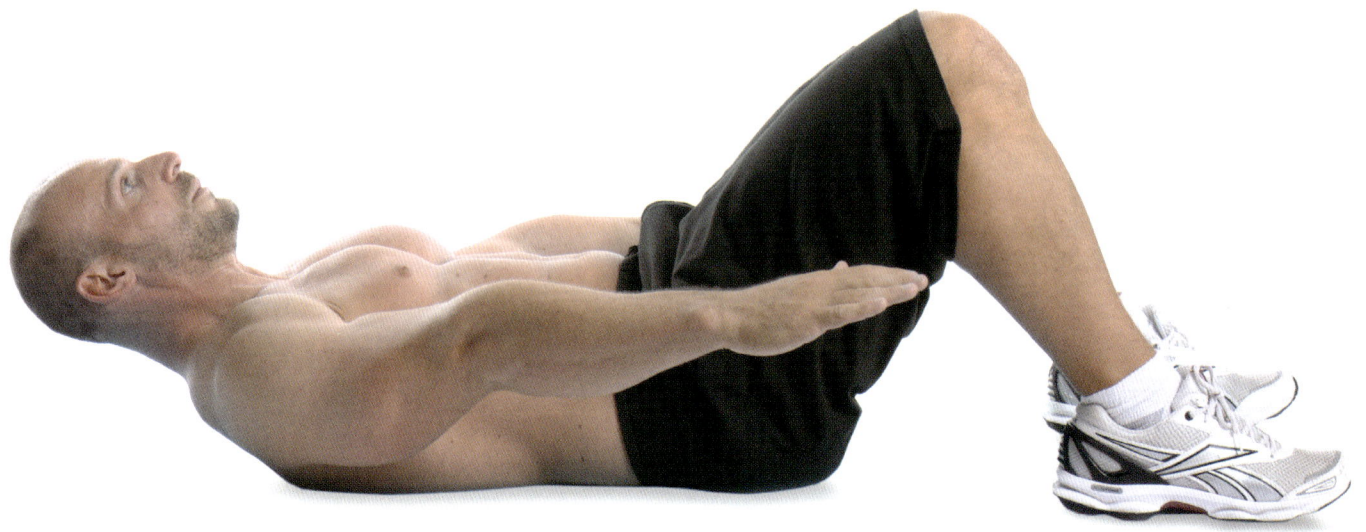

1 바로 누워 무릎을 세우고 발은 바닥에 잘 고정합니다. 팔은 똑바로 쭉 뻗습니다.

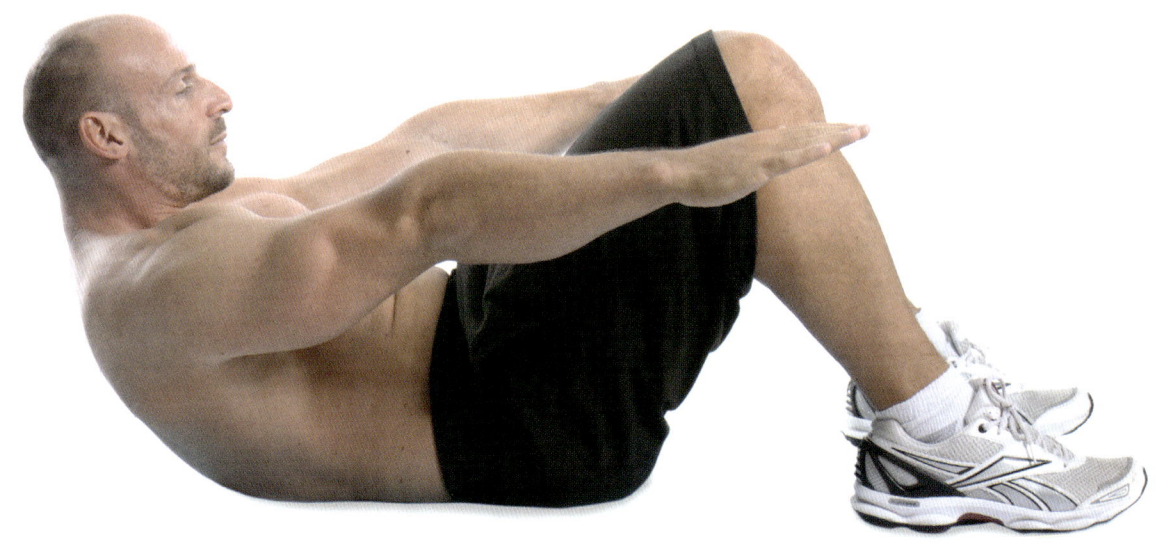

2 어깨, 머리, 목을 바닥에서 조금 듭니다.

3 복부 근육을 사용하여 상체를 다리 쪽으로 향하여 일으킵니다.

4 다시 자세를 낮추고 반복합니다. 20회 3세트 운동합니다.

누웠다 일어나 무릎 닿기 • 코어 강화운동

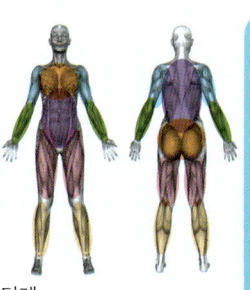

바른 자세
- 목이 아니라 복부를 사용하기
- 발은 바닥에 고정하기

피할 점
- 탄성과 허리를 지나치게 이용하기

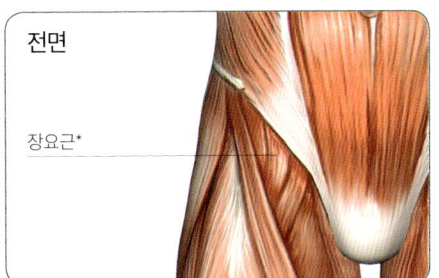

전면

장요근*

단계
- 초급

시간
- 3분

효과
- 복부 강화
- 코어 안정화

주의사항
- 허리 질환
- 목 질환

주석 설명
볼드체는 목표로 한 근육
검은색은 그 외 운동 근육
*는 심부근을 의미

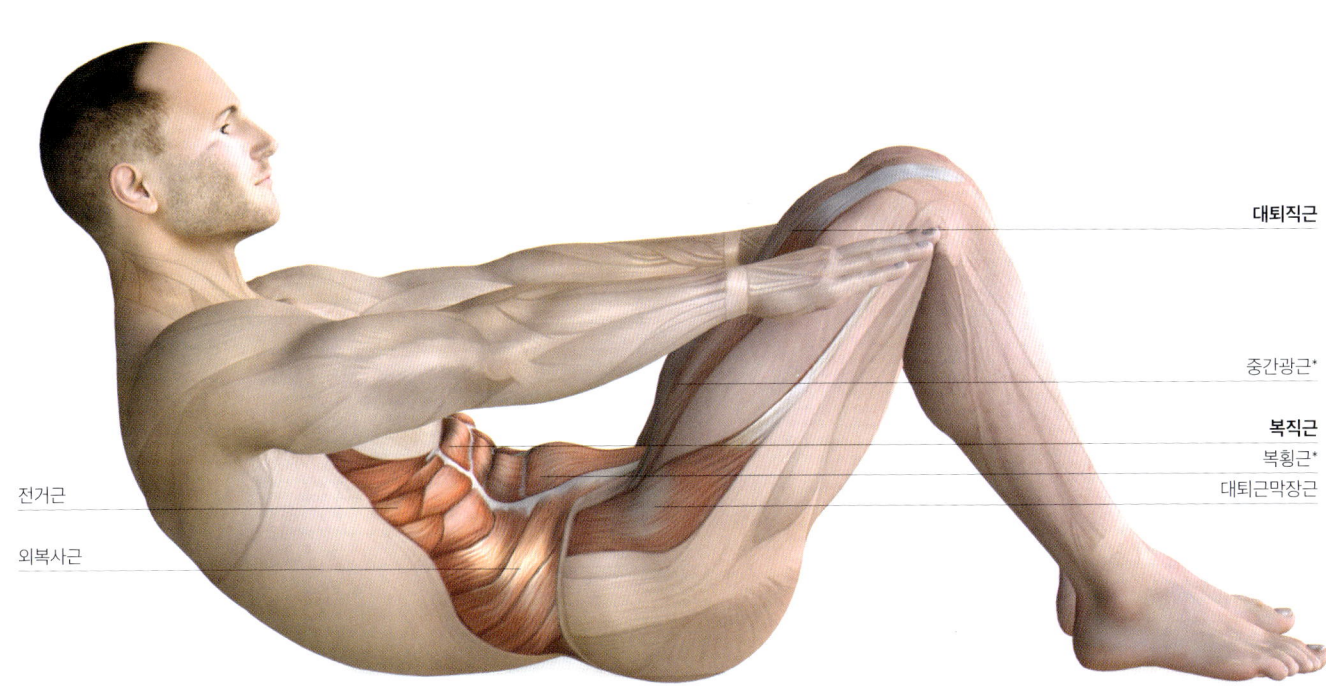

대퇴직근

중간광근*

복직근
복횡근*
대퇴근막장근

전거근

외복사근

101

한 팔 싯업 One-Armed Sit-Up

한 팔 싯업은 일반적인 싯업을 변형한 것으로 복직근은 물론 사근과 광배근에도 작용합니다.

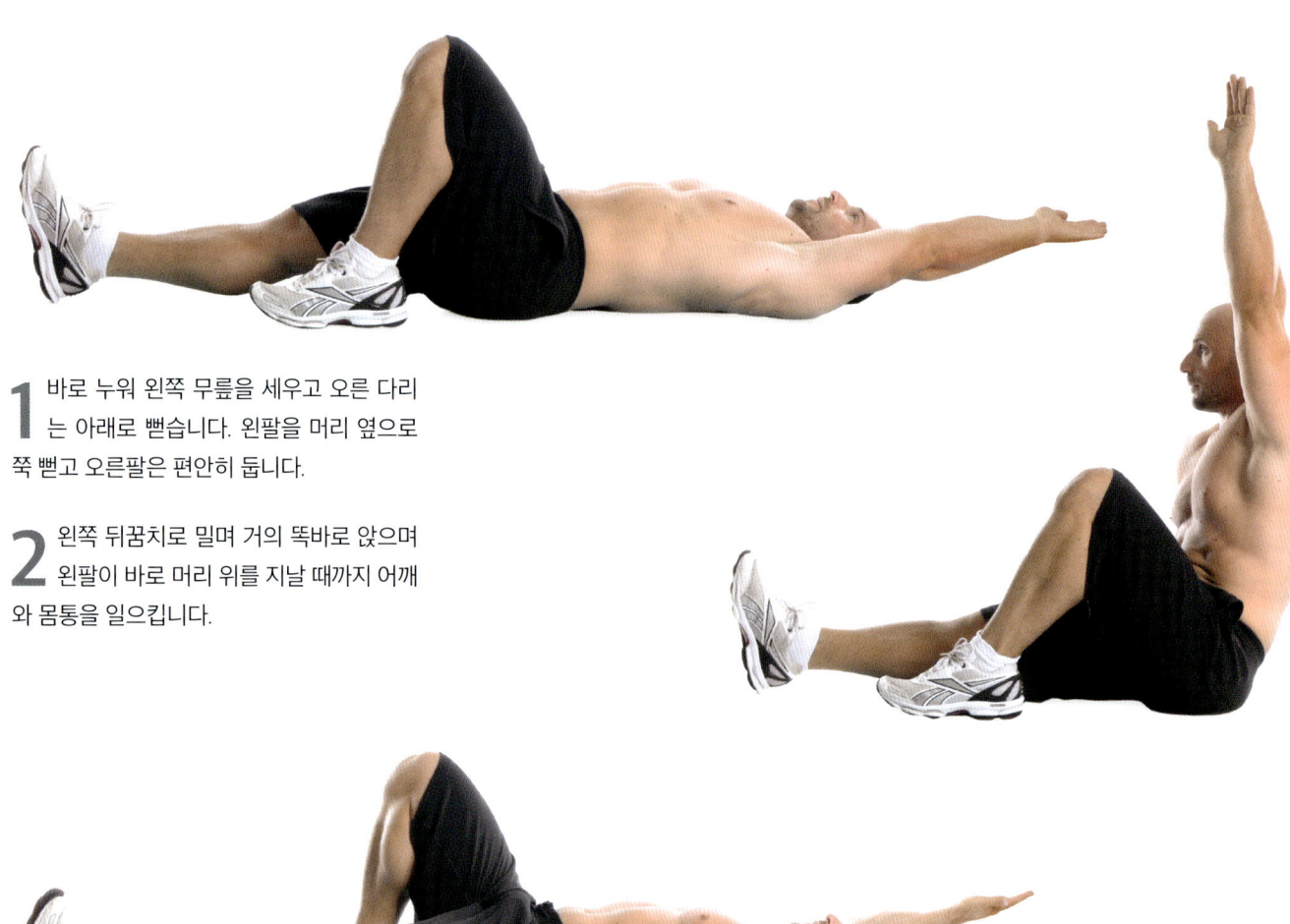

1. 바로 누워 왼쪽 무릎을 세우고 오른 다리는 아래로 뻗습니다. 왼팔을 머리 옆으로 쭉 뻗고 오른팔은 편안히 둡니다.

2. 왼쪽 뒤꿈치로 밀며 거의 똑바로 앉으며 왼팔이 바로 머리 위를 지날 때까지 어깨와 몸통을 일으킵니다.

3. 천천히 바닥으로 몸을 낮춥니다.

바른 자세
- 세운 다리를 바닥에 고정하기
- 동작 수행 시 코어 근육을 이용하기
- 쭉 편 팔을 가능한 한 똑바로 유지하기

피할 점
- 싯업 및 다운 시 탄성에 의지하기
- 동작 시 목이나 허리를 사용하기
- 목, 몸통이나 엉덩이를 비틀기

한 팔 싯업 • 코어 강화운동

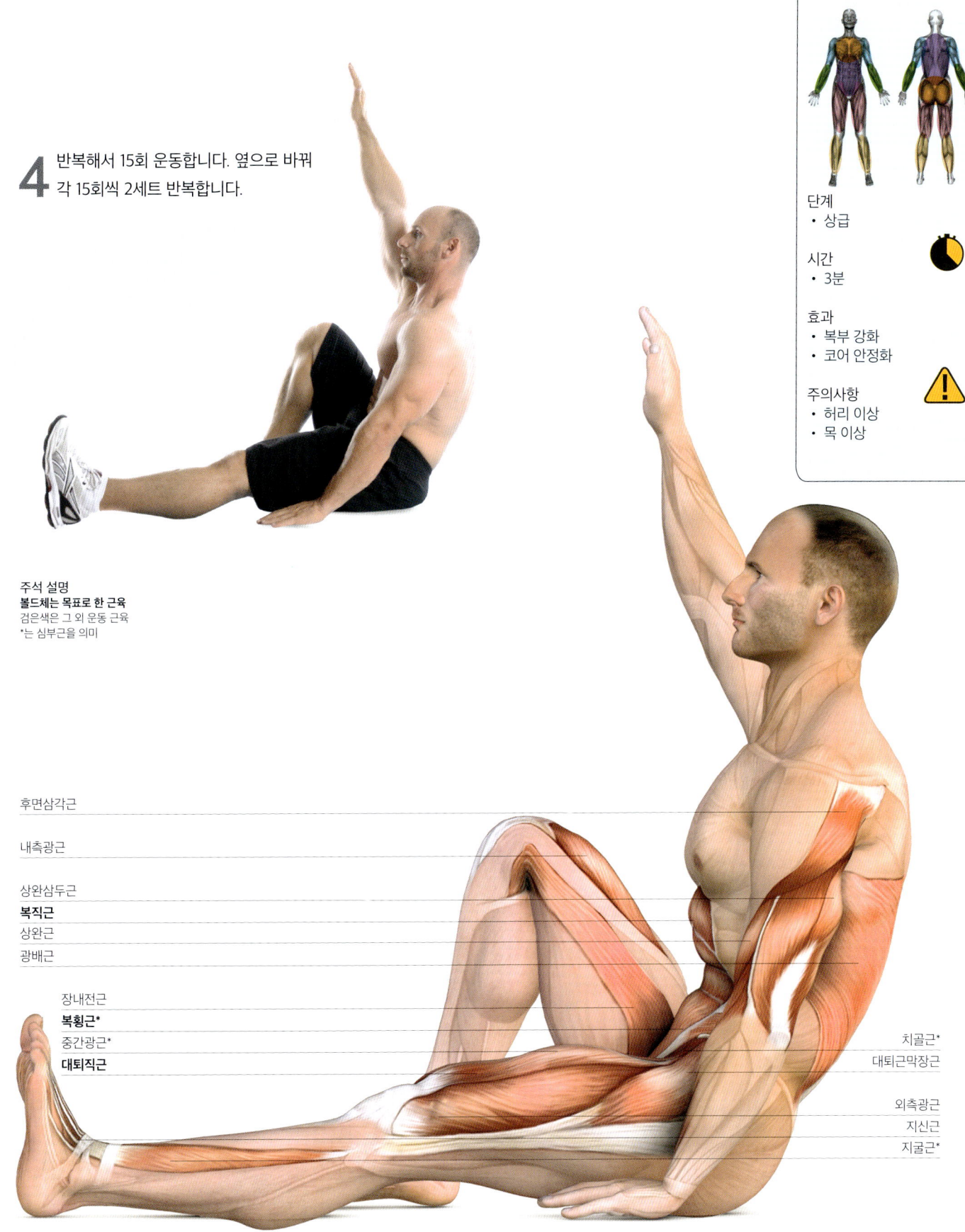

4 반복해서 15회 운동합니다. 옆으로 바꿔 각 15회씩 2세트 반복합니다.

단계
• 상급

시간
• 3분

효과
• 복부 강화
• 코어 안정화

주의사항
• 허리 이상
• 목 이상

주석 설명
볼드체는 목표로 한 근육
검은색은 그 외 운동 근육
*는 심부근을 의미

후면삼각근
내측광근
상완삼두근
복직근
상완근
광배근
장내전근
복횡근*
중간광근*
대퇴직근

치골근*
대퇴근막장근
외측광근
지신근
지굴근*

103

메디신 볼 싯업 Medicine Ball Sit-Up

메디신 볼 싯업은 기본 운동에서 한 단계 심화된 운동입니다. 운동 내내 메디신 볼을 잡고 있음으로써 앞으로 몸이 나가는 것을 팔이 제지하게 되죠. 그 결과 복부가 과정 동안 더 강하게 운동되는 커다란 효과를 얻게 됩니다.

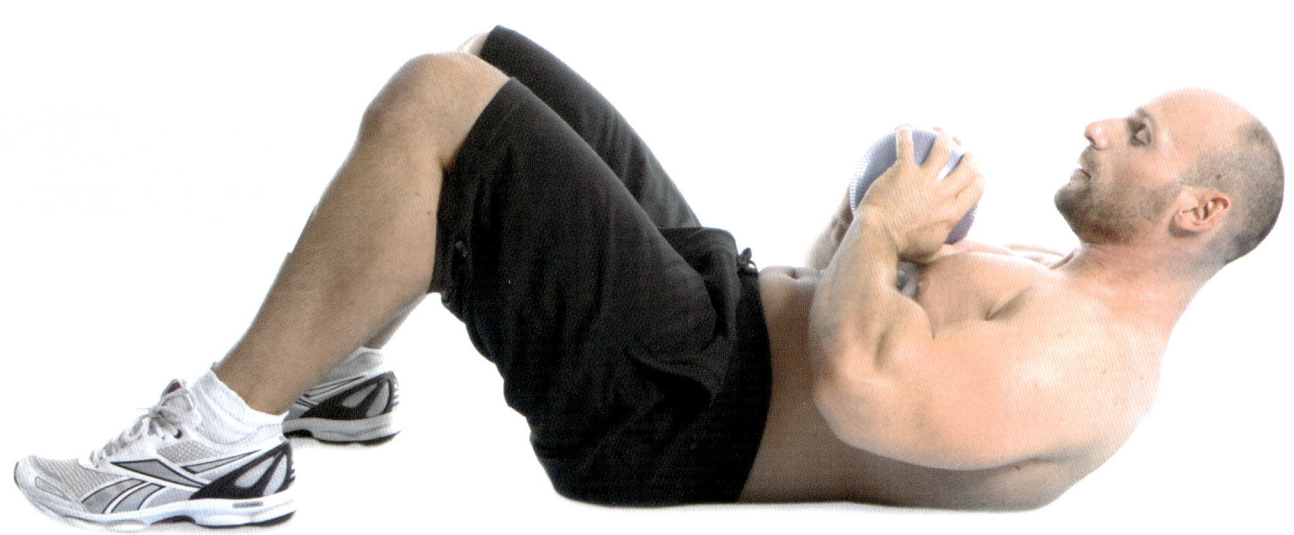

1 바로 누워 양 무릎을 세우고 발은 바닥에 댑니다. 양 손으로 메디신 볼을 잡고 가슴 바로 앞에 둡니다.

2 다리를 향해 어깨와 몸통을 일으킵니다.

3 다시 자세를 낮추고 20회 3세트 반복합니다.

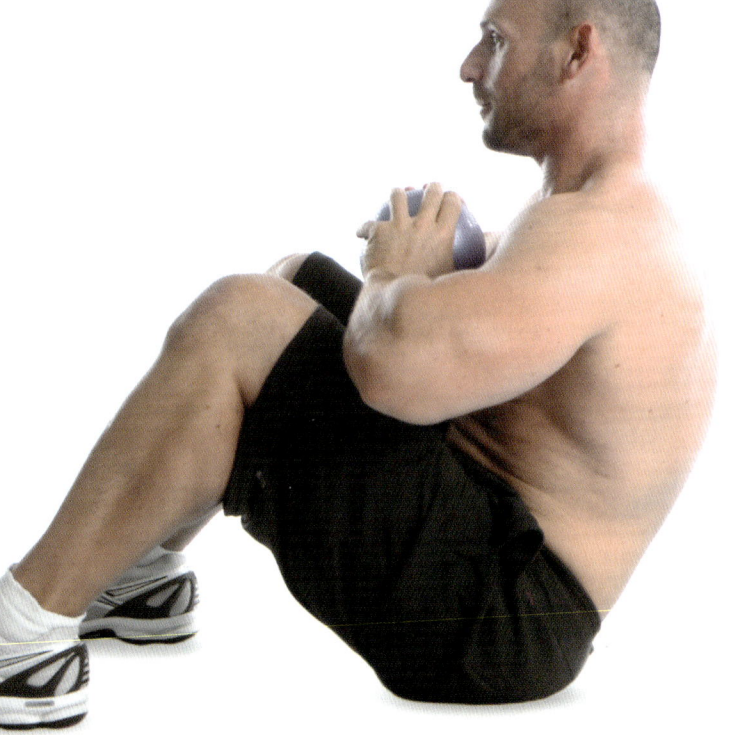

메디신 볼 싯업 • 코어 강화운동

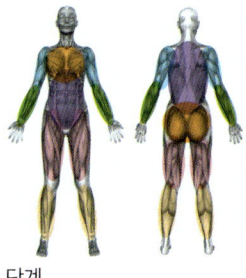

주석 설명
볼드체는 목표로 한 근육
검은색은 그 외 운동 근육
*는 심부근을 의미

단계
- 중급

시간
- 3분

효과
- 복부강화
- 코어 안정화

주의사항
- 허리 이상
- 목 이상

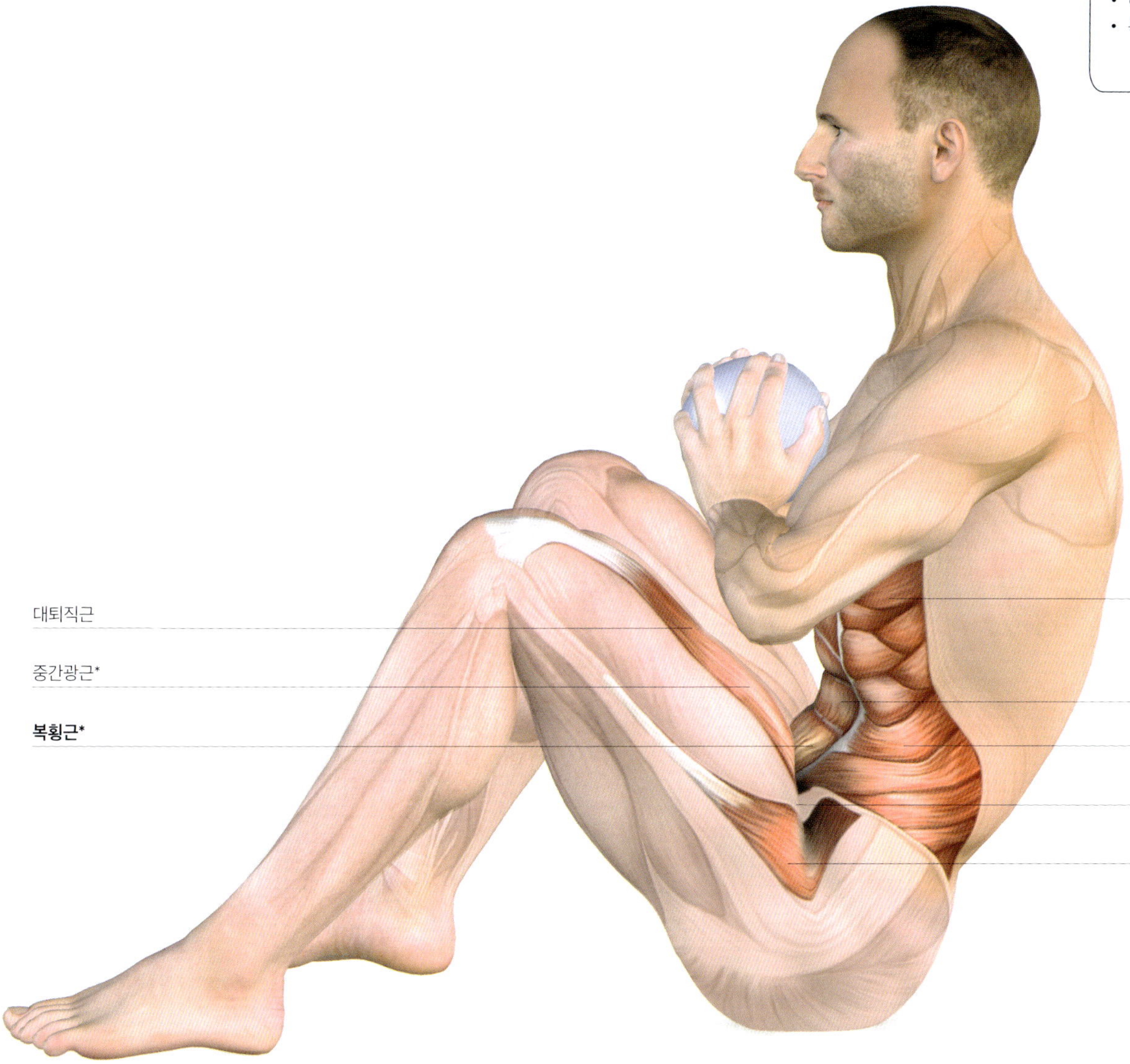

바른 자세
- 목이 아닌 복부를 주도적으로 사용하기.
- 발은 바닥에 고정하기.
- 메디신 볼을 운동 전 단계 동안 가슴 앞에서 잡고 있기.

피할 점
- 탄성을 이용해 운동하기
- 허리를 지나치게 사용하기

대퇴직근

중간광근*

복횡근*

전거근

복직근

외복사근

장요근*

대퇴근막장근

105

크런치 Crunch

크런치는 싯업과 유사하게 복직근을 선명하게 하는 데 매우 효과적입니다. 싯업과 다른 점은 동작 동안 허리를 바닥에 고정한다는 것으로 이로 말미암아 척추 허리 부위의 부담이 감소합니다. 배꼽이 인형극용 실에 매달린 것처럼 복부만을 사용해 운동해 봅시다.

1 무릎을 세우고 똑바로 눕습니다. 양 팔꿈치를 펴서 손바닥을 귀에 댑니다.

2 복부를 수축하며 머리와 어깨를 듭니다.

3 자세를 낮춘 후 25회 3세트 운동 합니다.

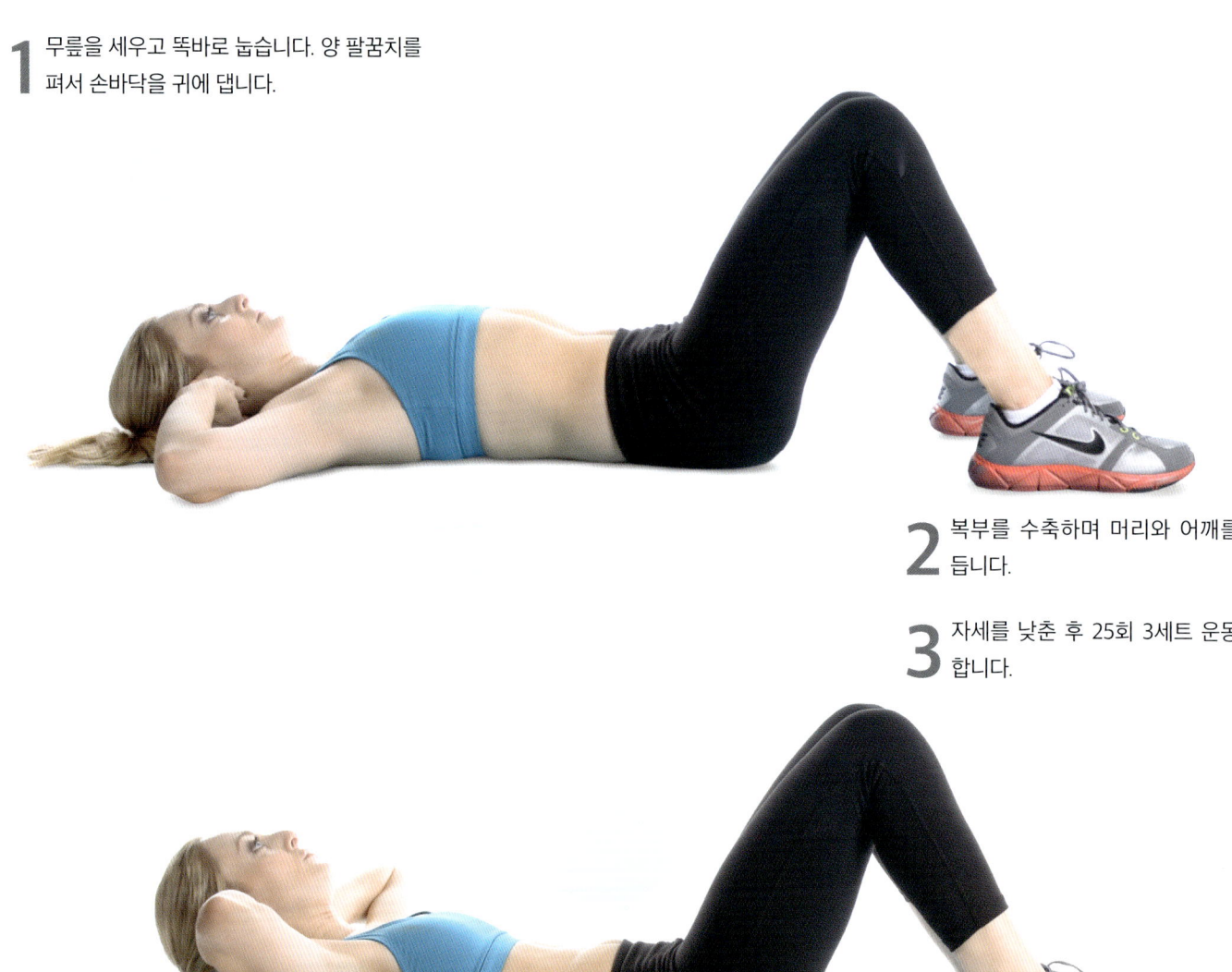

크런치 · 코어 강화운동

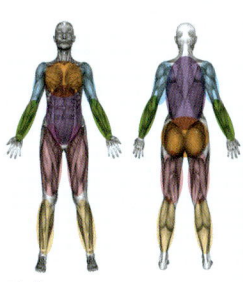

전면

- 흉쇄유돌근
- 사각근*
- 전면삼각근
- 소흉근*
- 오훼완근*
- 상완이두근

복직근

- 복횡근*
- 장요근*

바른 자세
- 두 발은 바닥에 고정하기
- 동작 시 복부 사용하기

피할 점
- 목을 과도하게 사용하기

후면
- 판상근*
- 승모근

주석 설명
볼드체는 목표로 한 근육
검은색은 그 외 운동 근육
*는 심부근을 의미

단계
- 초급

시간
- 3분

효과
- 복부 강화
- 코어 안정화

주의사항
- 허리 이상
- 목 이상

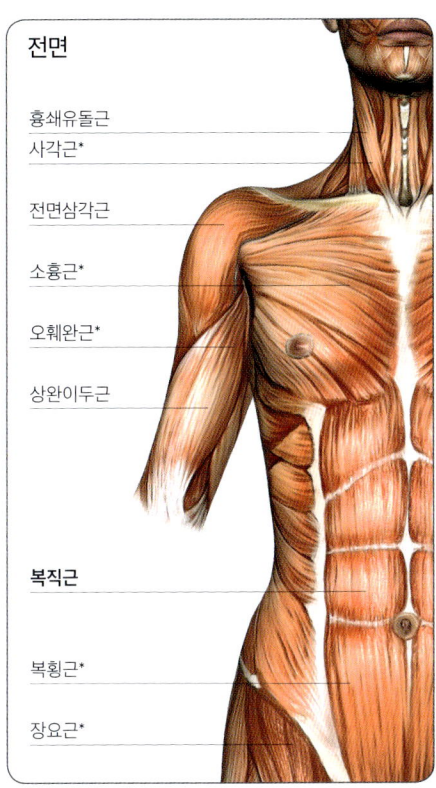
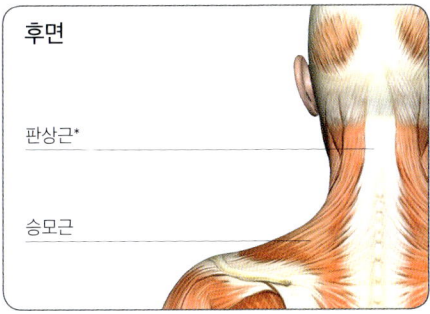

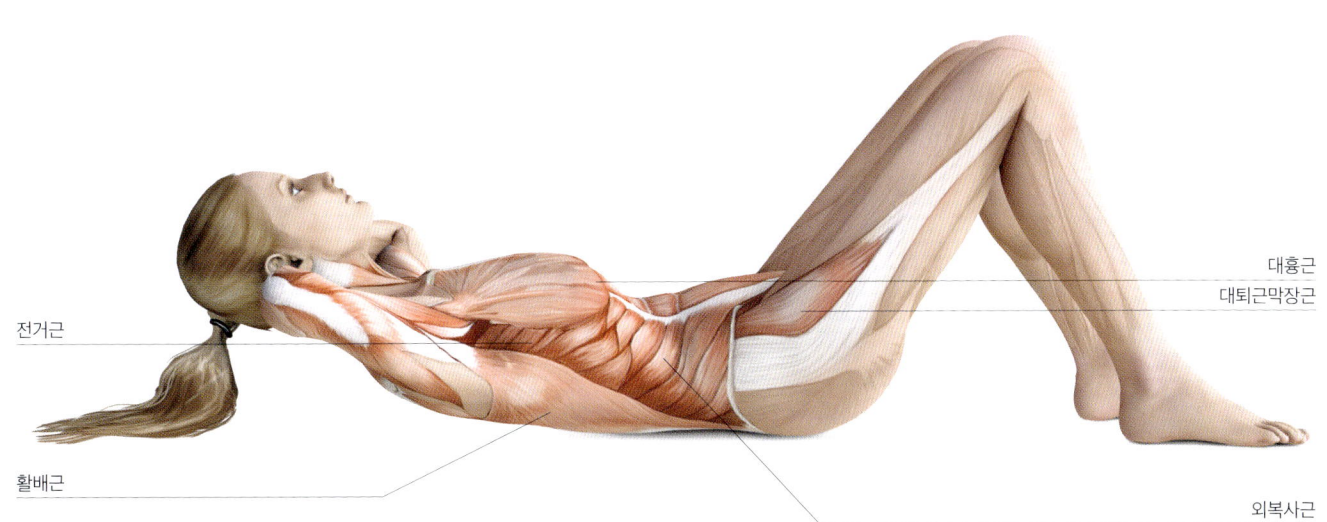

- 전거근
- 활배근
- 대흉근
- 대퇴근막장근
- 외복사근

107

자전거 자세 크런치 Bicycle Crunch

자전거 자세 크런치는 특히 사근 및 상 복부를 강화하고 탄력 있게 하는 데 효과적이죠. 자전거 동작 시 최상의 결과를 위해 서두르지 말고 부드럽게 조절해서 모든 크런치 운동을 하는 것이 좋습니다.

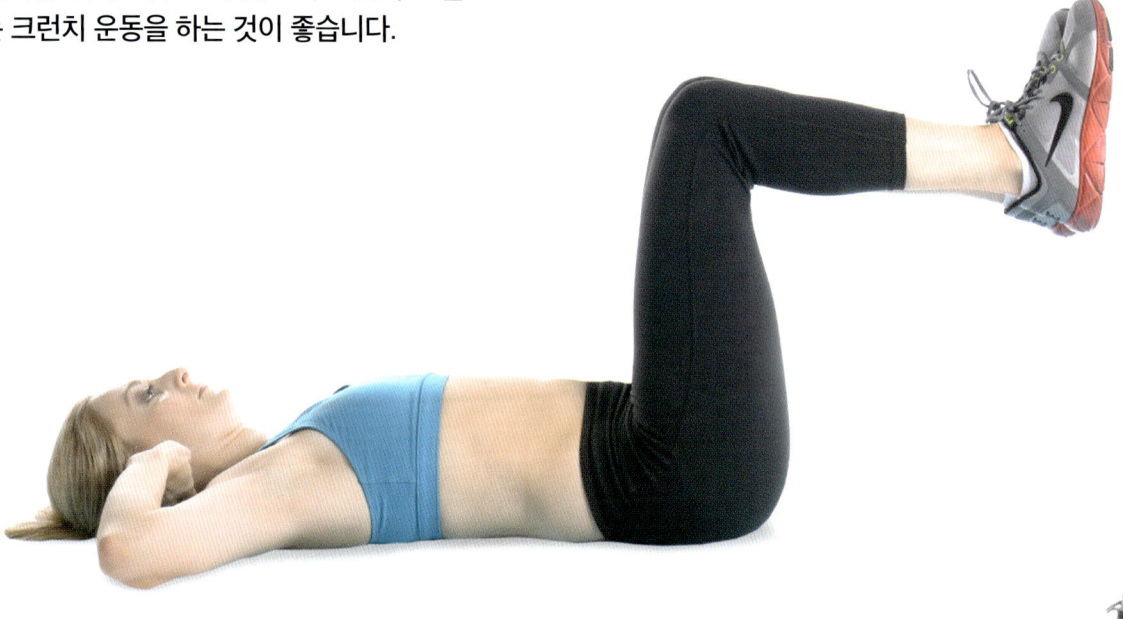

1 팔꿈치를 바깥으로 펴서 손바닥을 위로 한 채 귀 옆으로 손을 가져갑니다. 다리는 90도로 굽힙니다.

2 오른 팔꿈치를 대각선으로 방향으로 하며 어깨와 상체를 듭니다. 동시에 왼 무릎을 팔꿈치쪽으로 가져오고 오른 팔꿈치와 왼 무릎이 닿을 때까지 오른 다리를 비스듬하게 쭉 폅니다.

변형동작

쉽게: 양 무릎을 세우고 발을 바닥에 붙이고 앉습니다. 발은 운동 내내 바닥에 고정합니다. 복부를 위주로 움직이며 왼 팔꿈치를 오른 무릎에 가져갈 때 상체 전체를 바닥에서 일으킵니다. 자세를 낮추고 양 쪽을 교대로 반복합니다.

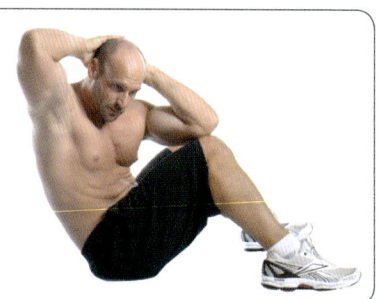

바른 자세
- 팔꿈치와 반대 쪽 무릎을 같은 높이로 들어서 서로 닿을 수 있게 하기

피할 점
- 허리를 바닥에서 들기
- 성급히 동작하기

자전거 자세 크런치 • 코어 강화운동

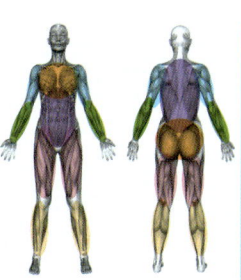

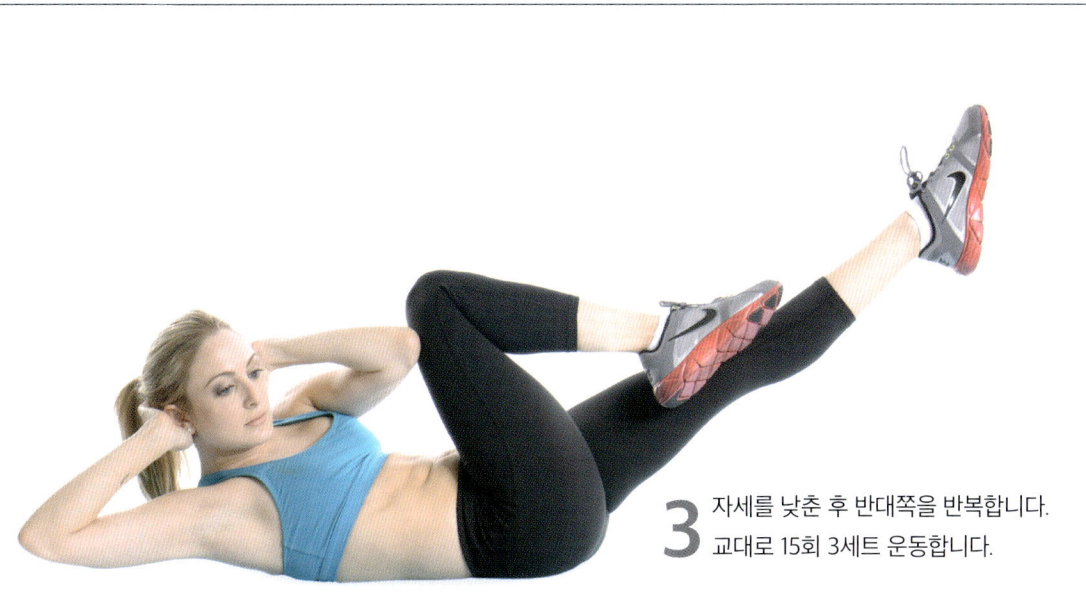

3 자세를 낮춘 후 반대쪽을 반복합니다.
교대로 15회 3세트 운동합니다.

단계
• 중급

시간
• 3분

효과
• 복부 강화
• 코어 안정화
• 사근 축소
• 복부 주위 탄력

주의사항
• 허리 이상
• 목 이상

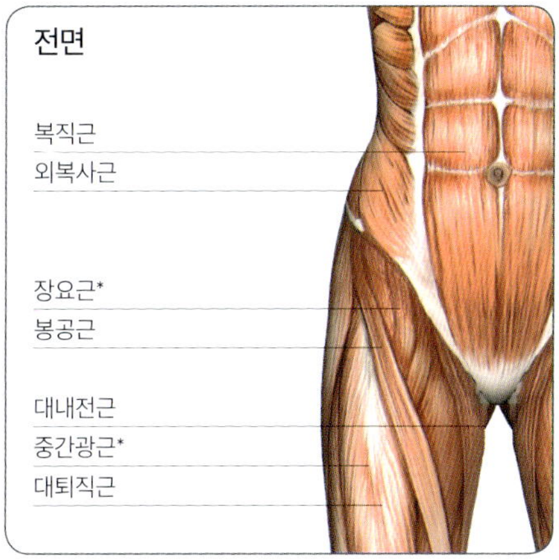

전면

복직근
외복사근

장요근*
봉공근

대내전근
중간광근*
대퇴직근

주석 설명
볼드체는 목표로 한 근육
검은색은 그 외 운동 근육
*는 심부근을 의미

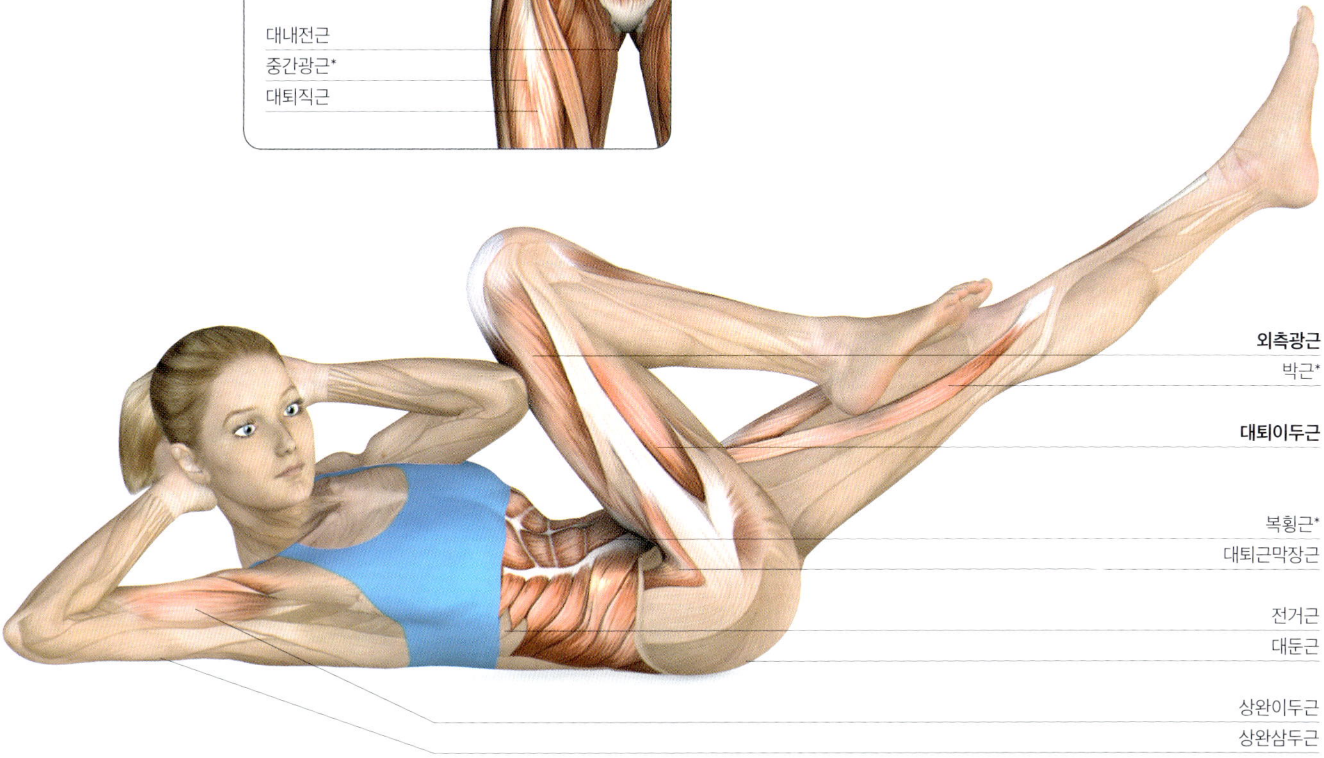

외측광근
박근*

대퇴이두근

복횡근*
대퇴근막장근

전거근
대둔근

상완이두근
상완삼두근

109

메디신 볼 대각선 크런치
Diagonal Crunch with Medicine Ball

메디신 볼 대각선 크런치는 복부, 사근 및 늑각근을 강화합니다. 이 까다로운 동작을 꾸준히 수행하면 양 옆구리의 코어가 더 탄력 있고 강해지는 것을 보게 될 겁니다.

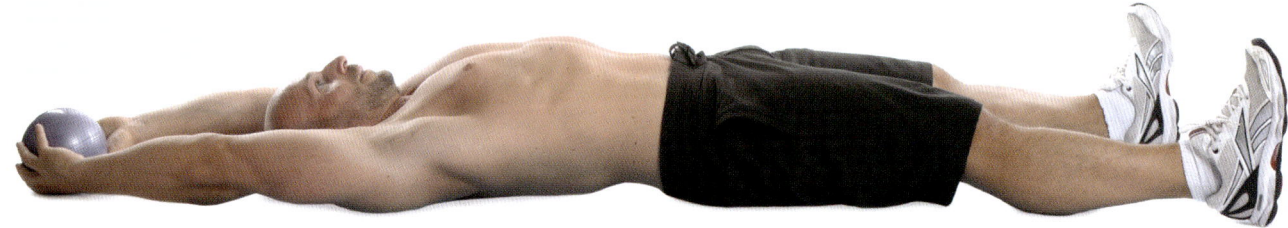

1 다리를 쭉 뻗고 똑바로 눕니다. 양 손에는 메디신 볼을 쥔 채 위로 쭉 뻗어 몸이 일직선이 되게 합니다. 발은 어깨 넓이로 벌립니다.

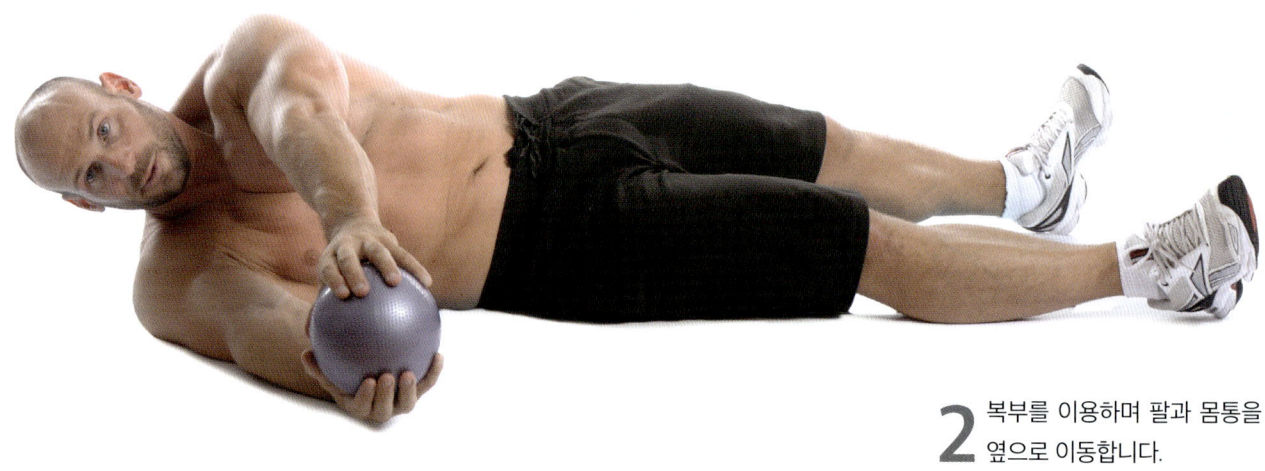

2 복부를 이용하며 팔과 몸통을 옆으로 이동합니다.

메디신 볼 대각선 크런치 • 코어 강화운동

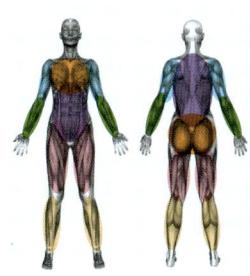

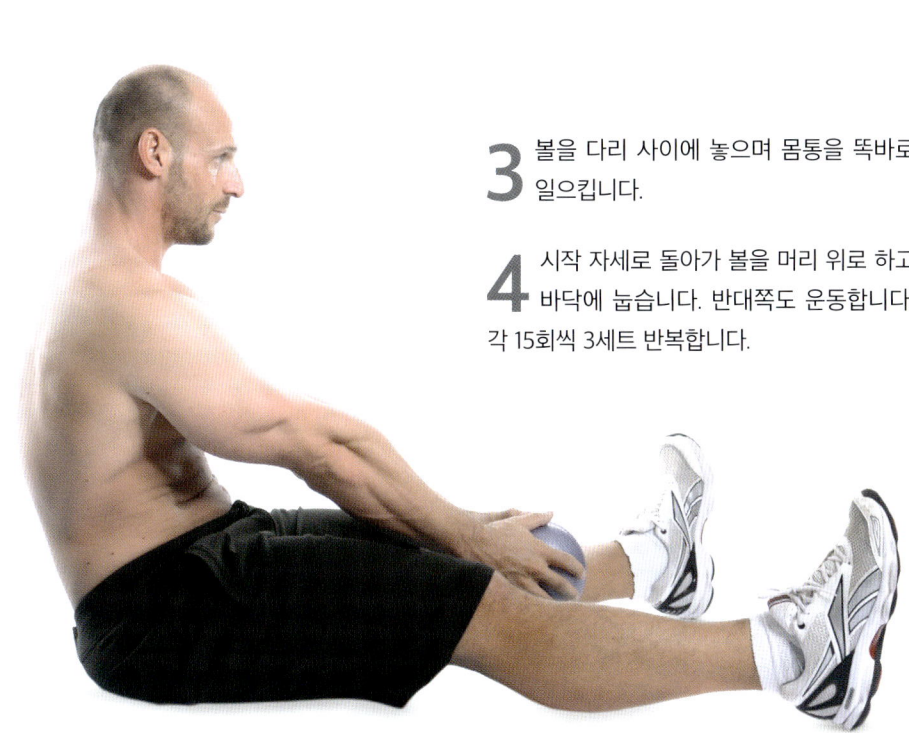

3 볼을 다리 사이에 놓으며 몸통을 똑바로 일으킵니다.

4 시작 자세로 돌아가 볼을 머리 위로 하고 바닥에 눕습니다. 반대쪽도 운동합니다. 각 15회씩 3세트 반복합니다.

단계
- 상급

시간
- 3분

효과
- 복부 강화
- 코어 안정화
- 사근 축소
- 복부 주위 탄력

주의사항
- 허리 이상
- 목 이상

주석 설명
볼드체는 목표로 한 근육
검은색은 그 외 운동 근육
*는 심부근을 의미

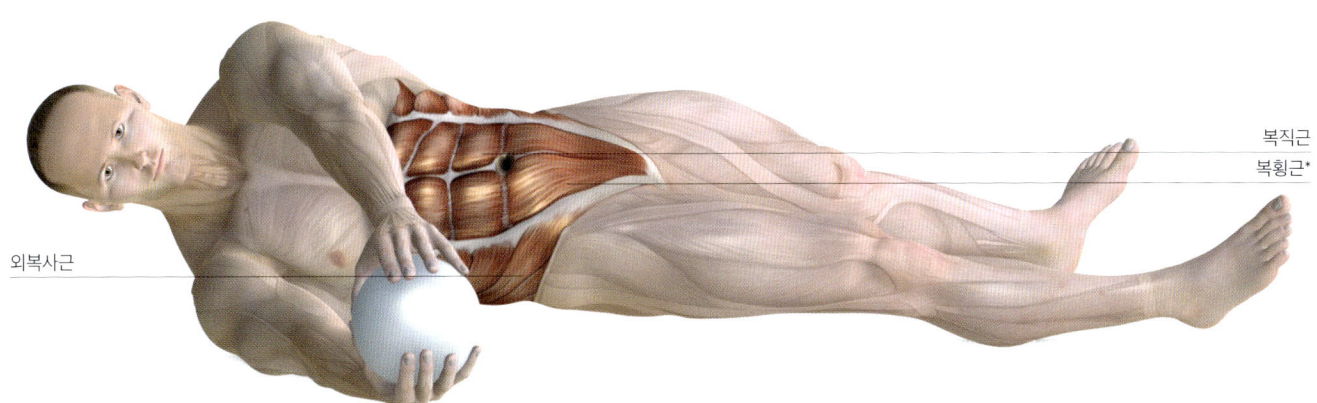

외복사근

복직근
복횡근*

전면

내늑각근*
외늑각근

내복사근*

바른 자세
- 다리와 발을 안정적으로 유지하기
- 부드럽게 조절하며 움직이기
- 복부를 이용해 운동하기

피할 점
- 다리나 발을 바닥에서 들기
- 상체를 급히 들며 움직이기

111

짐볼 옆구리 크런치 Fitness Ball Side Crunch

짐볼 옆구리 크런치는 심화된 코어 강화 운동으로 특히 사근과 복부 주위 근육에 효과가 큽니다.

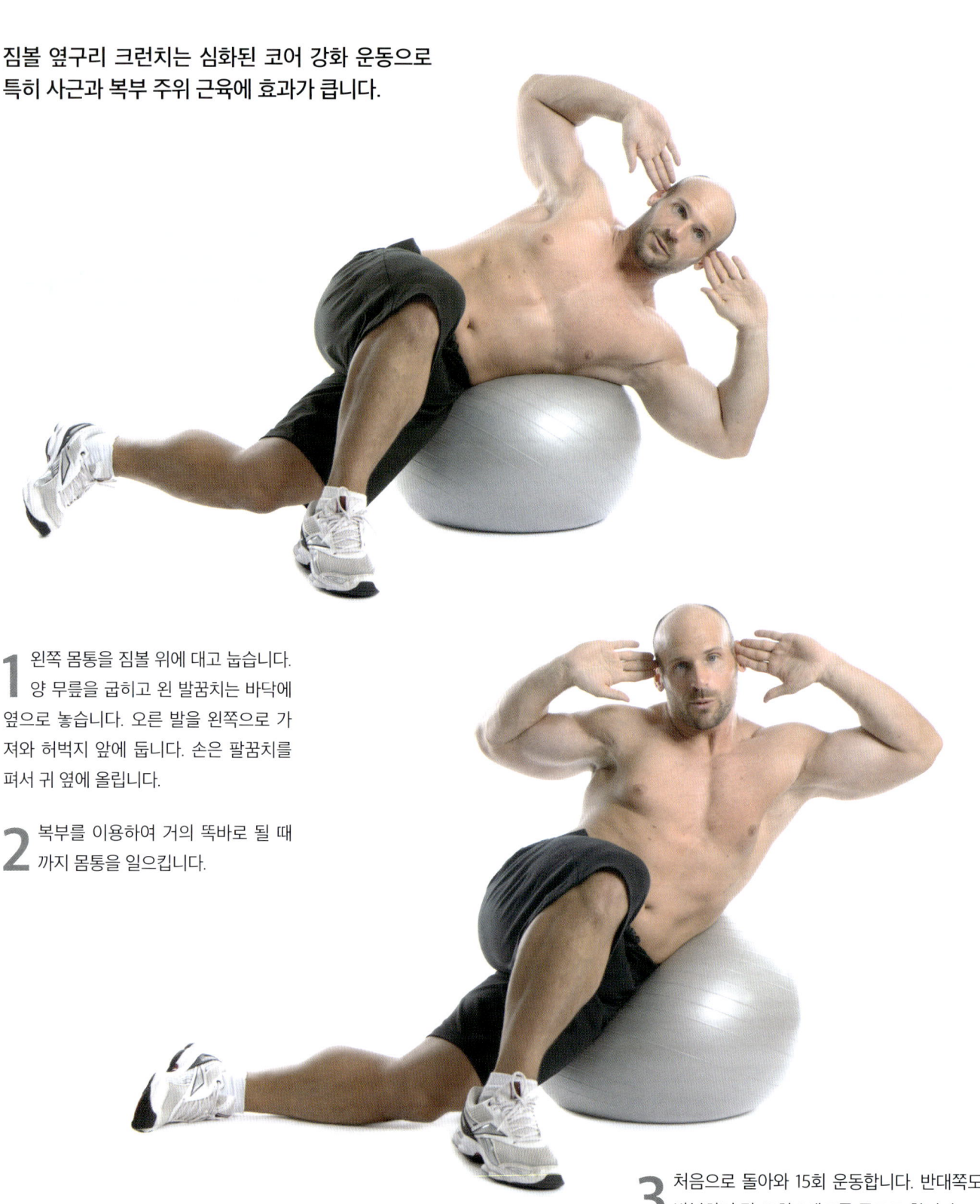

1 왼쪽 몸통을 짐볼 위에 대고 눕습니다. 양 무릎을 굽히고 왼 발꿈치는 바닥에 옆으로 놓습니다. 오른 발을 왼쪽으로 가져와 허벅지 앞에 둡니다. 손은 팔꿈치를 펴서 귀 옆에 올립니다.

2 복부를 이용하여 거의 똑바로 될 때까지 몸통을 일으킵니다.

3 처음으로 돌아와 15회 운동합니다. 반대쪽도 반복하며 각 15회 3세트를 목표로 합니다.

짐볼 옆구리 크런치 • 코어 강화운동

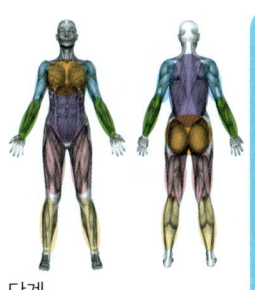

주석 설명
볼드체는 목표로 한 근육
검은색은 그 외 운동 근육
*는 심부근을 의미

단계
- 심화

시간
- 3분

효과
- 코어 강화
- 복부 주위 및 사근 탄력

주의사항
- 허리 이상

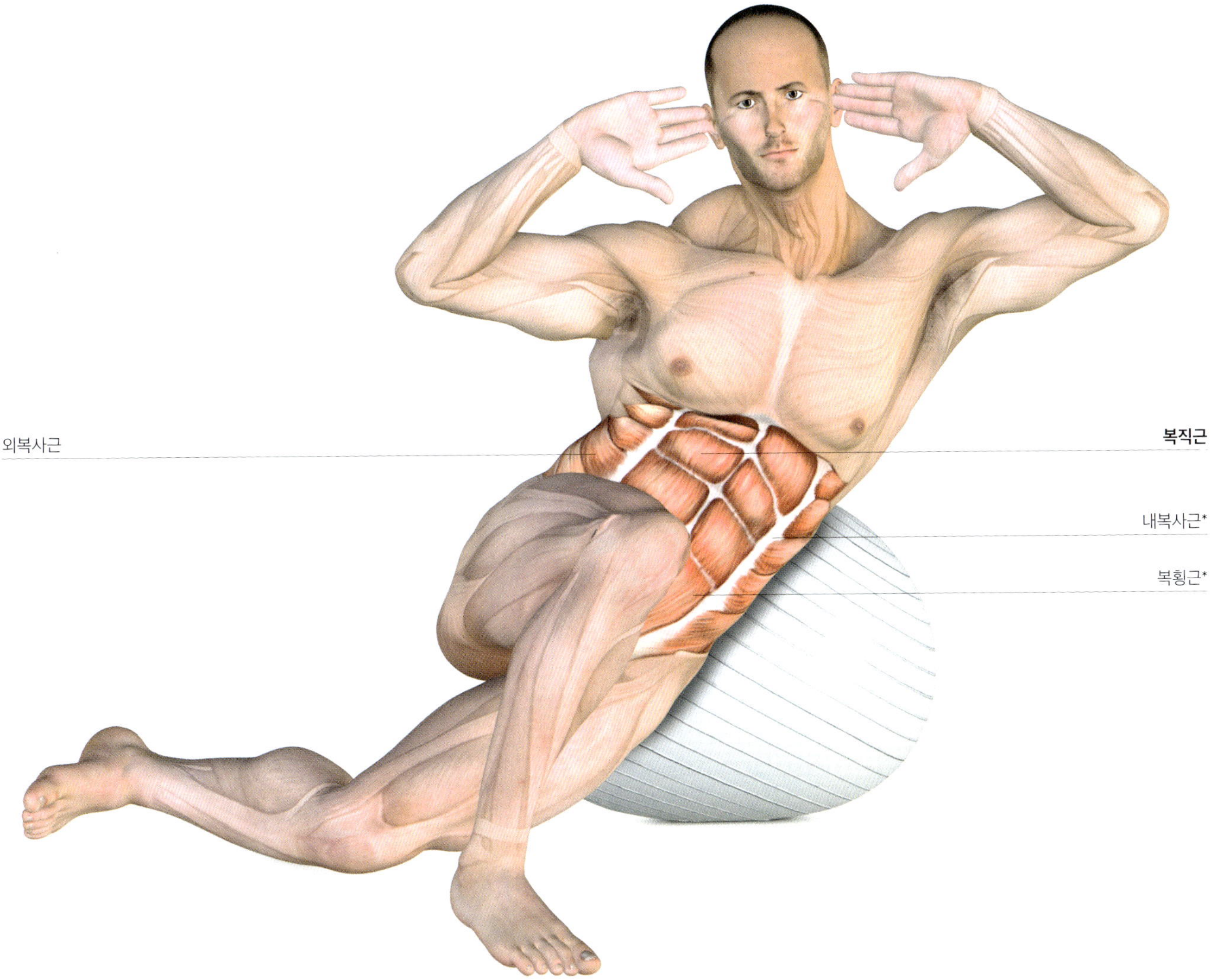

바른 자세
- 자세를 유지하여 짐볼이 가능한 움직이지 않도록 하기
- 팔 위치는 고정하기
- 코어가 강하게 운동되도록 하기
- 균형을 위해 필요할 경우 발은 벽에 대고 있기

피할 점
- 성급히 동작하기
- 운동 시 다리를 사용하기
- 볼이 출렁대기

외복사근

복직근

내복사근*

복횡근*

V업 V-Up

V업 동작은 동작의 전 범위에 걸쳐 움직이며 상, 하부 복직근을 목표로 하는 어려운 동작입니다. V업 운동은 허리 근육 강화와 대퇴 사두근 탄력에 효과가 좋습니다.

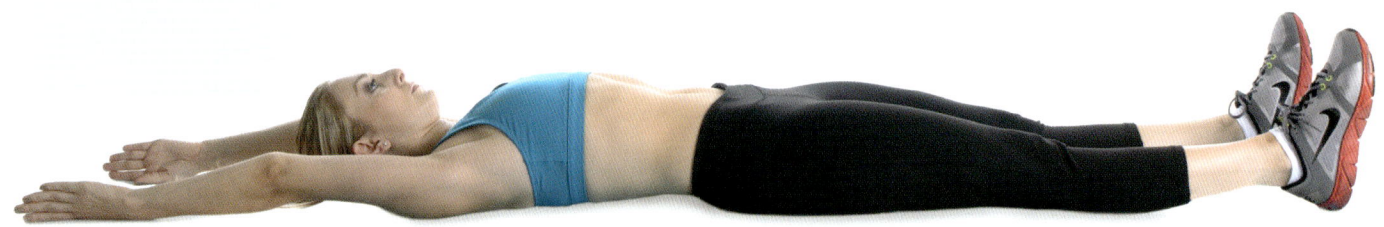

1 다리를 쭉 펴고 팔을 머리 위로 올린 채 똑바로 눕습니다.

2 팔과 다리를 동시에 들어 손가락이 발에 거의 닿게 합니다. 이때 등은 수평을 유지합니다.

3 다시 자세를 낮추고 반복합니다. 20회 3세트 운동합니다.

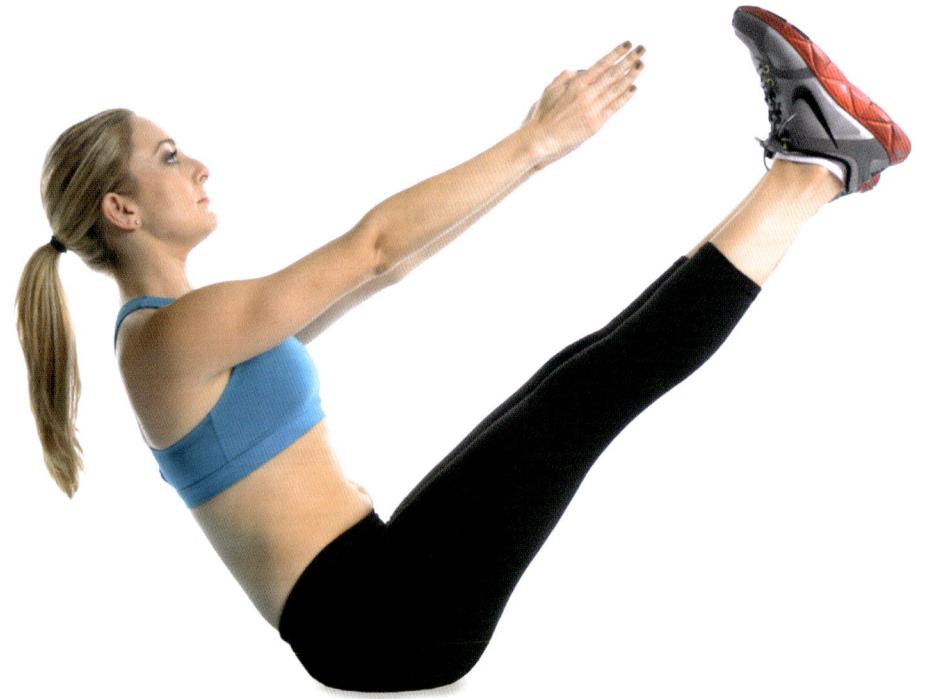

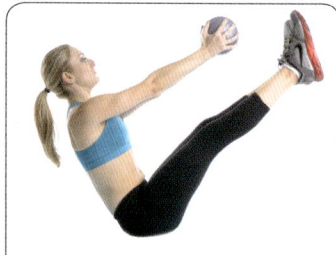

변형동작
어렵게: 운동 내내 손에 메디신 볼을 쥔 채 수행합니다.

V업 • 코어 강화운동

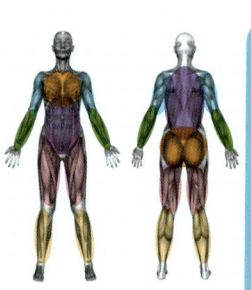

바른 자세
- 팔과 다리를 쭉 펴기

피할 점
- 팔, 다리를 성급하게 낚아채듯 올리거나 내리기

주석 설명
볼드체는 목표로 한 근육
검은색은 그 외 운동 근육
*는 심부근을 의미

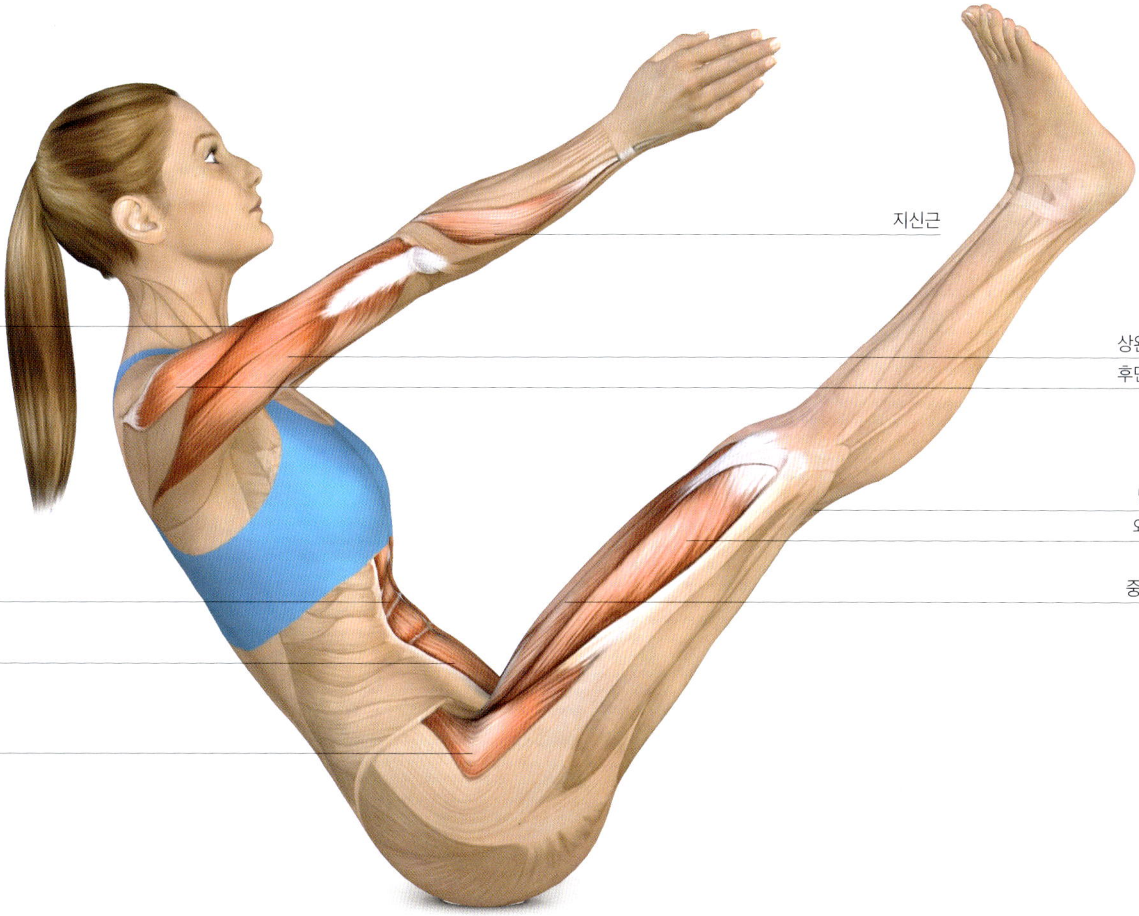

단계
- 상급

시간
- 3분

효과
- 코어 강화
- 척추 유연성 증가

주의사항
- 허리 이상
- 목 이상

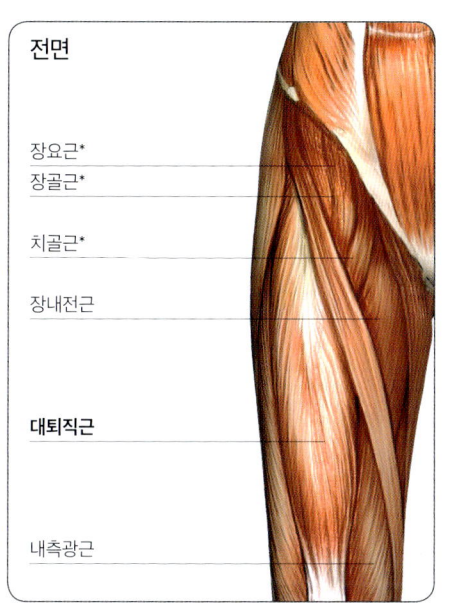

전면

장요근*
장골근*
치골근*
장내전근

대퇴직근

내측광근

상완근

복직근

복횡근*

대퇴근막장근

지신근

상완삼두근
후면삼각근

발 굴근*
외측광근

중간광근*

115

짐볼 크런치 Fitness Ball Crunch

짐볼 크런치는 기본 크런치 동작에 새로운 차원을 더합니다. 볼 위에서 자세를 취함으로써, 복부가 크런치 동작을 이끌며 복부를 더 강하게 운동할 수 있습니다. 또 볼이 출렁대지 않도록 균형을 잡는 동안 복부 근육이 계속 움직이는 효과가 있죠.

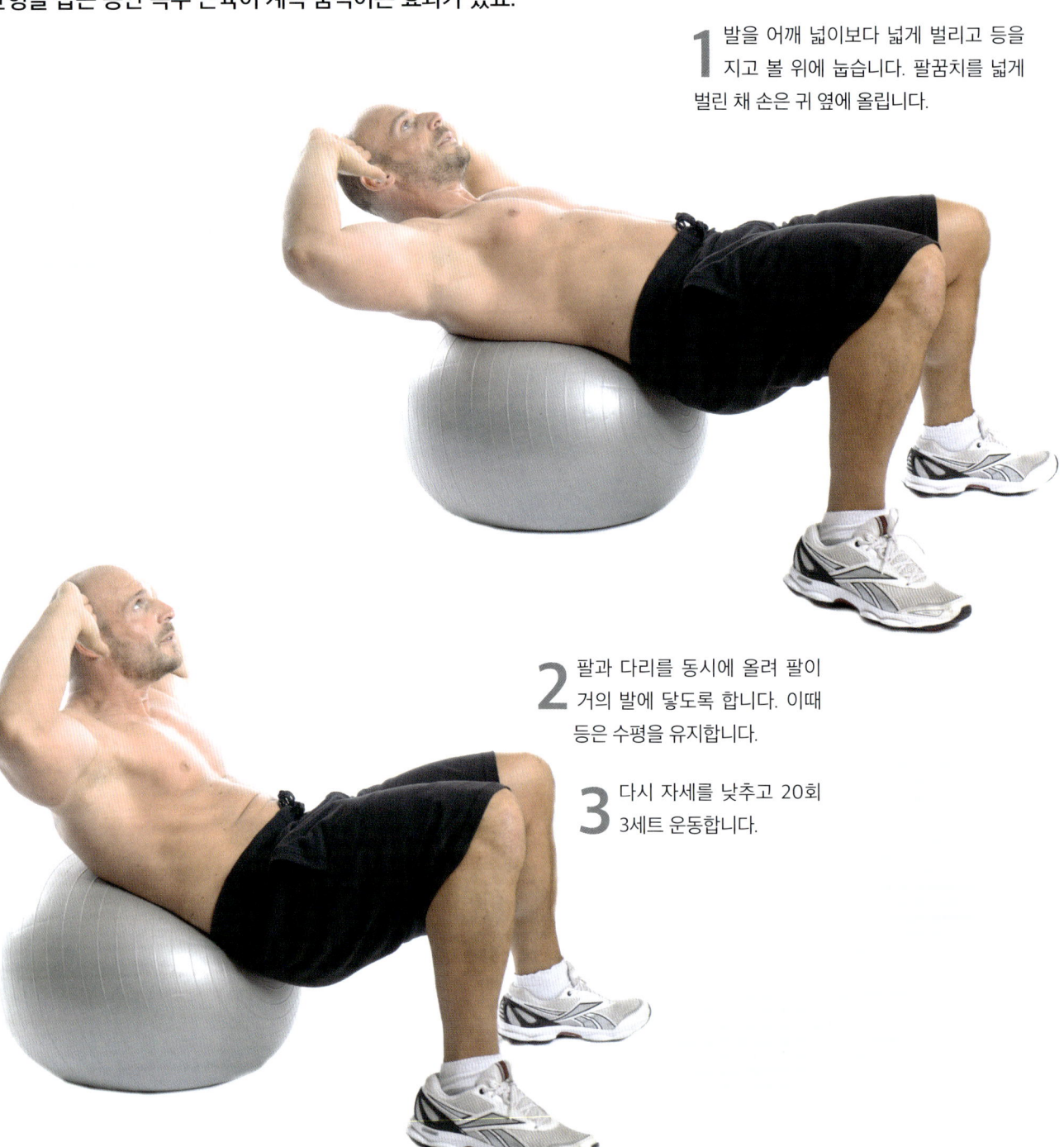

1 발을 어깨 넓이보다 넓게 벌리고 등을 지고 볼 위에 눕습니다. 팔꿈치를 넓게 벌린 채 손은 귀 옆에 올립니다.

2 팔과 다리를 동시에 올려 팔이 거의 발에 닿도록 합니다. 이때 등은 수평을 유지합니다.

3 다시 자세를 낮추고 20회 3세트 운동합니다.

짐볼 크런치 • 코어 강화운동

주석 설명
볼드체는 목표로 한 근육
검은색은 그 외 운동 근육
*는 심부근을 의미

바른 자세
- 다리를 바닥에 단단히 고정하기
- 허리가 볼 위에 지탱되도록 하기
- 볼 위에서 가능한 한 안정적으로 있기

피할 점
- 볼이 출렁대기

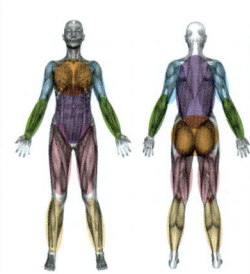

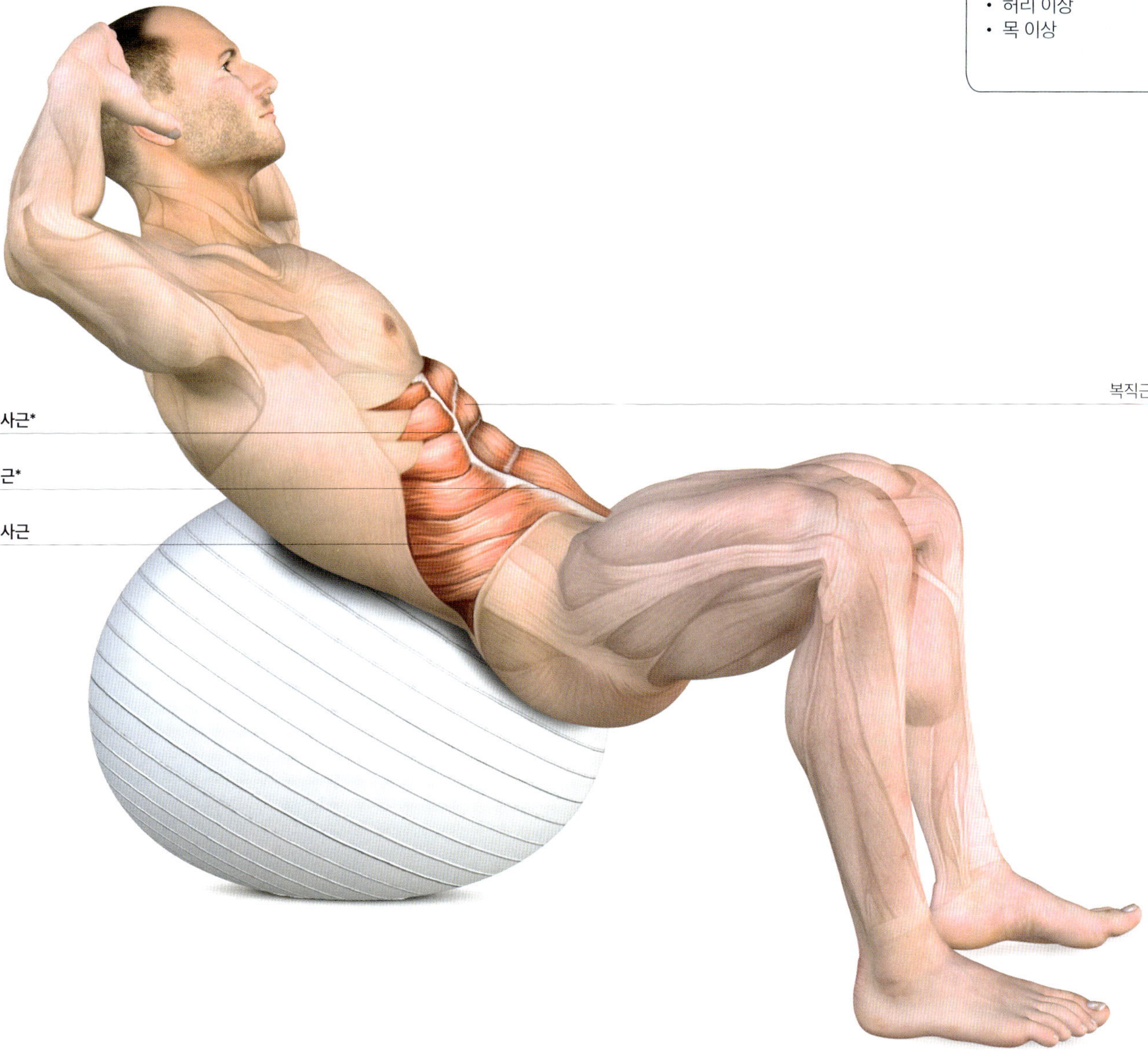

단계
- 중급

시간
- 3분

효과
- 복부 강화
- 코어 안정화

주의사항
- 허리 이상
- 목 이상

내복사근*

복횡근*

외복사근

복직근

117

리버스 크런치 Reverse Crunch

리버스 크런치는 복부 지방이 가장 많이 축적된 복직근의 가장 낮은 하부를 줄이는 데 매우 효과적입니다. 이 운동은 작게 움직일수록 좋고 동작은 작지만 집중해서 운동해야 합니다.

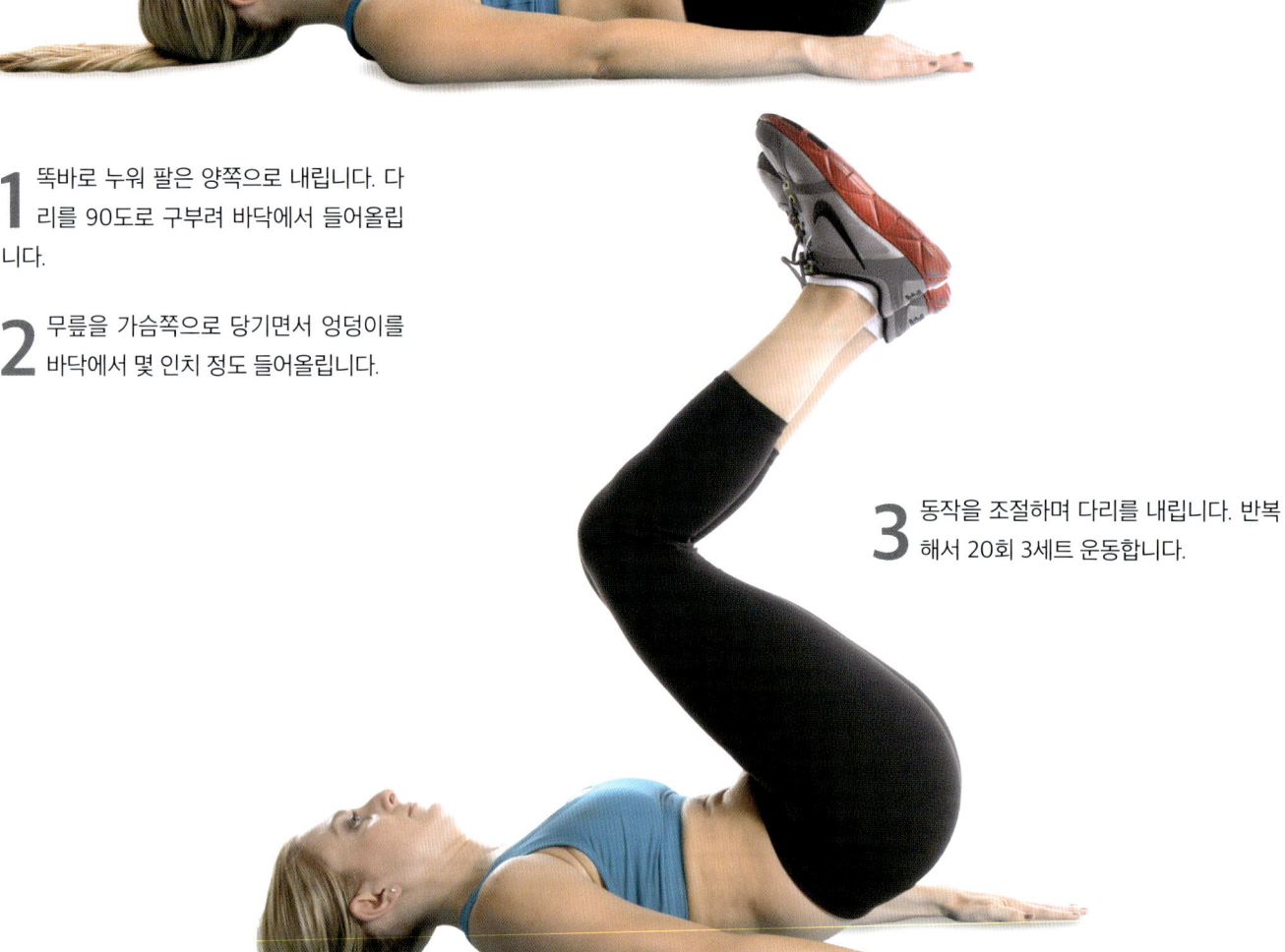

1 똑바로 누워 팔은 양쪽으로 내립니다. 다리를 90도로 구부려 바닥에서 들어올립니다.

2 무릎을 가슴쪽으로 당기면서 엉덩이를 바닥에서 몇 인치 정도 들어올립니다.

3 동작을 조절하며 다리를 내립니다. 반복해서 20회 3세트 운동합니다.

리버스 크런치 • 코어 강화운동

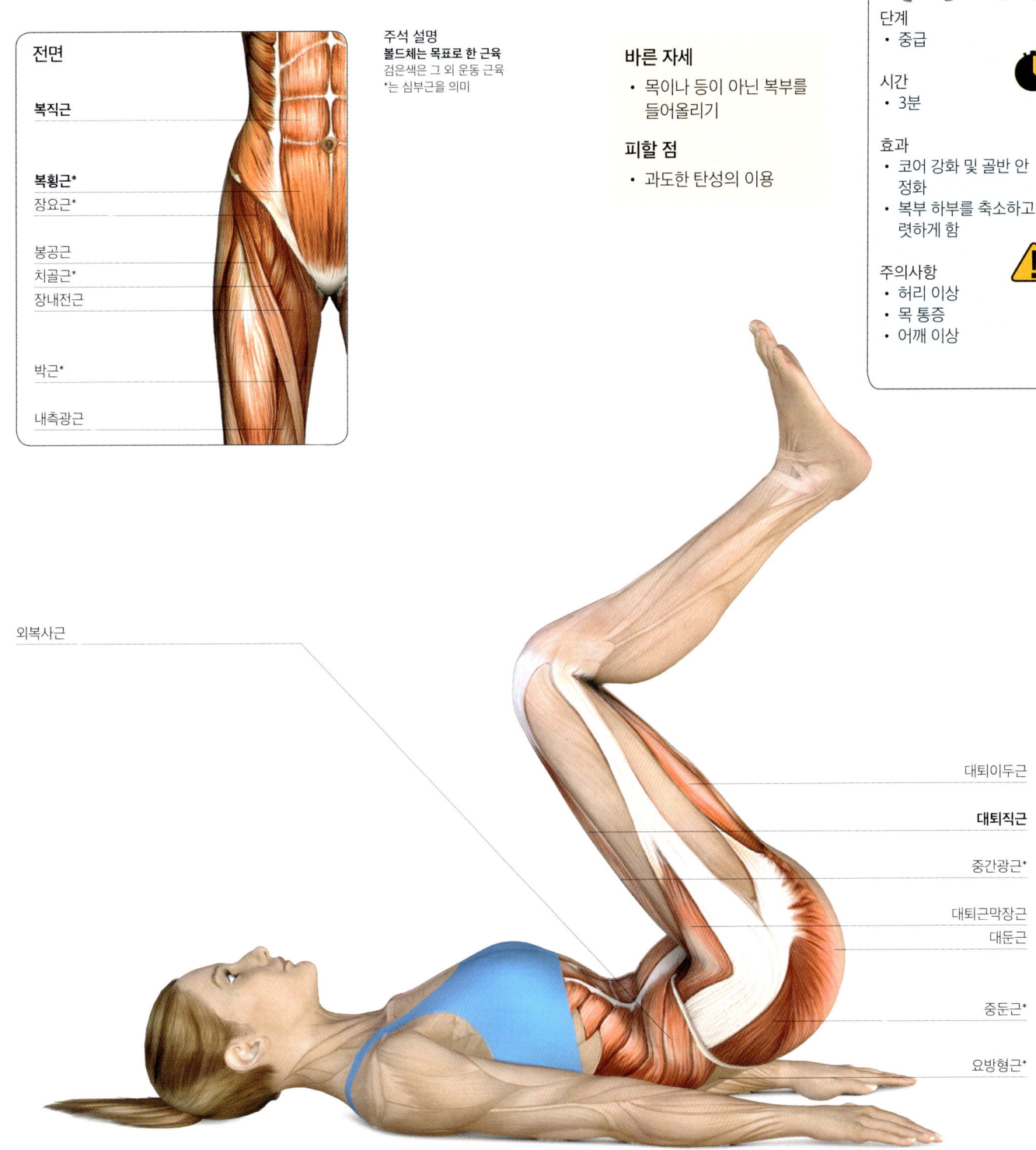

전면

복직근

복횡근*
장요근*

봉공근
치골근*
장내전근

박근*

내측광근

주석 설명
볼드체는 목표로 한 근육
검은색은 그 외 운동 근육
*는 심부근을 의미

바른 자세
- 목이나 등이 아닌 복부를 들어올리기

피할 점
- 과도한 탄성의 이용

단계
- 중급

시간
- 3분

효과
- 코어 강화 및 골반 안정화
- 복부 하부를 축소하고 뚜렷하게 함

주의사항
- 허리 이상
- 목 통증
- 어깨 이상

외복사근

대퇴이두근

대퇴직근

중간광근*

대퇴근막장근

대둔근

중둔근*

요방형근*

119

메디신 볼 크게 회전하기
Big Circles with Medicine Ball

메디신 볼 크게 회전하기는 전면 코어를 운동하는 데 매우 효과적입니다. 운동 범위 전반에 걸쳐 전면 코어 근육이 사용되죠.

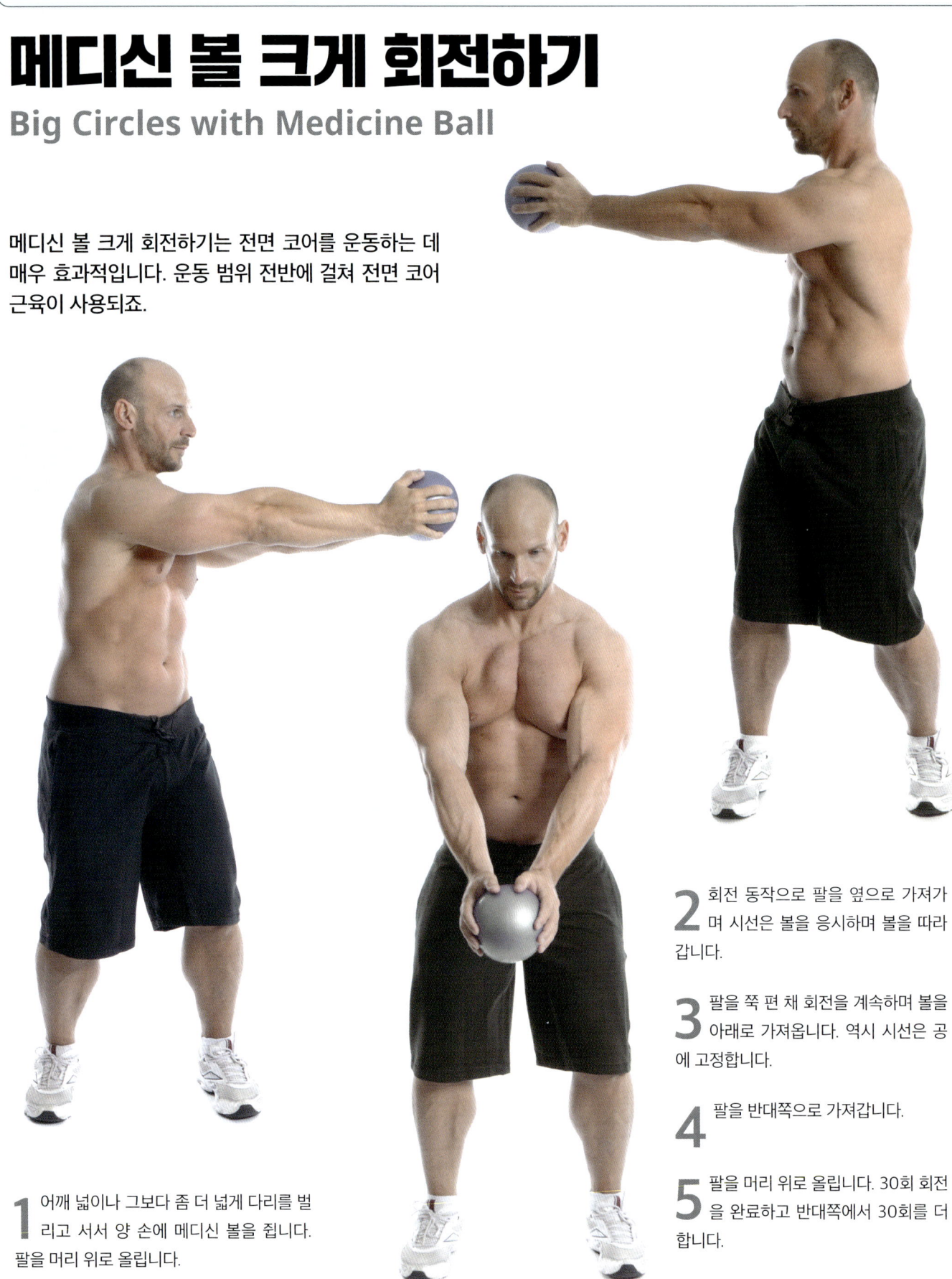

1 어깨 넓이나 그보다 좀 더 넓게 다리를 벌리고 서서 양 손에 메디신 볼을 쥡니다. 팔을 머리 위로 올립니다.

2 회전 동작으로 팔을 옆으로 가져가며 시선은 볼을 응시하며 볼을 따라갑니다.

3 팔을 쭉 편 채 회전을 계속하며 볼을 아래로 가져옵니다. 역시 시선은 공에 고정합니다.

4 팔을 반대쪽으로 가져갑니다.

5 팔을 머리 위로 올립니다. 30회 회전을 완료하고 반대쪽에서 30회를 더 합니다.

메디신 볼 크게 회전하기 • 코어 강화운동

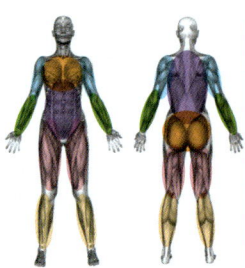

단계
- 초급

시간
- 6-12분

효과
- 복부 축소 및 선명 화

주의사항
- 허리 이상
- 어깨 이상

주석 설명
볼드체는 목표로 한 근육
검은색은 그 외 운동 근육
*는 심부근을 의미

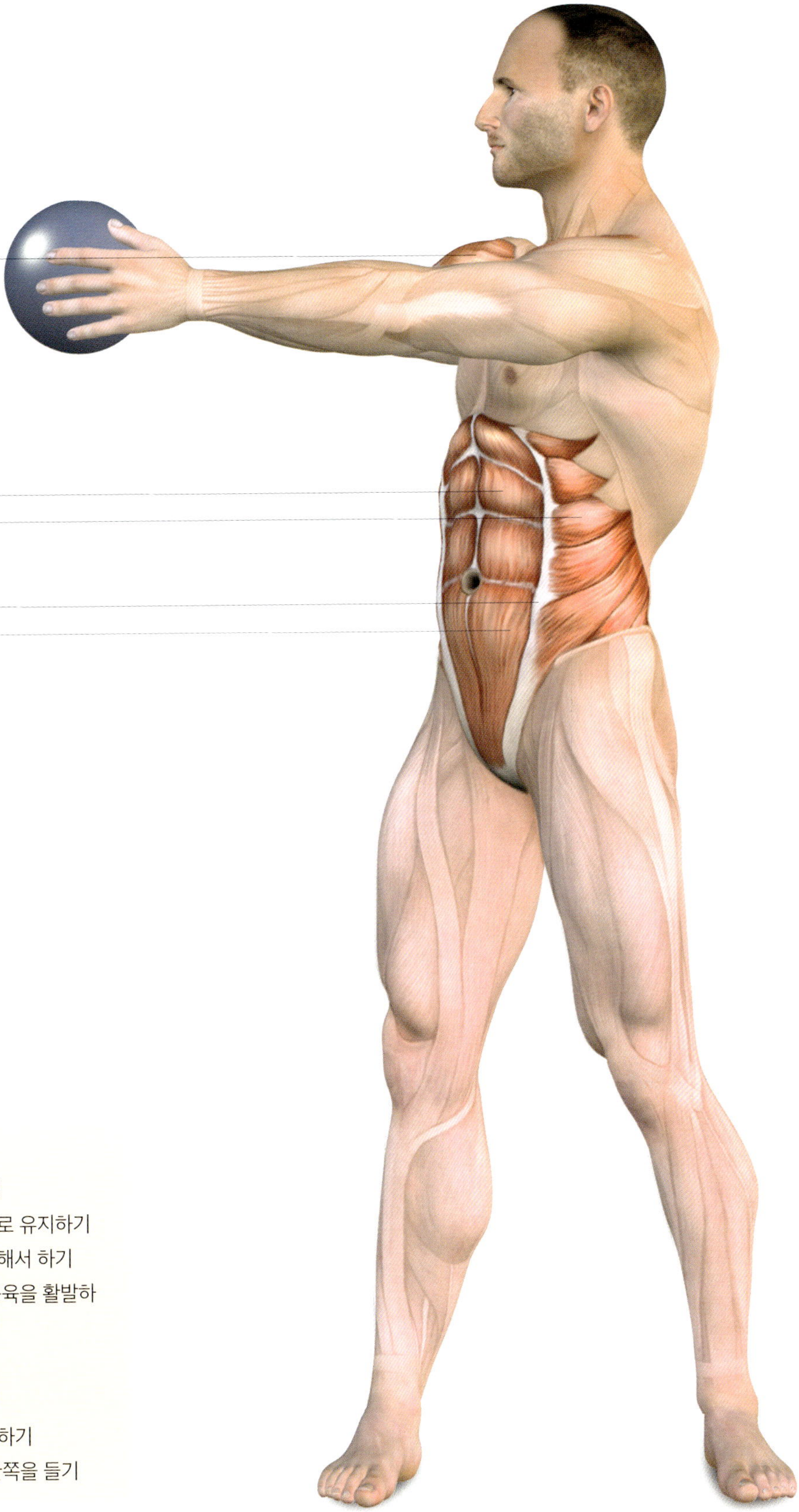

전면삼각근

복직근
외복사근

내복사근*
복횡근*

바른 자세
- 팔을 쭉 펴기
- 상체를 똑바로 유지하기
- 동작을 조절해서 하기
- 전면 코어 근육을 활발하게 사용하기

피할 점
- 팔을 굽히기
- 성급히 동작하기
- 발의 어느 한쪽을 들기

메디신 볼 슬램 Medicine Ball Slam

메디신 볼 슬램을 바른 자세로 수행하면 어깨 근육이 강하게 운동되는 걸 실감할 겁니다. 이 역동적인 동작에 너무 열중해서 코어 근육을 소홀히 하지 않도록 주의하세요. 운동 내내 강하게 사용해야 합니다.

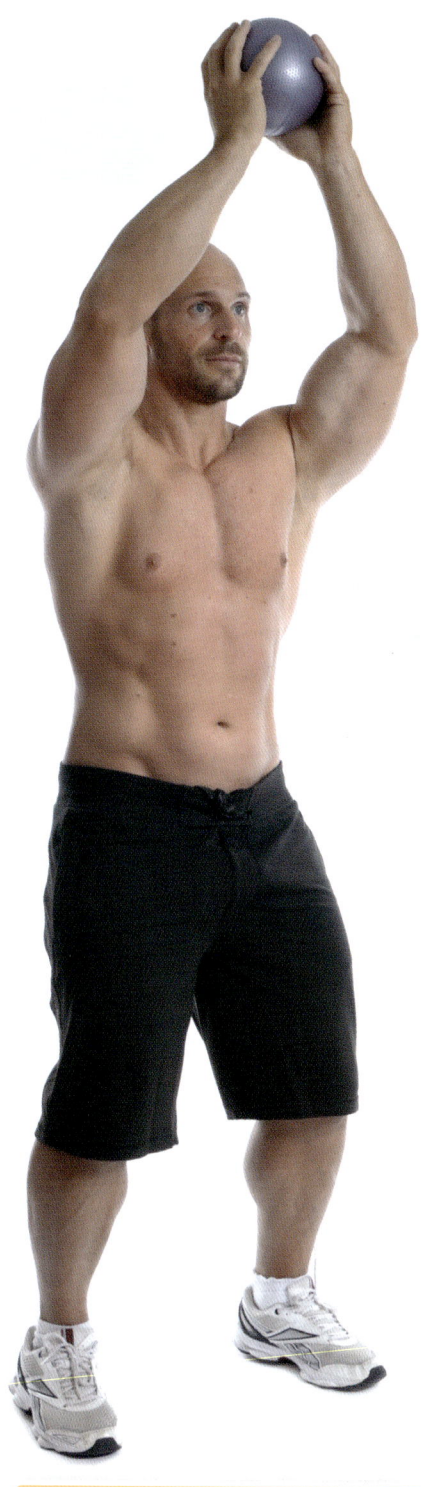

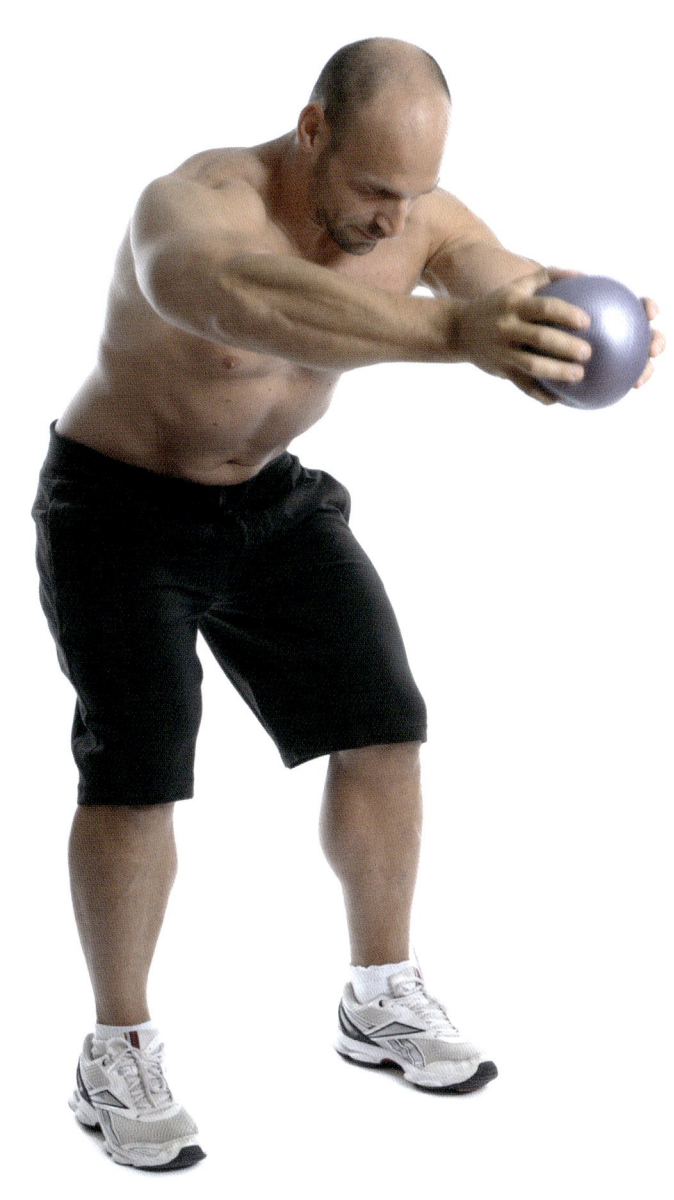

1 똑바로 서서 양 손에 메디신 볼을 쥐고 발은 어깨넓이나 그보다 약간 더 벌립니다. 팔을 머리 위로 올립니다.

2 등은 가능한 한 반듯이 펴며 무릎은 굽히고 엉덩이는 약간 내밀며 메디신 볼을 어깨 높이로 내립니다.

메디신 볼 슬램 • 코어 강화운동

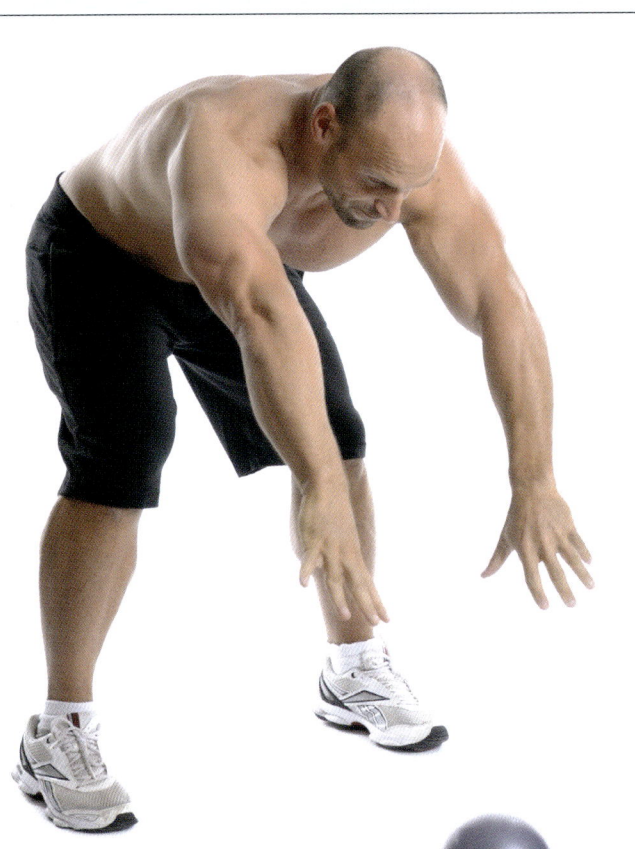

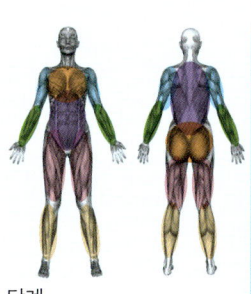

바른 자세
- 팔은 쭉 펴기
- 상체는 똑바로 유지하기
- 볼의 움직임에 시선을 고정해서 따라가기
- 발은 바닥에 고정하기

피할 점
- 팔을 굽히기
- 발의 어느 한쪽을 들기
- 어느 한쪽으로 상체를 비틀기
- 목의 과도한 회전

단계
- 중급

시간
- 3분

효과
- 등, 가슴, 어깨 근육 강화
- 코어 강화 및 안정화

주의사항
- 등 이상
- 어깨 이상

주석 설명
볼드체는 목표로 한 근육
검은색은 그 외 운동 근육
*는 심부근을 의미

3 상체를 바닥으로 향하며 볼을 강하게 아래로 던집니다.

4 볼을 주은 후 다시 머리 위로 올립니다. 20회 3세트를 반복합니다.

광배근

비복근
비장근

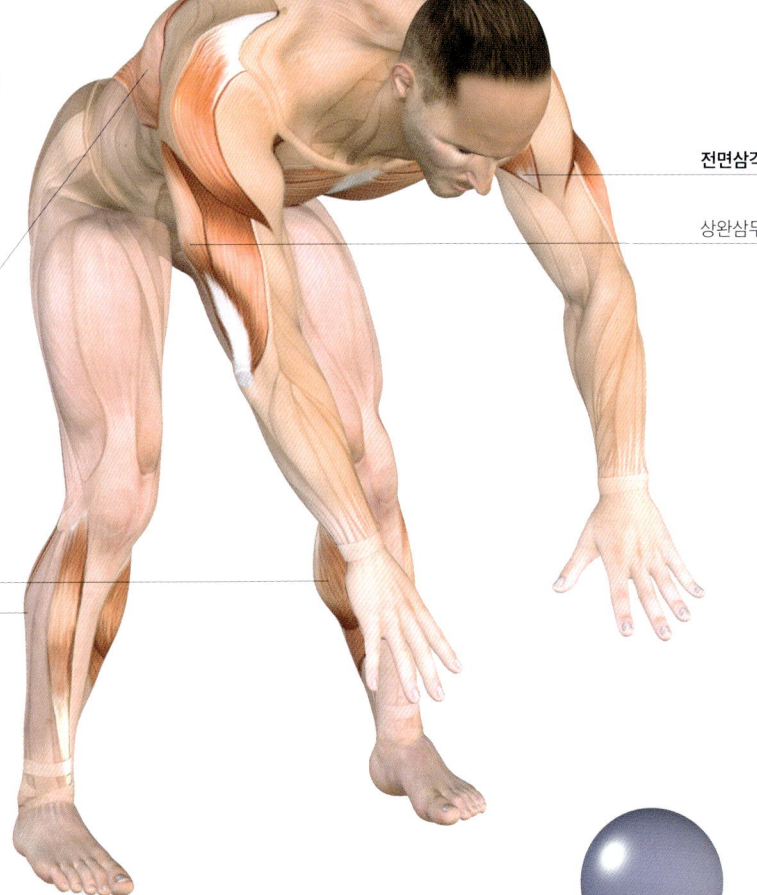

전면삼각근
상완삼두근

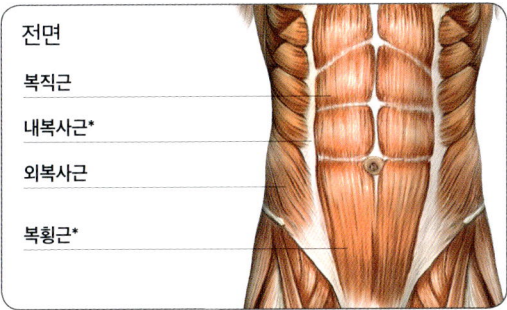

전면
복직근
내복사근*
외복사근
복횡근*

밴드로 하는 무릎 자세 크런치
Kneeling Crunch with Band

밴드로 하는 무릎 자세 크런치는 코어 근육을 사용하고 강화하기 위해 탄력 밴드를 활용합니다. 이 운동에서는 자세가 매우 중요해요. 복부 위주로 움직이며 다른 부위는 고정한 채 일직선을 유지해야 최고의 효과를 볼 수 있습니다.

1 가까운 고정된 물건에 탄력 밴드를 건 후 양 손잡이를 두 손으로 잡습니다. 매트에 무릎 꿇어 앉고 뒤꿈치는 세웁니다. 팔꿈치를 세워 손잡이를 귀 옆에서 잡습니다.

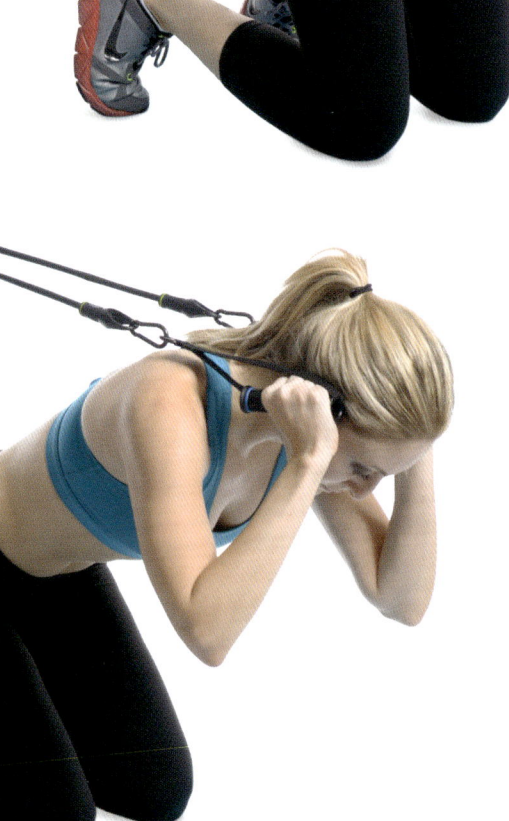

2 복부를 사용하여 엉덩이에서 상체가 완전히 펴질 때까지 앞으로 숙입니다.

3 처음 자세로 돌아가 25회 3세트 반복합니다.

바른 자세
- 손을 귀 옆에 유지하기
- 상체를 똑바로 유지하기
- 복부를 많이 사용하기

피할 점
- 등을 심하게 굽히기
- 몸통을 어느 한 쪽으로 비틀기

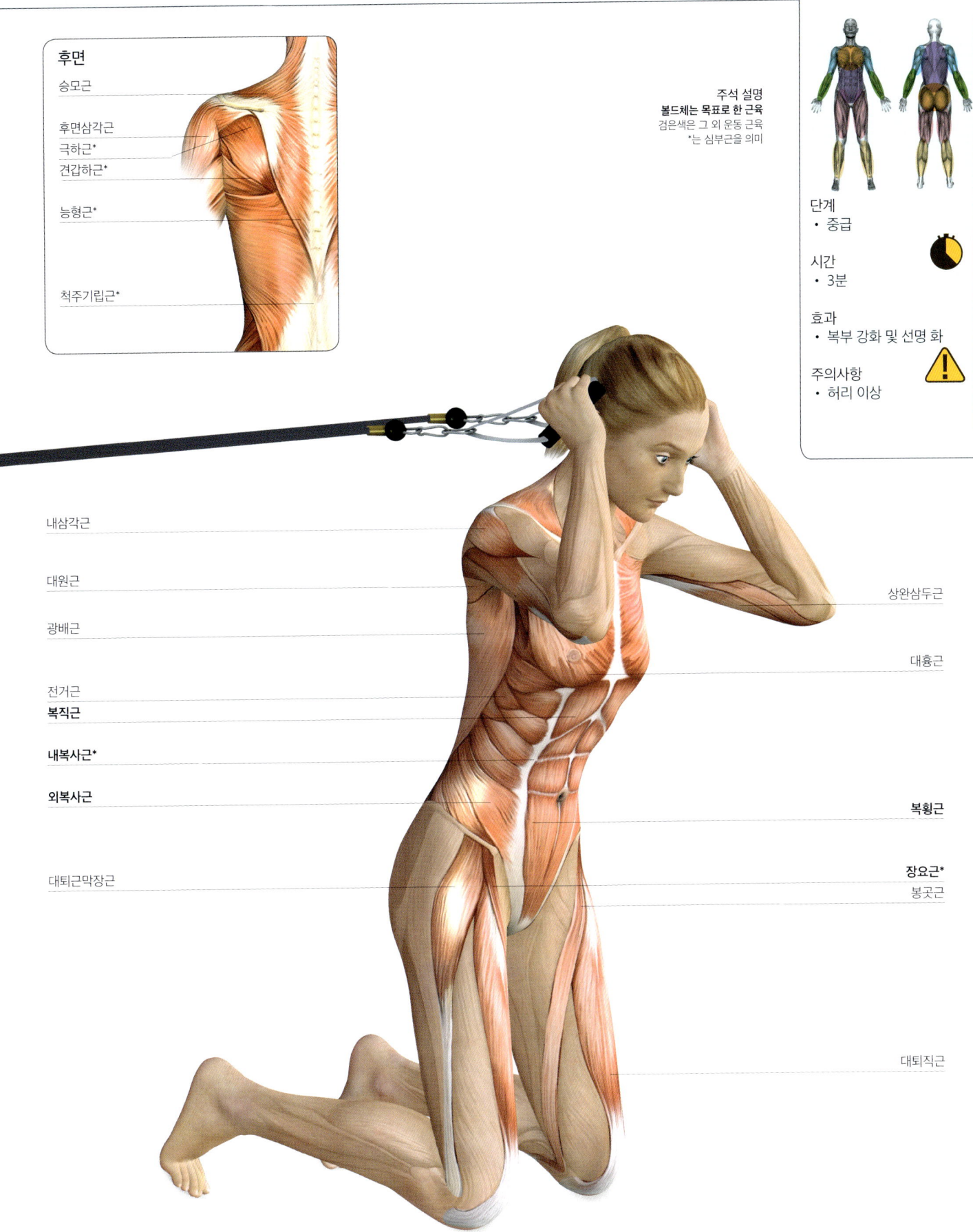

> 코어 운동 교과서

한 팔 밴드 당기기 One-Armed Band Pull

한 팔 밴드 당기기는 전면 코어의 강화를 목표로 탄력 밴드를 사용합니다. 잡아당기는 동작은 등과 특히 광배근에 효과가 좋습니다.

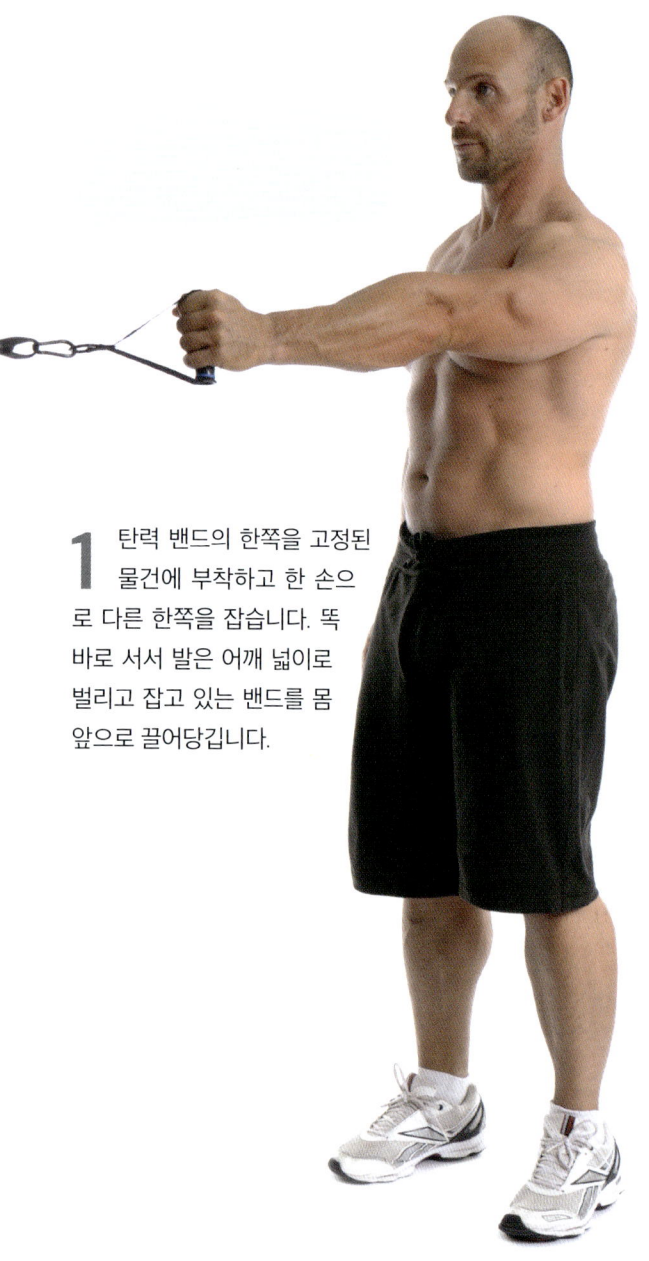

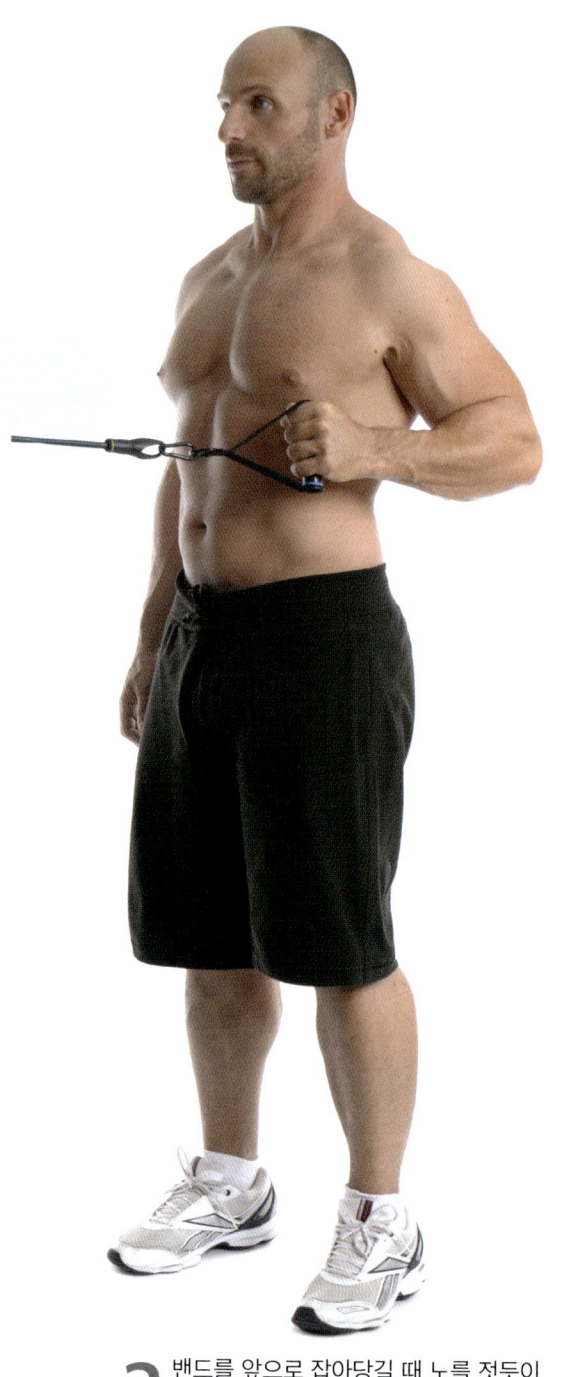

1 탄력 밴드의 한쪽을 고정된 물건에 부착하고 한 손으로 다른 한쪽을 잡습니다. 똑바로 서서 발은 어깨 넓이로 벌리고 잡고 있는 밴드를 몸 앞으로 끌어당깁니다.

2 밴드를 앞으로 잡아당길 때 노를 젓듯이 팔꿈치를 굽힙니다. 밴드가 가슴 바로 밑으로 올 때까지 계속 당깁니다.

3 팔을 쭉 뻗은 시작 자세로 돌아온 다음 15회 반복합니다. 밴드를 다른 손으로 바꿔 잡으며 반대쪽도 반복합니다. 각 15회씩 3세트 운동합니다.

바른 자세	피할 점
• 상체를 똑바로 유지하기	• 상체 비틀기
• 발을 바닥에 고정하기	• 성급히 동작하기

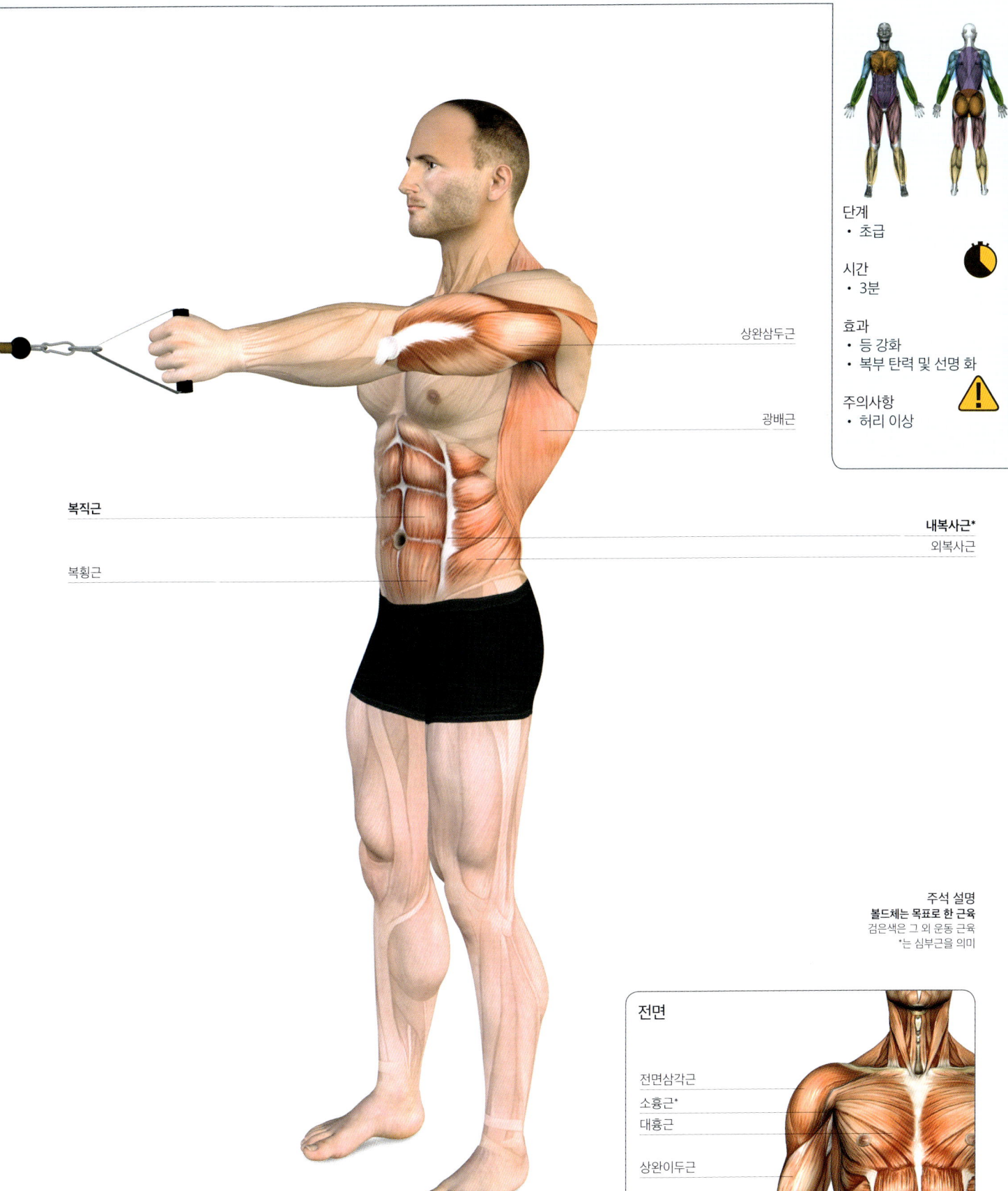

펭귄 크런치 Penguin Crunch

'펭귄 뒤꿈치 닿기'라고도 불리는 펭귄 크런치는 사근을 타깃으로 합니다. 이 운동은 복부의 측면 동작을 함께 수행하기 때문에 수영이나 다이빙처럼 회전을 필요로 하는 모든 운동을 위한 훌륭한 준비 운동이 될 수 있습니다.

1. 등을 대고 누워 머리를 듭니다. 팔은 아래로 쭉 뻗고 바닥에서 올립니다.

2. 한손 찌르기 동작을 하며 몸을 일으킨 후 제자리로 돌아갑니다.

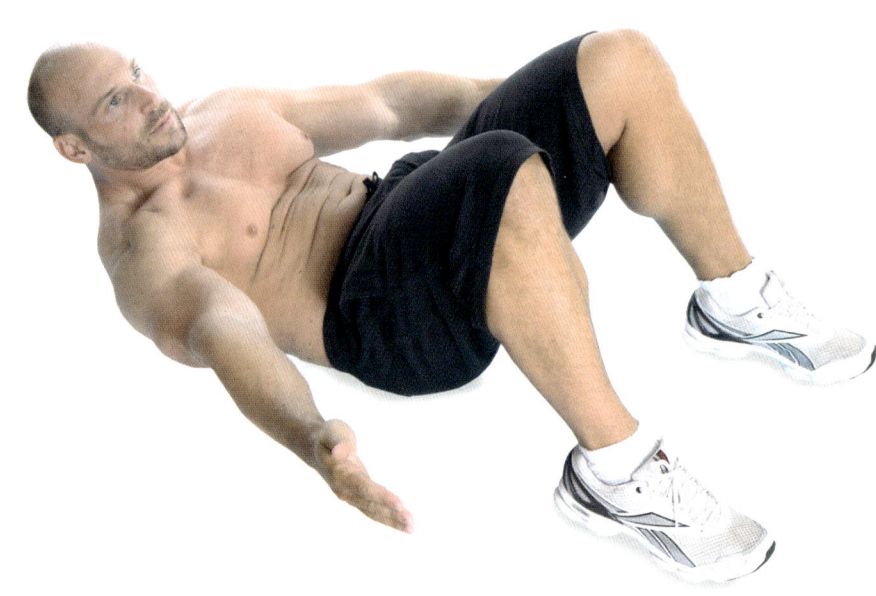

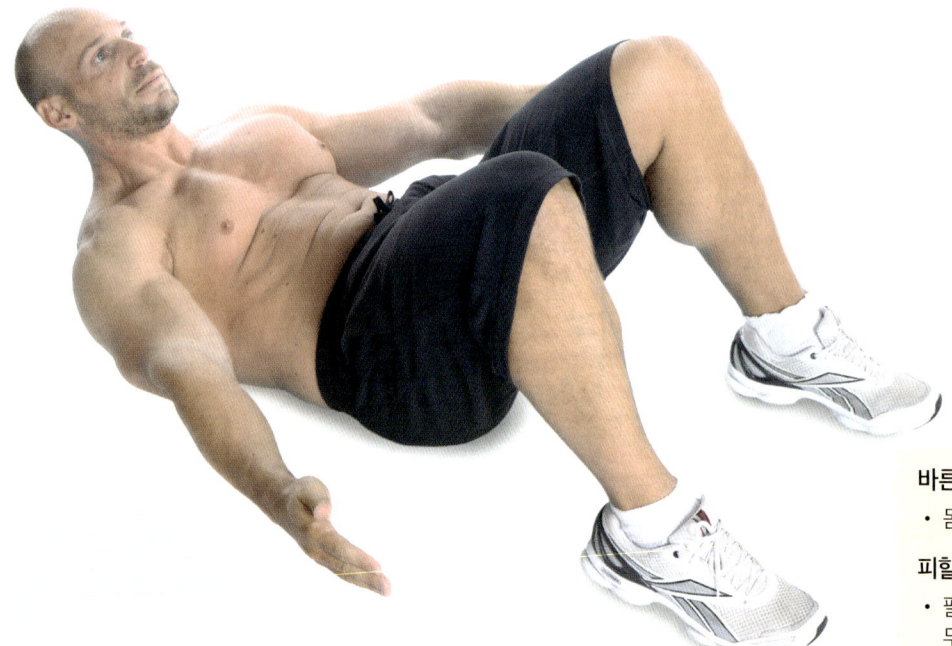

바른 자세
- 몸을 일으킬 때 복부 부위를 이용하기.

피할 점
- 팔을 지나치게 높이 세워 운동 근육에 무리가 가기

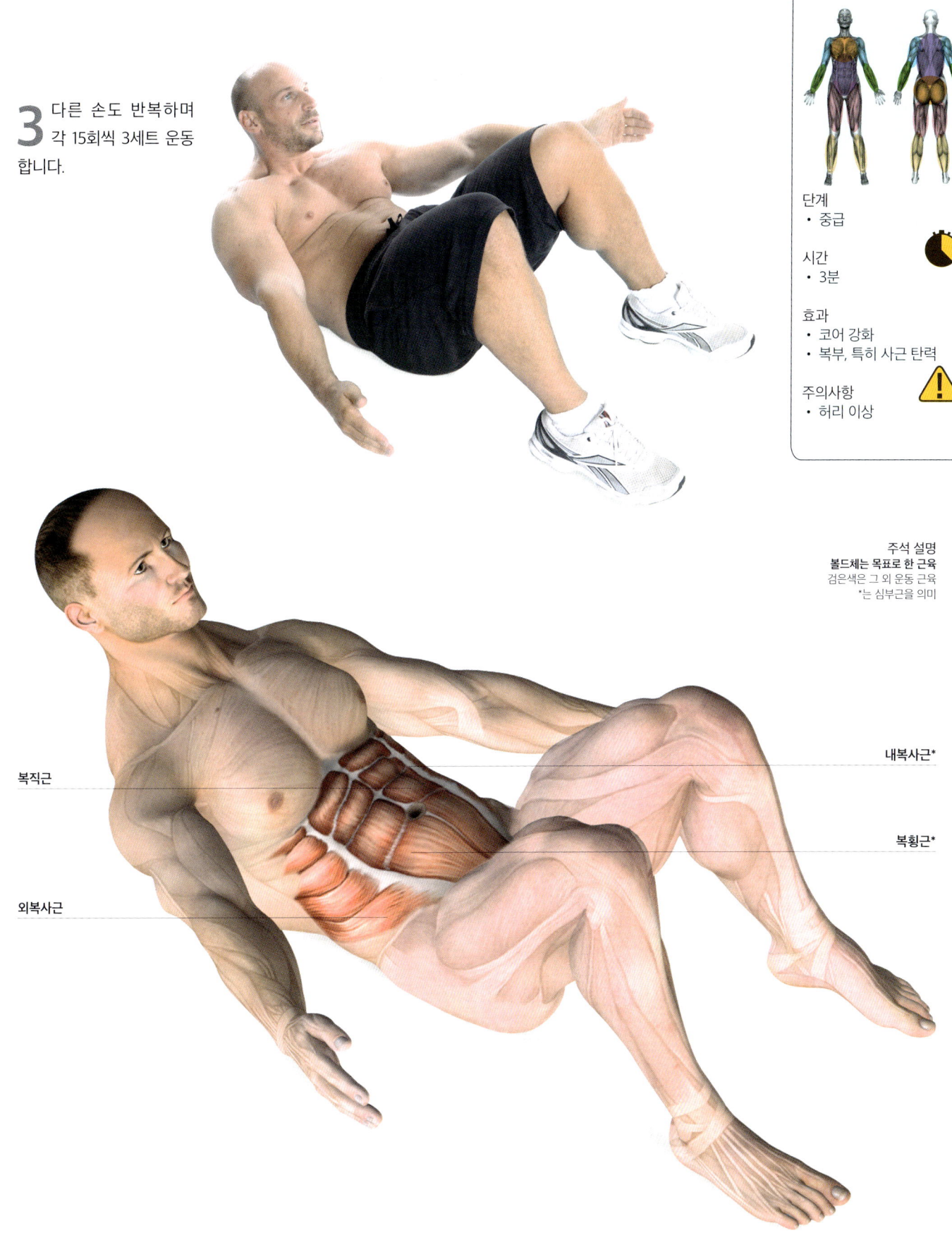

밴드를 이용한 우드 찹 Wood Chop with Band

밴드를 이용한 우드 찹은 사근 강화에 효과적인 운동입니다. 밴드의 사용으로 동작의 내구성 요소가 더해지고 운동 결과도 더 향상되죠.

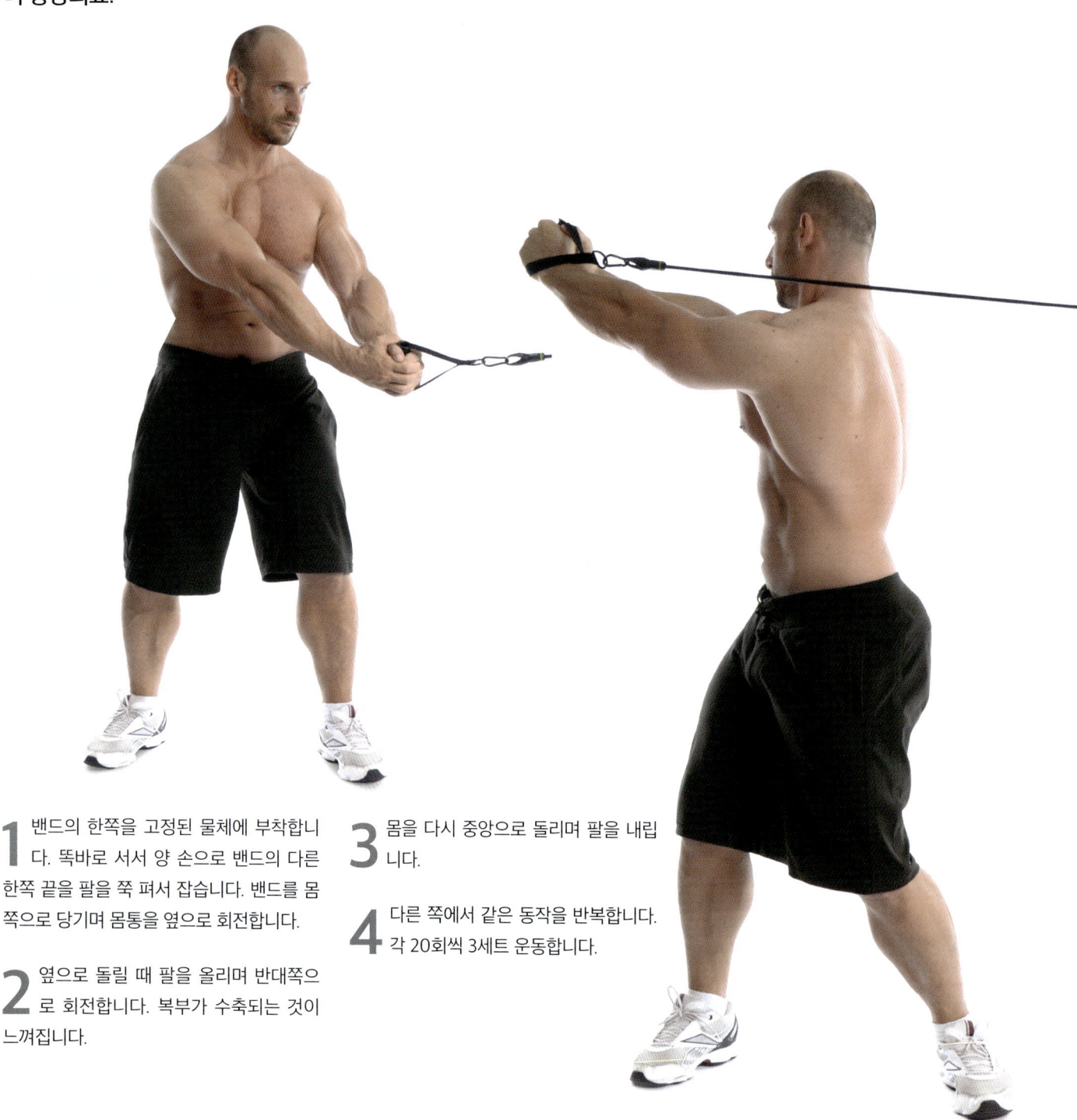

1 밴드의 한쪽을 고정된 물체에 부착합니다. 똑바로 서서 양 손으로 밴드의 다른 한쪽 끝을 팔을 쭉 펴서 잡습니다. 밴드를 몸 쪽으로 당기며 몸통을 옆으로 회전합니다.

2 옆으로 돌릴 때 팔을 올리며 반대쪽으로 회전합니다. 복부가 수축되는 것이 느껴집니다.

3 몸을 다시 중앙으로 돌리며 팔을 내립니다.

4 다른 쪽에서 같은 동작을 반복합니다. 각 20회씩 3세트 운동합니다.

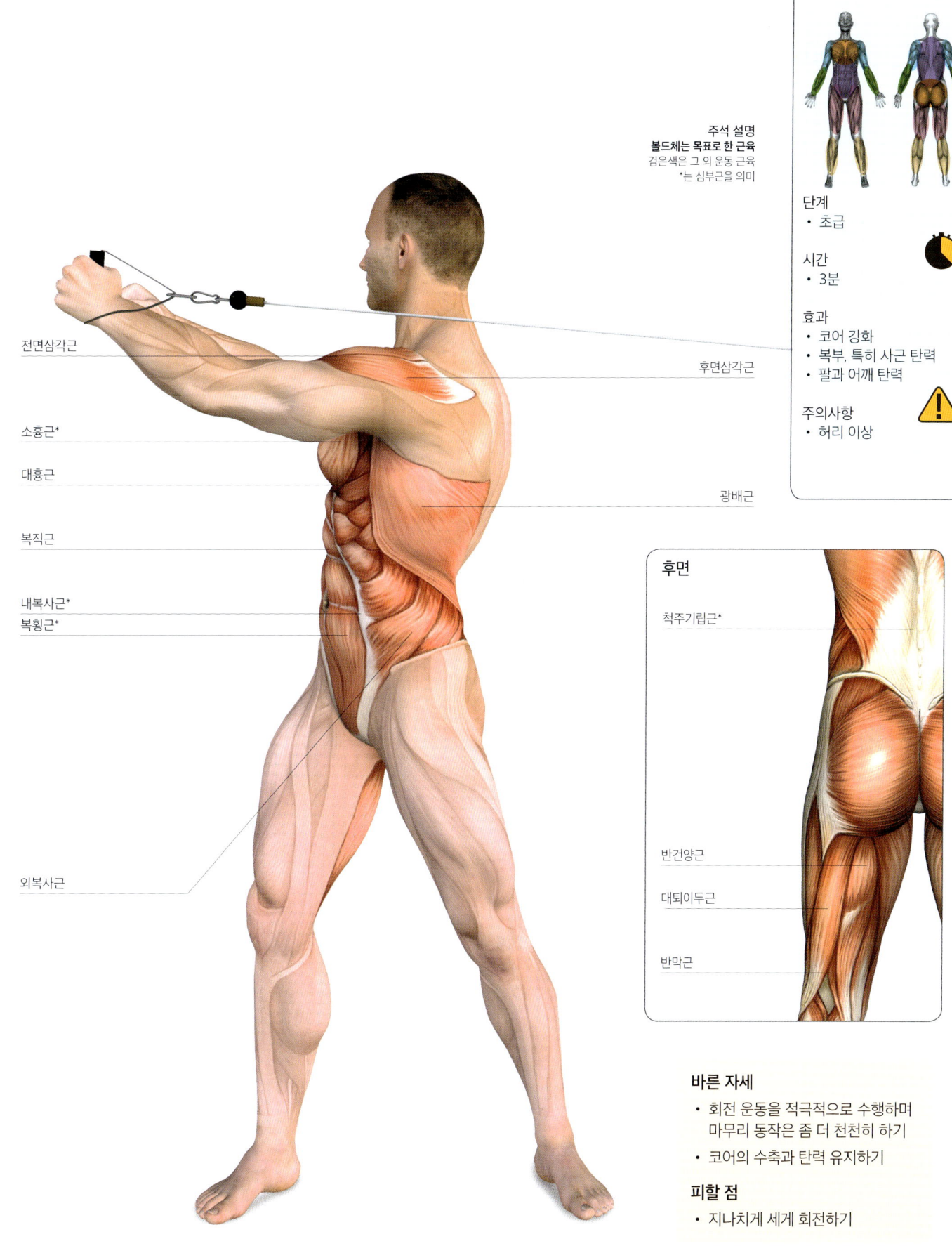

짐볼을 이용한 우드 찹
Wood Chop with Fitness Ball

짐볼을 이용한 우드 찹은 오랫동안 짐에서 수행 해온 또 다른 운동이죠. 여기에서 소개하는 우드 찹은 복근, 특히 사근 근육을 강화합니다. 이 운동은 팔과 어깨 근육에도 운동이 됩니다.

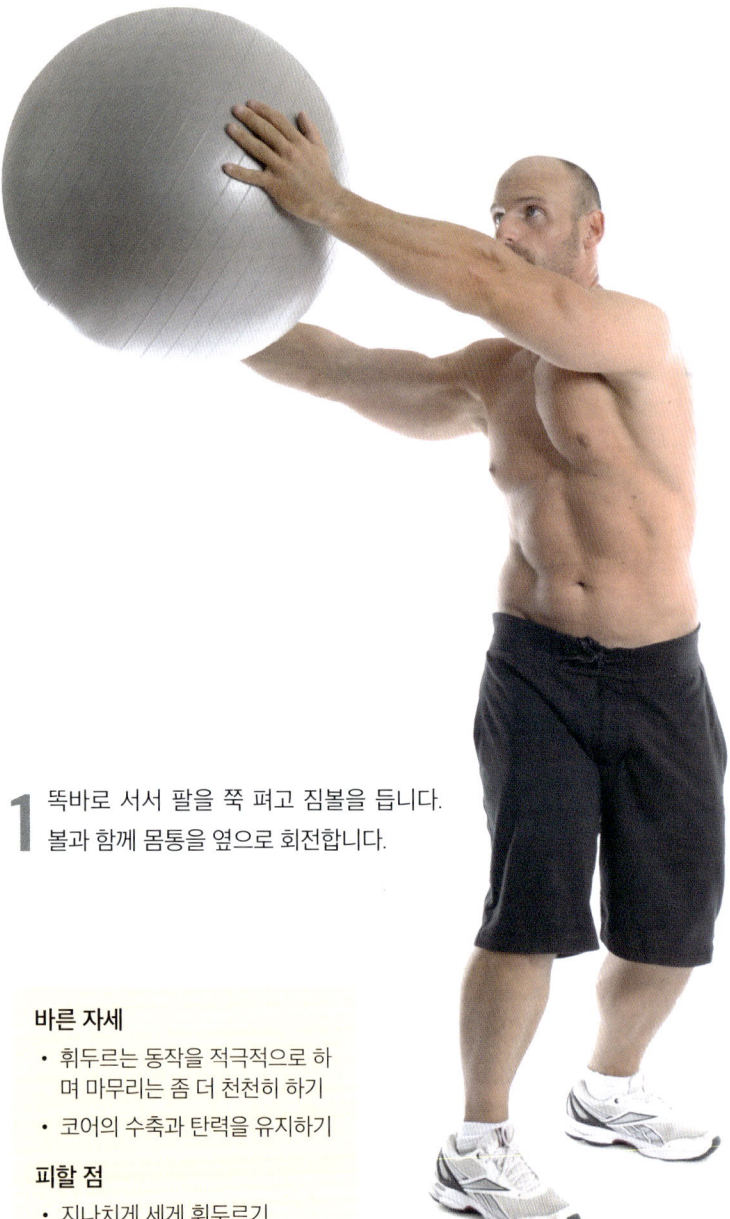
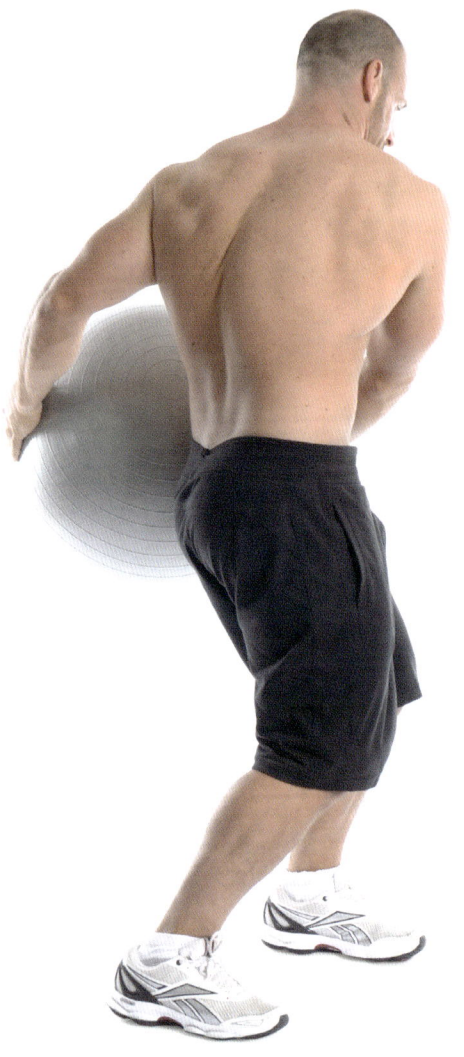

1. 똑바로 서서 팔을 쭉 펴고 짐볼을 듭니다. 볼과 함께 몸통을 옆으로 회전합니다.

2. 볼을 사선으로 내린 후 몸을 회전하며 야구방망이를 휘두르는 것처럼 볼을 다른 쪽으로 들어올립니다. 이 때 복부가 수축되는 것을 느낍니다.

3. 볼을 내리며 코어를 중앙으로 돌아오게 합니다.

4. 반대쪽에서 같은 동작을 반복합니다. 각 20회씩 3세트 운동합니다.

바른 자세
- 휘두르는 동작을 적극적으로 하며 마무리는 좀 더 천천히 하기
- 코어의 수축과 탄력을 유지하기

피할 점
- 지나치게 세게 휘두르기

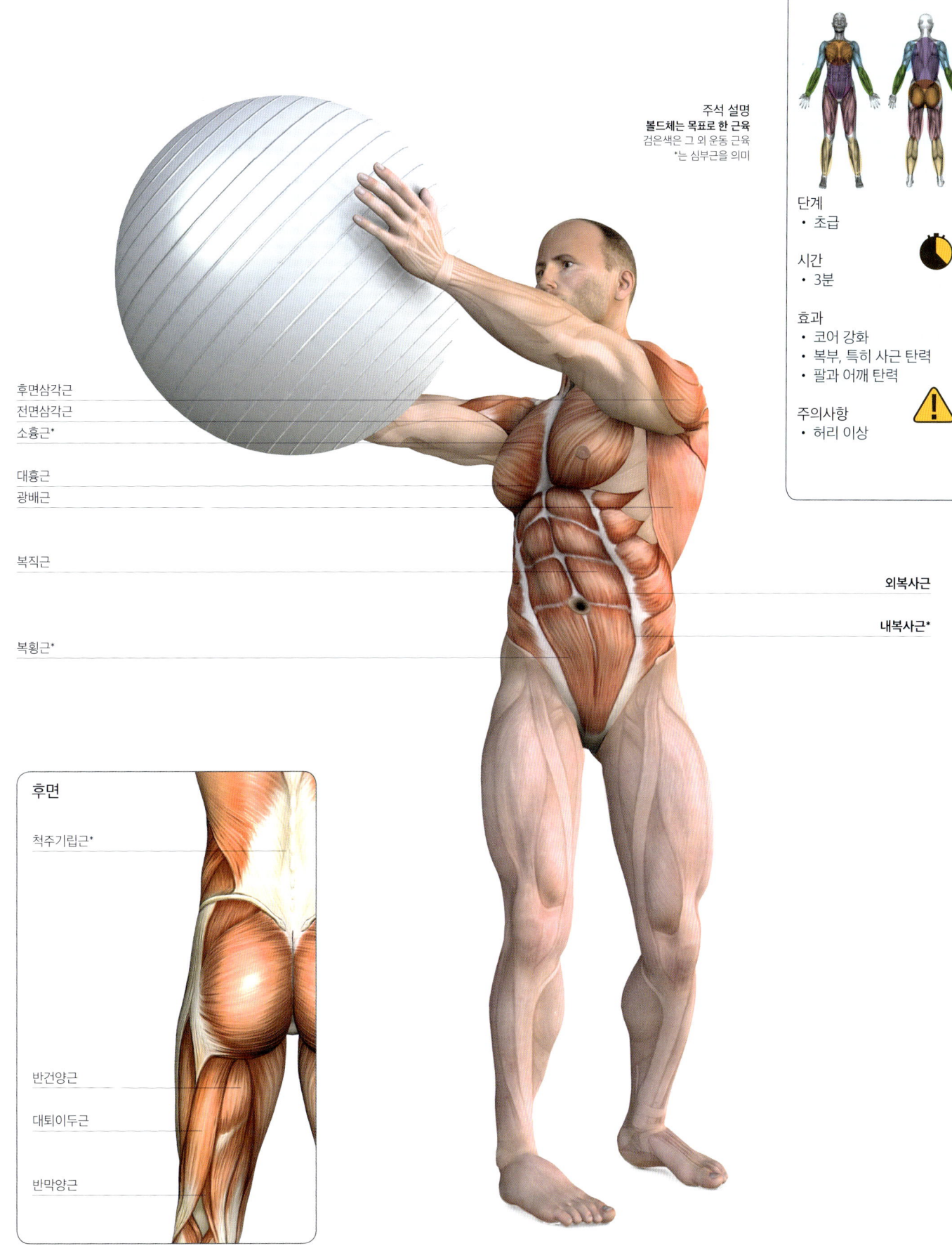

서서하는 메디신 볼 러시안 트위스트
Medicine Ball Standing Russian Twist

서서하는 메디신 볼 러시안 트위스트는 코어의 주요 근육을 강화하는 데 효과적입니다. 코어를 가능한 적극적으로 사용하는 한편 몸의 다른 부위들은 고정한 채 일직선을 유지하도록 해보세요.

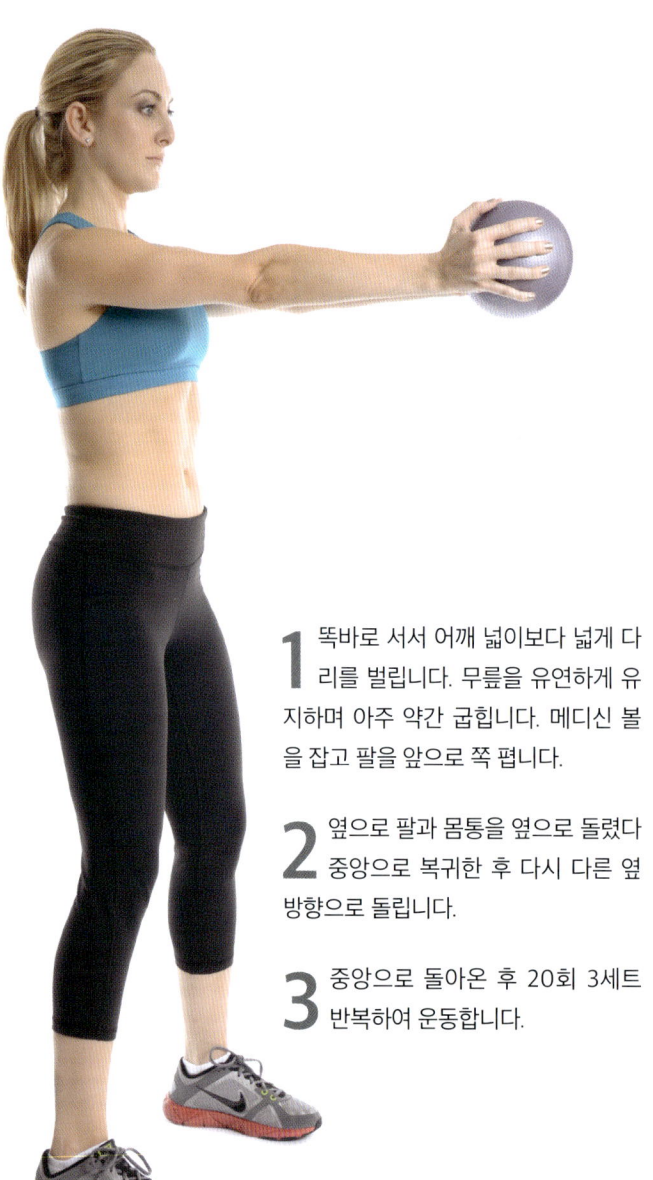
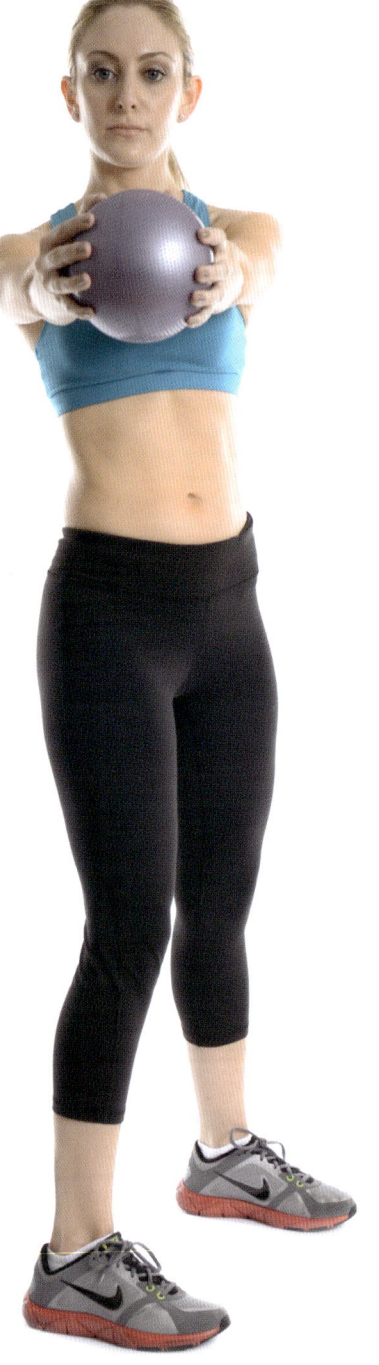

1. 똑바로 서서 어깨 넓이보다 넓게 다리를 벌립니다. 무릎을 유연하게 유지하며 아주 약간 굽힙니다. 메디신 볼을 잡고 팔을 앞으로 쭉 폅니다.

2. 옆으로 팔과 몸통을 옆으로 돌렸다 중앙으로 복귀한 후 다시 다른 옆 방향으로 돌립니다.

3. 중앙으로 돌아온 후 20회 3세트 반복하여 운동합니다.

서서하는 메디신 볼 러시안 트위스트 • 코어 강화운동

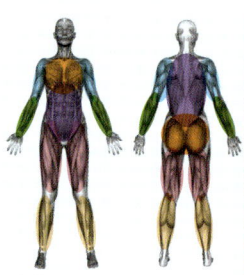

단계
- 초급

시간
- 3분

효과
- 코어 강화
- 복부, 특히 사근 탄력
- 팔과 어깨 탄력

주의사항
- 허리 이상

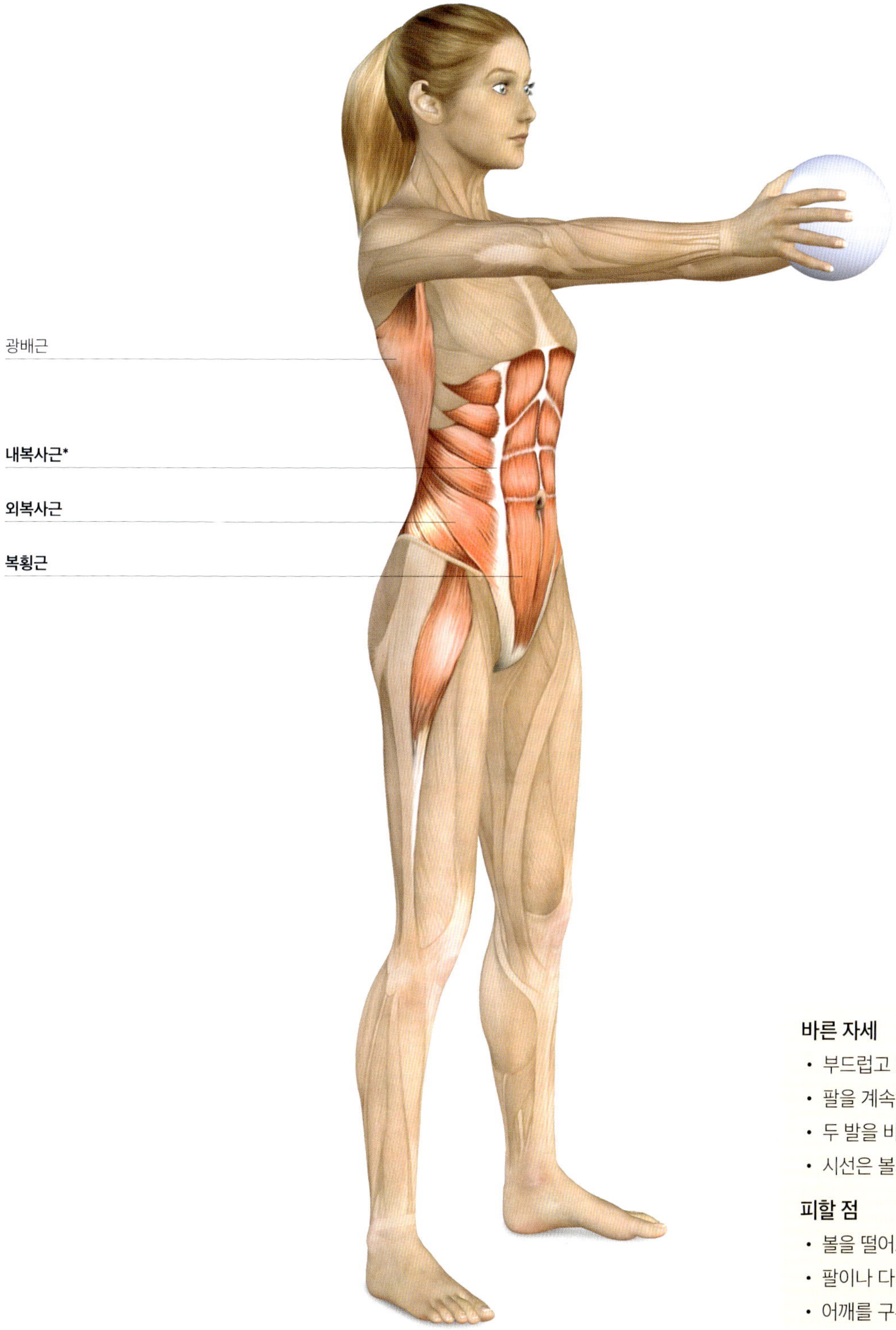

광배근

내복사근*

외복사근

복횡근

주석 설명
볼드체는 목표로 한 근육
검은색은 그 외 운동 근육
*는 심부근을 의미

바른 자세
- 부드럽고 조절하며 비틀기
- 팔을 계속해서 쭉 펴고 있기
- 두 발을 바닥에 고정하기
- 시선은 볼의 움직임에 고정하기

피할 점
- 볼을 떨어뜨리기
- 팔이나 다리에 지나치게 힘을 주기
- 어깨를 구부정하게 하거나 앞으로 숙이기

135

앉아서 하는 짐볼 러시안 트위스트
Fitness Ball Seated Russian Twist

앉아서 하는 짐볼 러시안 트위스트는 사근, 허리 신근, 복부를 포함한 코어의 주요한 근육 강화에 효과적입니다. 또 코어 안정화를 더욱 심화하죠.

1 다리를 벌려 앉은 후 팔을 쭉 펴서 짐볼을 듭니다. 코어를 활성화하기 위해 약간 뒤로 기댑니다.

2 등을 가능한 들지 않으며 좌우로 공을 회전합니다.

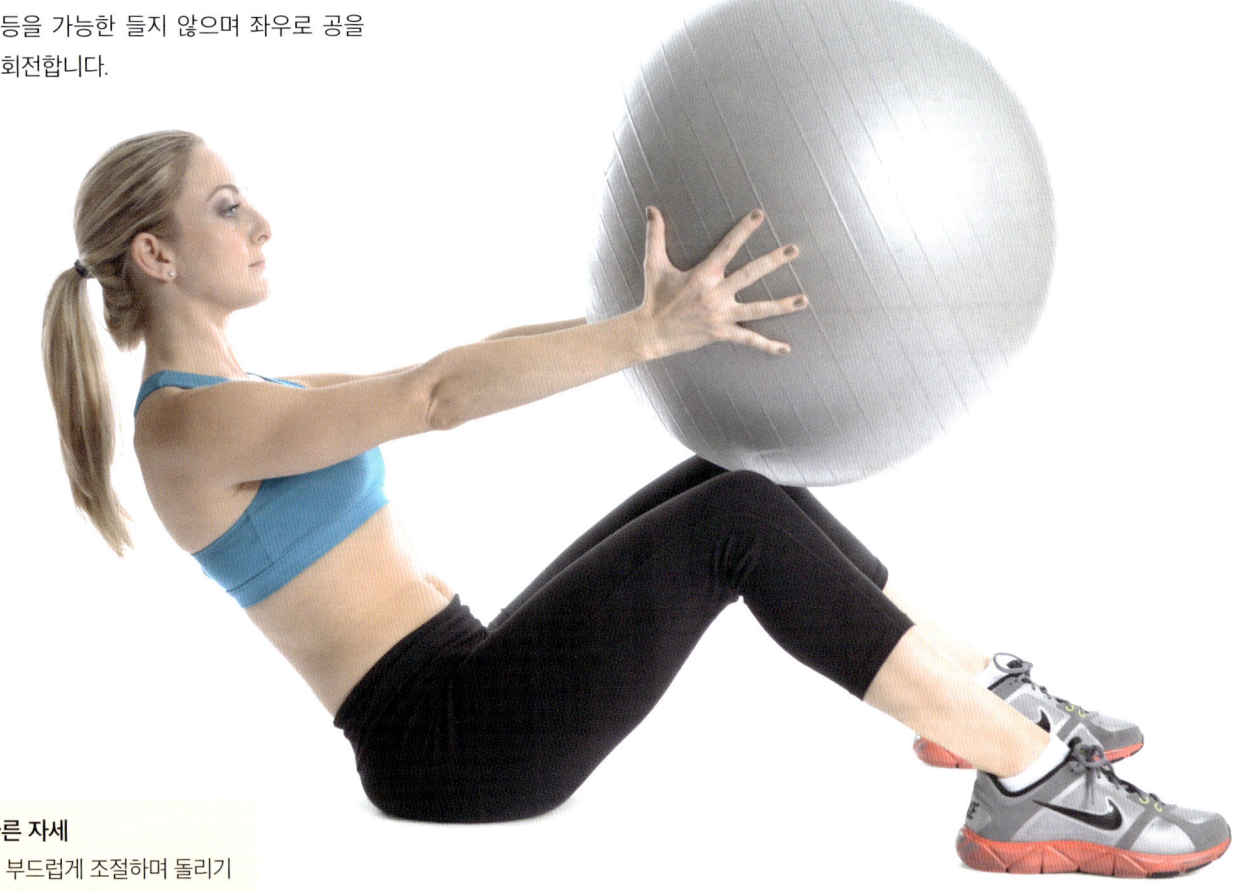

바른 자세
- 부드럽게 조절하며 돌리기

피할 점
- 등 굽히기
- 성급히 동작하기

앉아서 하는 짐볼 러시안 트위스트 • 코어 강화운동

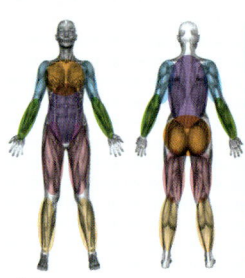

3 20회 3세트 반복합니다.

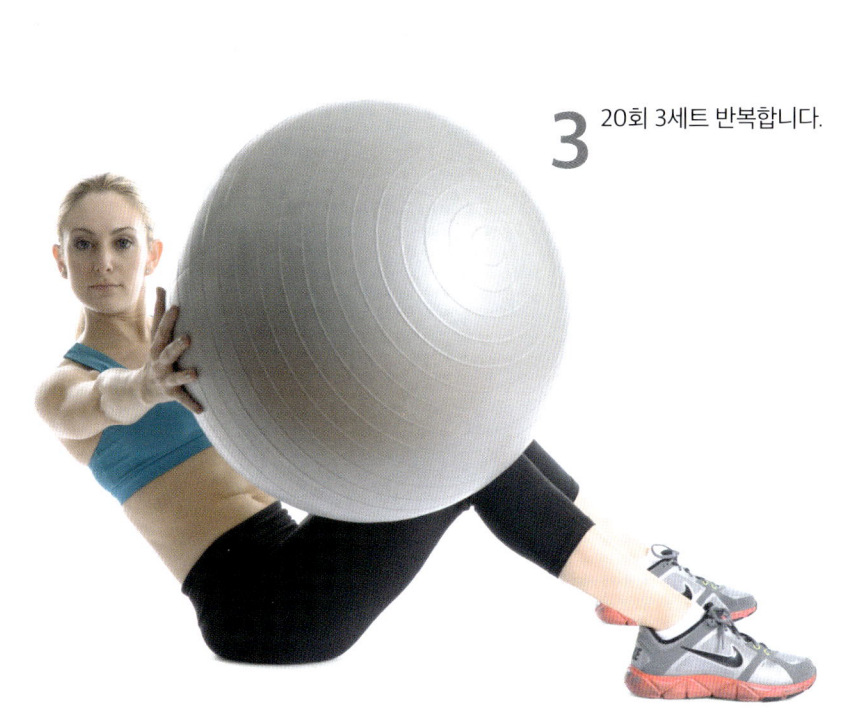

단계
- 중급

시간
- 3분

효과
- 코어 강화
- 복부 특히 사근 탄력
- 팔과 어깨 탄력

주의사항
- 허리 이상

주석 설명
볼드체는 목표로 한 근육
검은색은 그 외 운동 근육
*는 심부근을 의미

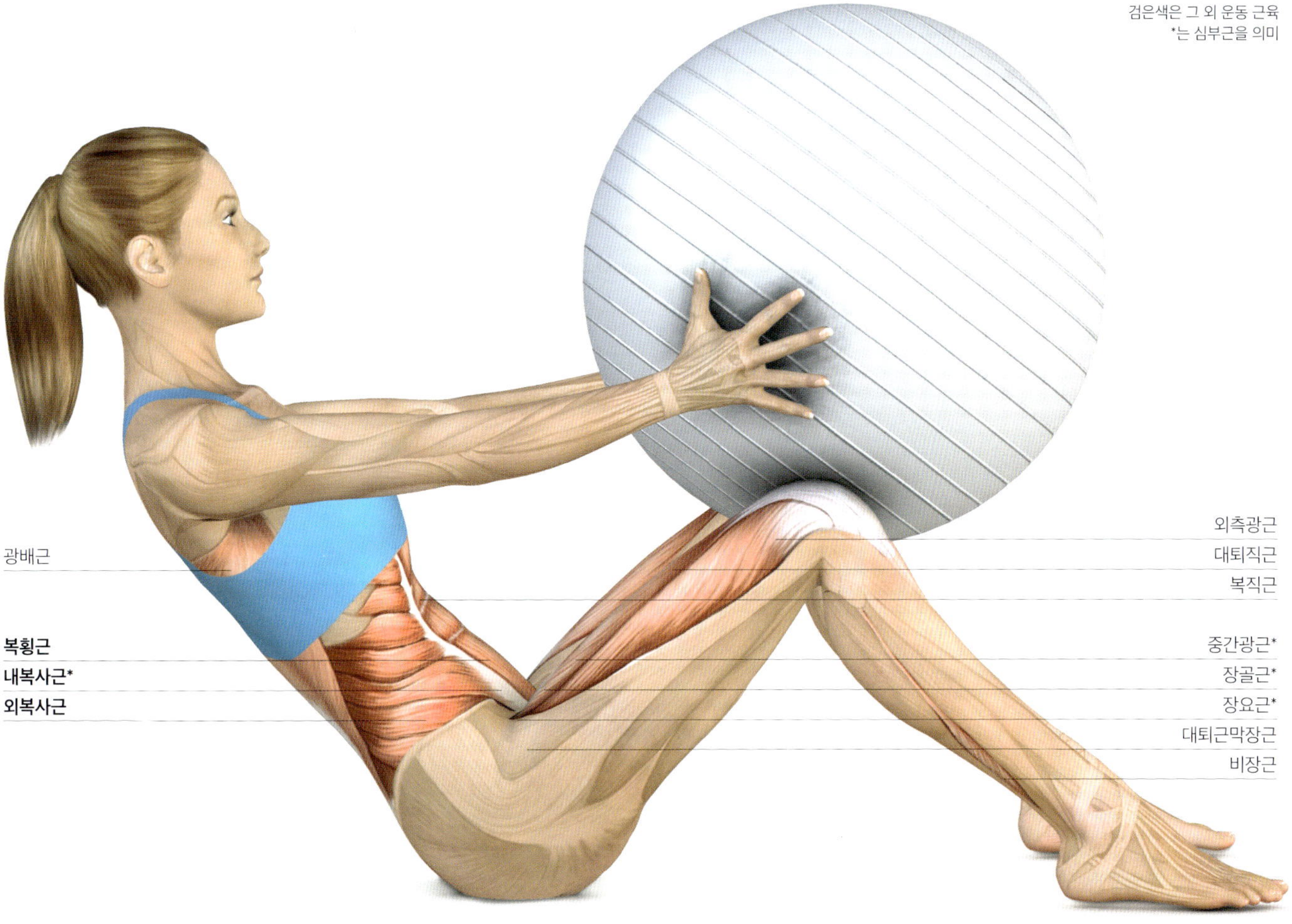

광배근

복횡근
내복사근*
외복사근

외측광근
대퇴직근
복직근

중간광근*
장골근*
장요근*
대퇴근막장근
비장근

137

짐볼 러시안 트위스트
Fitness Ball Russian Twist

짐볼 러시안 트위스트는 코어 강화 및 허리둘레 감소를 위한 재미있고 참신한 운동법입니다. 이 운동은 복부의 모든 부위 단련을 목표로 하지만 특히 사근에 중점을 두고 있죠.

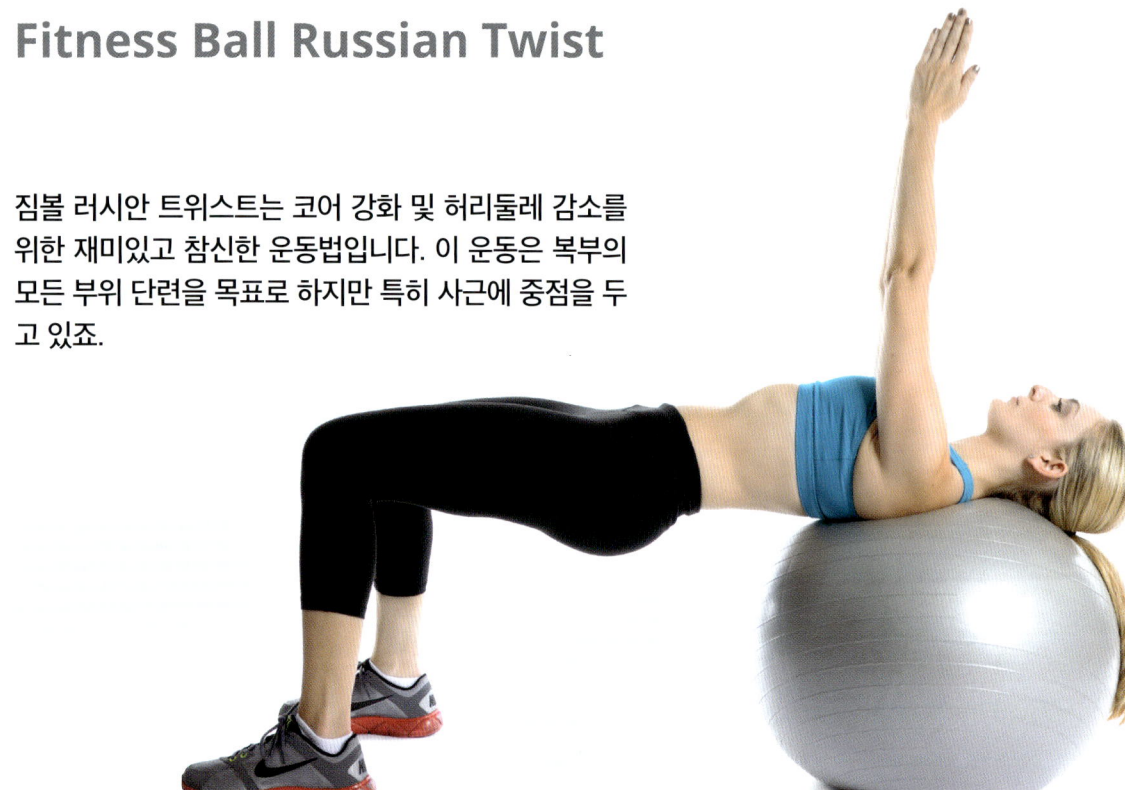

1 발을 어깨 넓이로 벌리고 짐볼 위에 앉습니다. 목에 받쳐질 때까지 볼을 앞으로 굴립니다. 팔을 가슴 위로 똑바로 쭉 폅니다.

2 상체와 팔을 옆으로 돌리는 한편 엉덩이도 같이 옆으로 돌립니다.

3 중앙으로 돌아옵니다.

바른 자세
- 조절하며 천천히 움직이기

피할 점
- 상체가 볼 위에서 받혀지지 않고 떨어지기

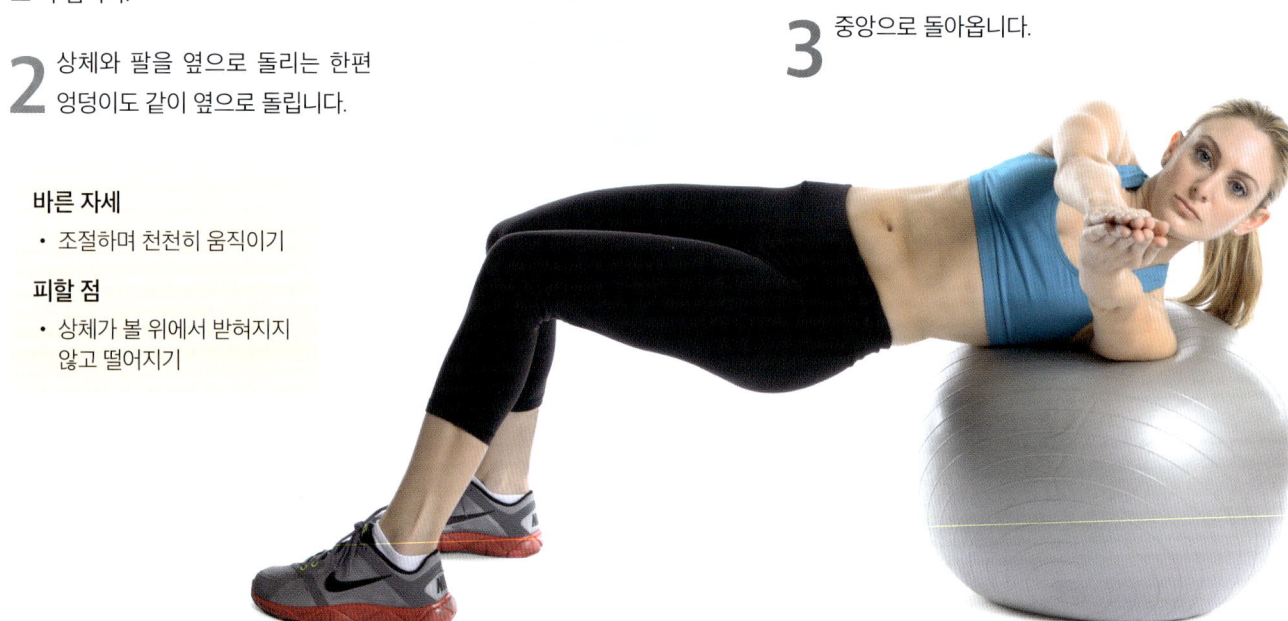

짐볼 러시안 트위스트 • 코어 강화운동

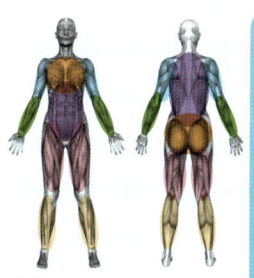

4 다른 쪽도 반복하며 각 15회씩 3세트 운동합니다.

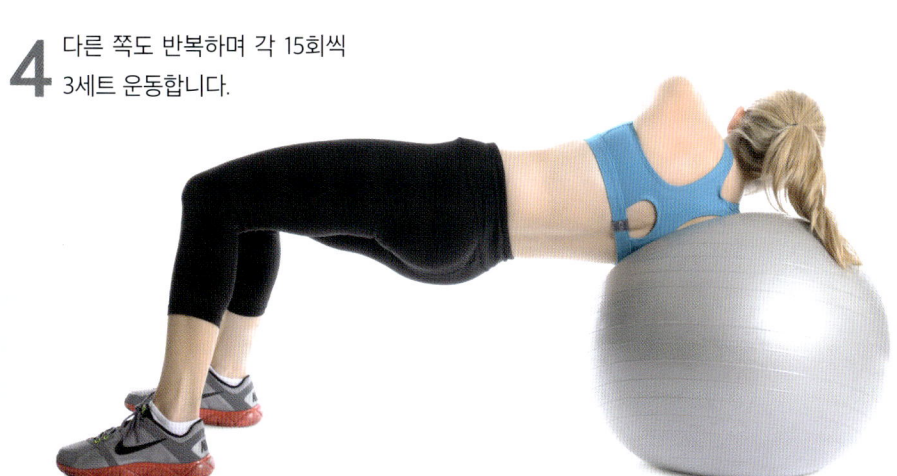

단계
- 중급

시간
- 3분

효과
- 코어 강화
- 복부, 특히 사근 강화
- 팔, 어깨 탄력

주의사항
- 허리 이상

주석 설명
볼드체는 목표로 한 근육
검은색은 그 외 운동 근육
*는 심부근을 의미

후면
- 승모근
- 내삼각근
- 후면삼각근
- 광배근

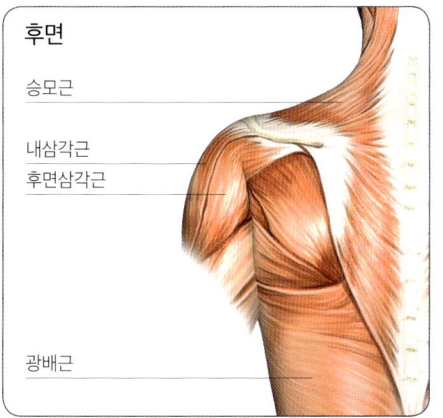

전면
- 전면삼각근
- 상완이두근
- 전거근

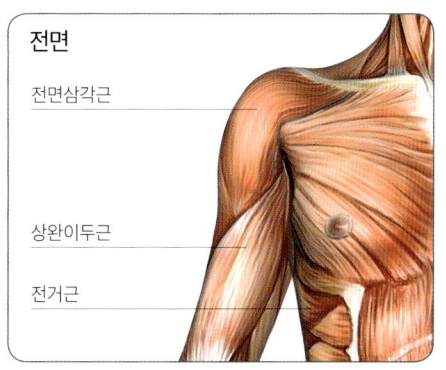

- 복직근
- 복횡근*
- 내복사근*
- 상완삼두근
- 외복사근

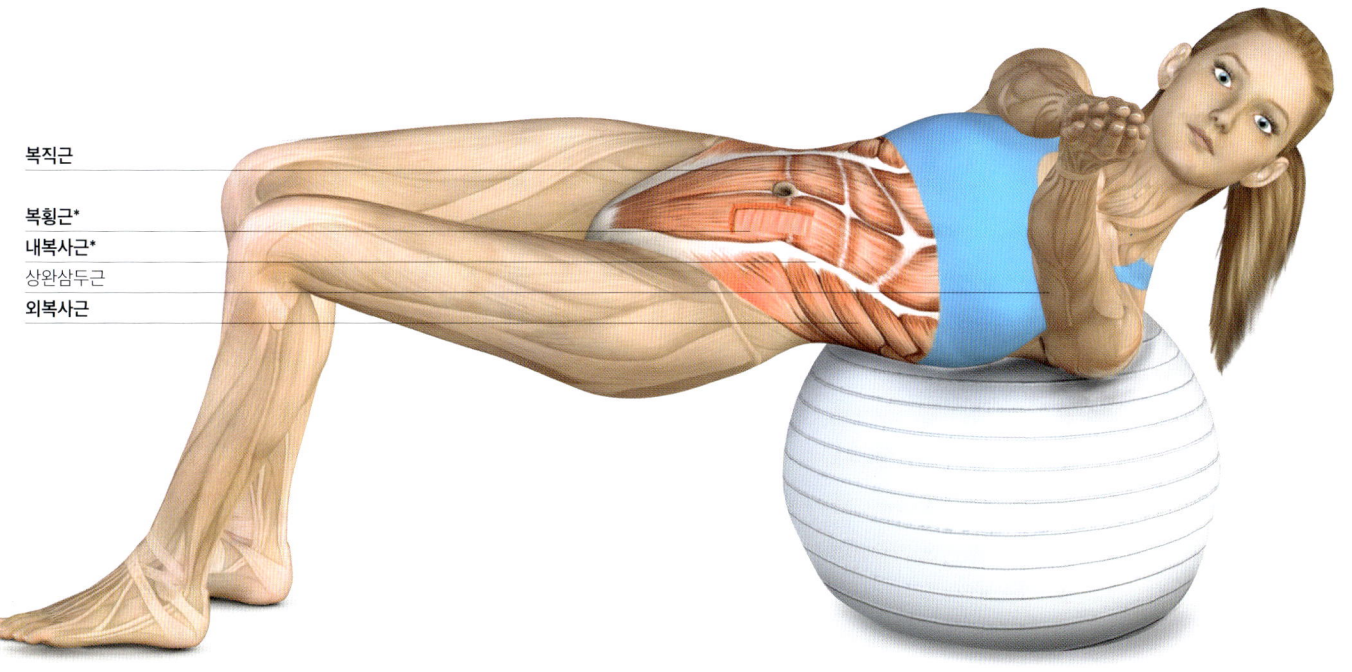

짐볼 위에서 다리 교차해서 올리기
Fitness Ball Alternating Leg Tuck

짐볼 위에서 다리 교차해서 올리기는 강력한 코어 강화 운동입니다. 이 운동은 모든 활력적인 근육에 유익하고 특히 복부의 하부 부위를 타깃으로 합니다.

1 짐볼 위에 정면을 보고 앉습니다. 발은 엉덩이 넓이 보다 약간 넓게 벌리고 손을 볼의 양 측면에 놓습니다.

2 한 다리를 올리며 가슴쪽으로 가져옵니다.

3 다리를 내립니다. 다른 쪽도 반복하며 각 20회씩 3세트 반복합니다.

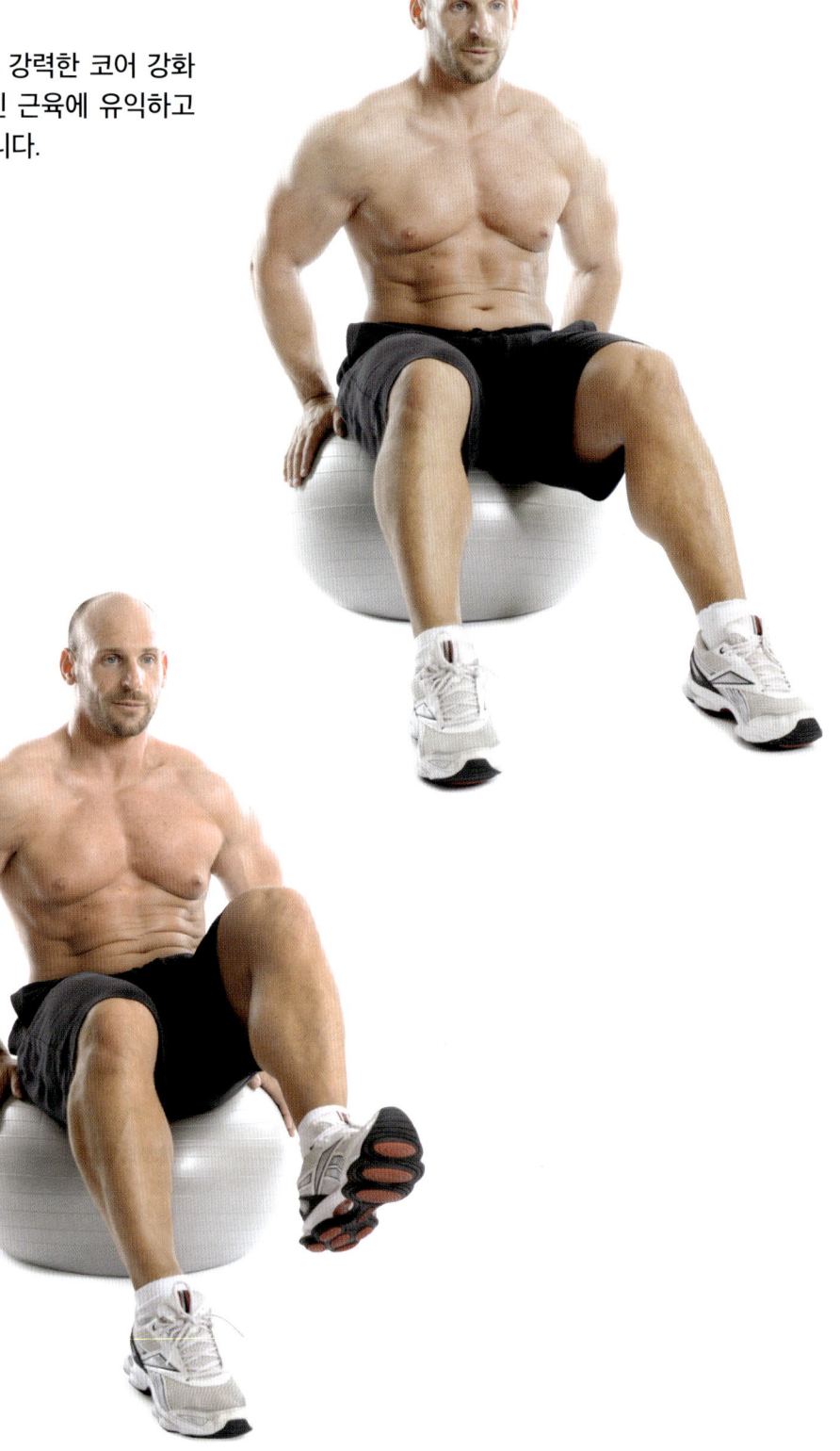

짐볼 위에서 다리 교차해서 올리기 • 코어 강화운동

바른 자세
- 무릎이 가슴에 닿기를 목표로 하기
- 몸통과 등을 똑바로 유지하기
- 다리를 올릴 때 무릎은 굽히고 있기
- 정면 응시하기

피할 점
- 등을 내리거나 구부정하게 하기

주석 설명
볼드체는 목표로 한 근육
검은색은 그 외 운동 근육
*는 심부근을 의미

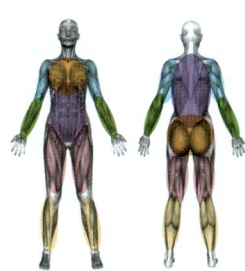

단계
- 중급

시간
- 4분

효과
- 코어 강화
- 복부 축소 및 선명 화

주의사항
- 허리 이상

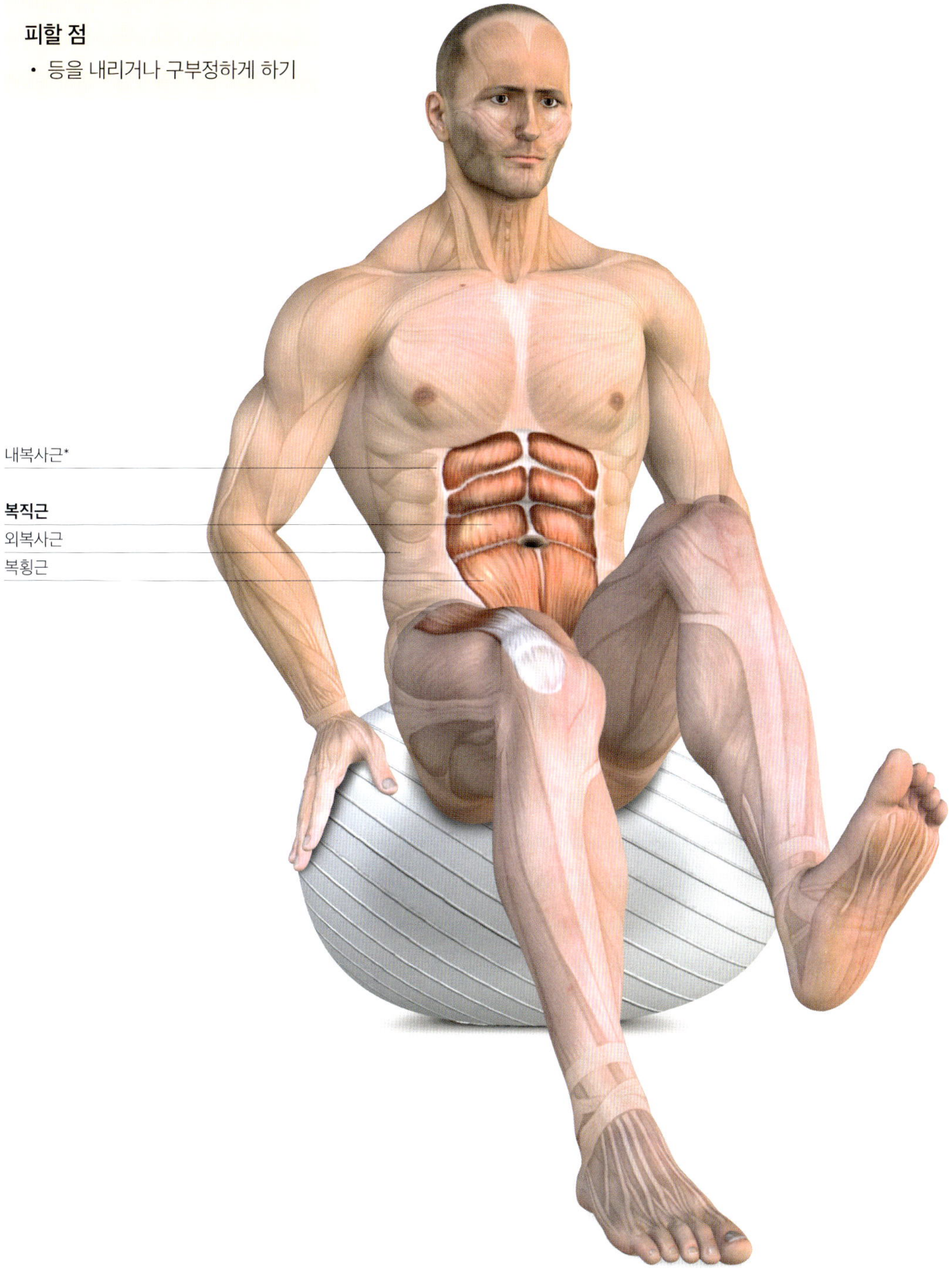

내복사근*

복직근
외복사근
복횡근

다리 올리기 Leg Raise

다리 올리기는 닿기 어려운 복부 부위인 복횡근을 타깃으로 합니다. 이 코어 강화 운동은 대부분의 초보자도 쉽게 효과적으로 할 수 있는 운동이죠. 복부의 지방 감소를 확인할 수 있도록 꾸준히 수행하세요.

바른 자세
- 상체에 힘을 주기
- 다리를 올릴 때와 내릴 때 모두 천천히 동작하기

피할 점
- 탄성이나 허리를 이용해 운동하기

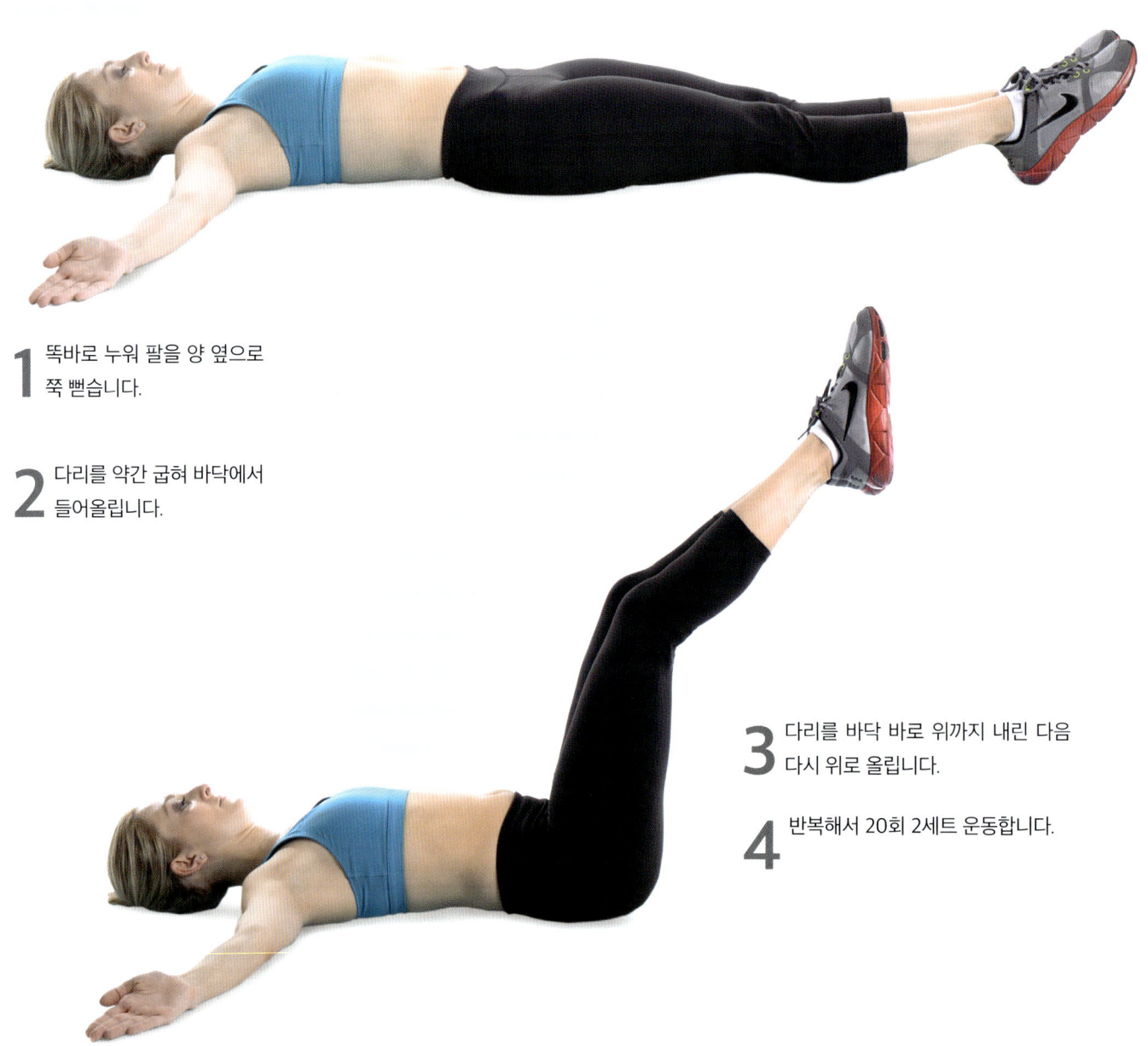

1 똑바로 누워 팔을 양 옆으로 쭉 뻗습니다.

2 다리를 약간 굽혀 바닥에서 들어올립니다.

3 다리를 바닥 바로 위까지 내린 다음 다시 위로 올립니다.

4 반복해서 20회 2세트 운동합니다.

다리 올리기 • 코어 강화운동

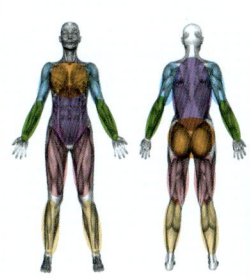

단계
- 초급

시간
- 2분

효과
- 코어 강화
- 복부 축소 및 선명 화

주의사항
- 허리 이상

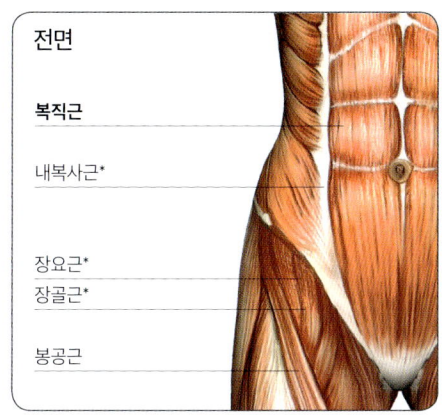

전면
- **복직근**
- 내복사근*
- 장요근*
- 장골근*
- 봉공근

주석 설명
볼드체는 목표로 한 근육
검은색은 그 외 운동 근육
*는 심부근을 의미

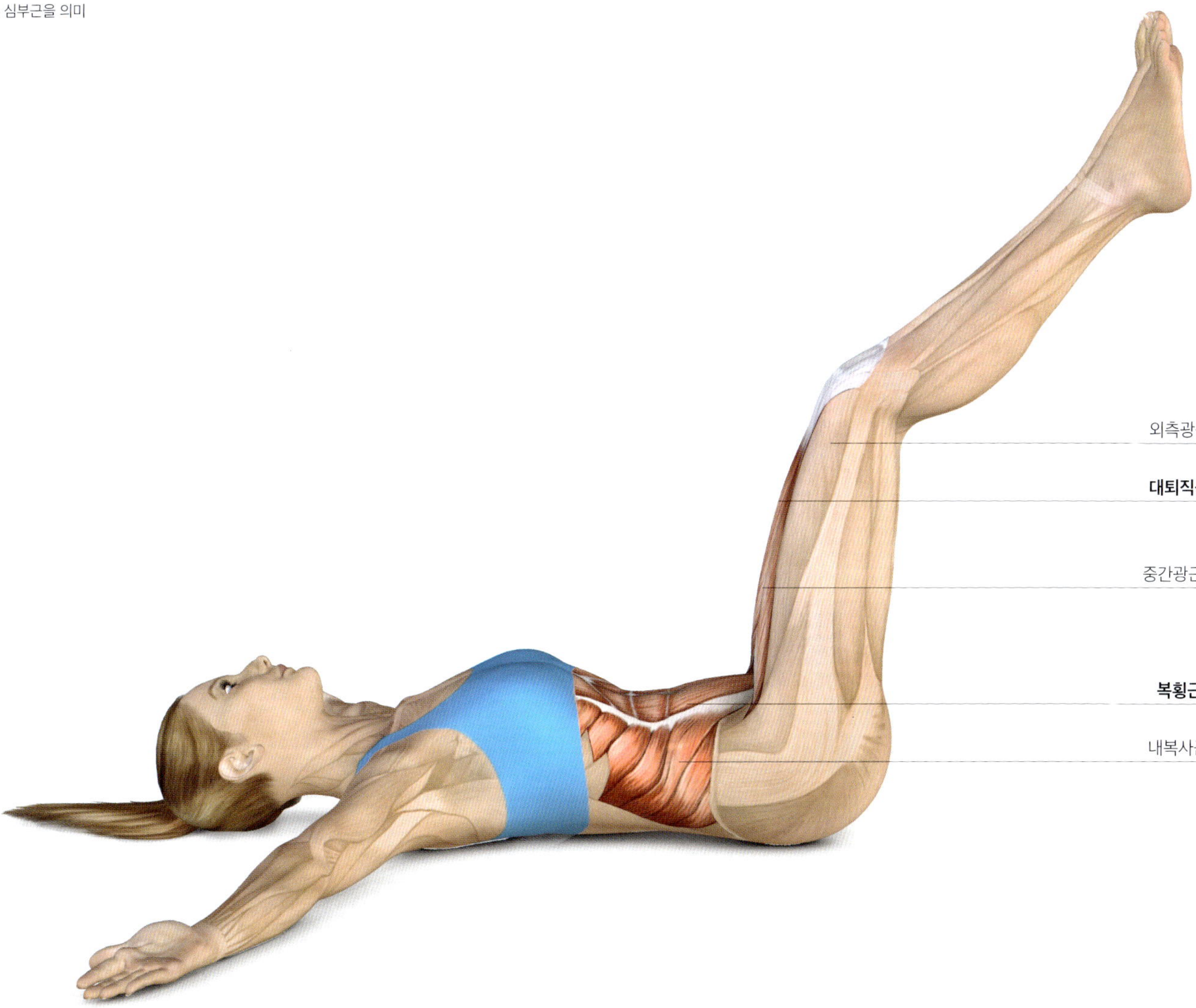

변형동작
쉽게: 두 다리를 동시에 올리는 대신 한 다리씩 올립니다.

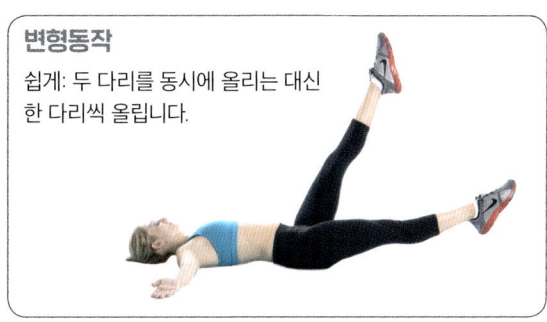

- 외측광근
- **대퇴직근**
- 중간광근*
- 복횡근*
- 내복사근

143

옆으로 다리 올리기 Side Leg Raise

옆으로 다리 올리기는 특히 사근과 엉덩이 굴근에 유익합니다. 윗다리를 약간 올리고 내리는 동작 동안 다른 부위들은 고정하는 데 집중합니다. 동작은 부드럽게 조절하면서 말이죠.

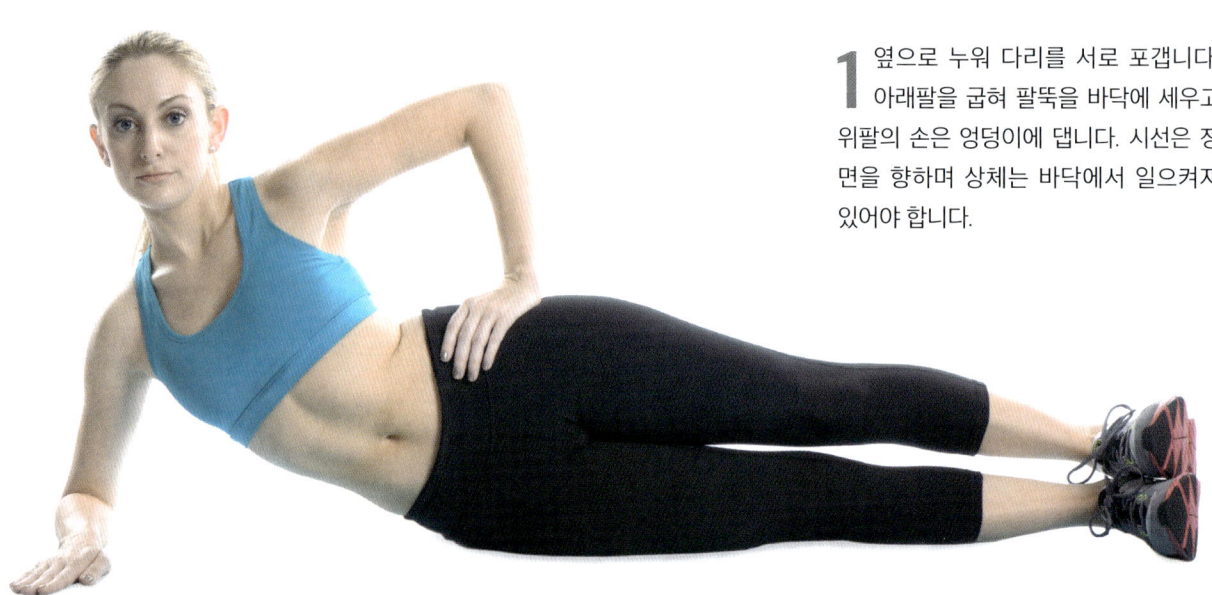

1 옆으로 누워 다리를 서로 포갭니다. 아래팔을 굽혀 팔뚝을 바닥에 세우고 위팔의 손은 엉덩이에 댑니다. 시선은 정면을 향하며 상체는 바닥에서 일으켜져 있어야 합니다.

2 윗다리를 약간 올립니다.

3 천천히 다리를 내리며 20회 반복합니다. 방향을 바꿔 각 20회씩 3세트 반복합니다.

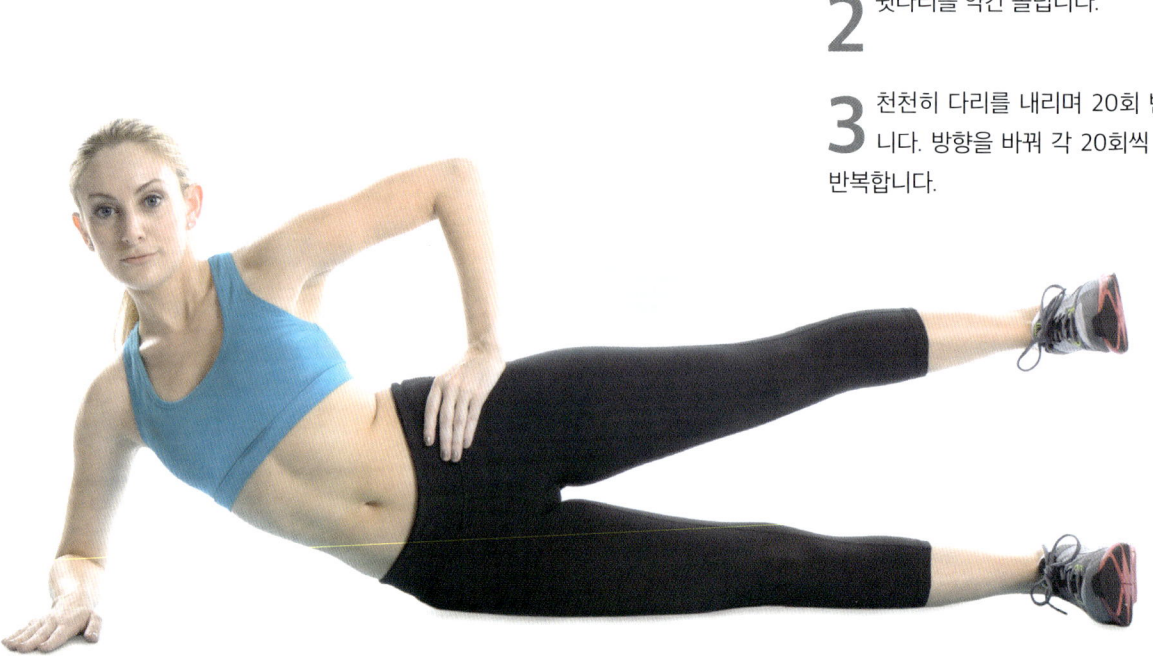

옆으로 다리 올리기 • 코어 강화운동

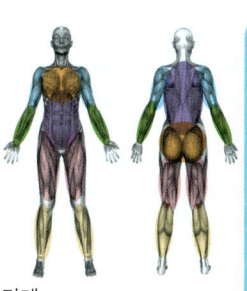

주석 설명
볼드체는 목표로 한 근육
검은색은 그 외 운동 근육
*는 심부근을 의미

단계
- 초급

시간
- 4분

효과
- 코어, 특히 사근과 엉덩이 굴근 강화

주의사항
- 허리 이상

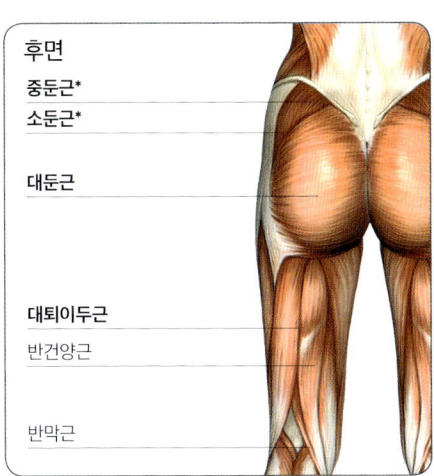

후면
- 중둔근*
- 소둔근*
- 대둔근
- 대퇴이두근
- 반건양근
- 반막근

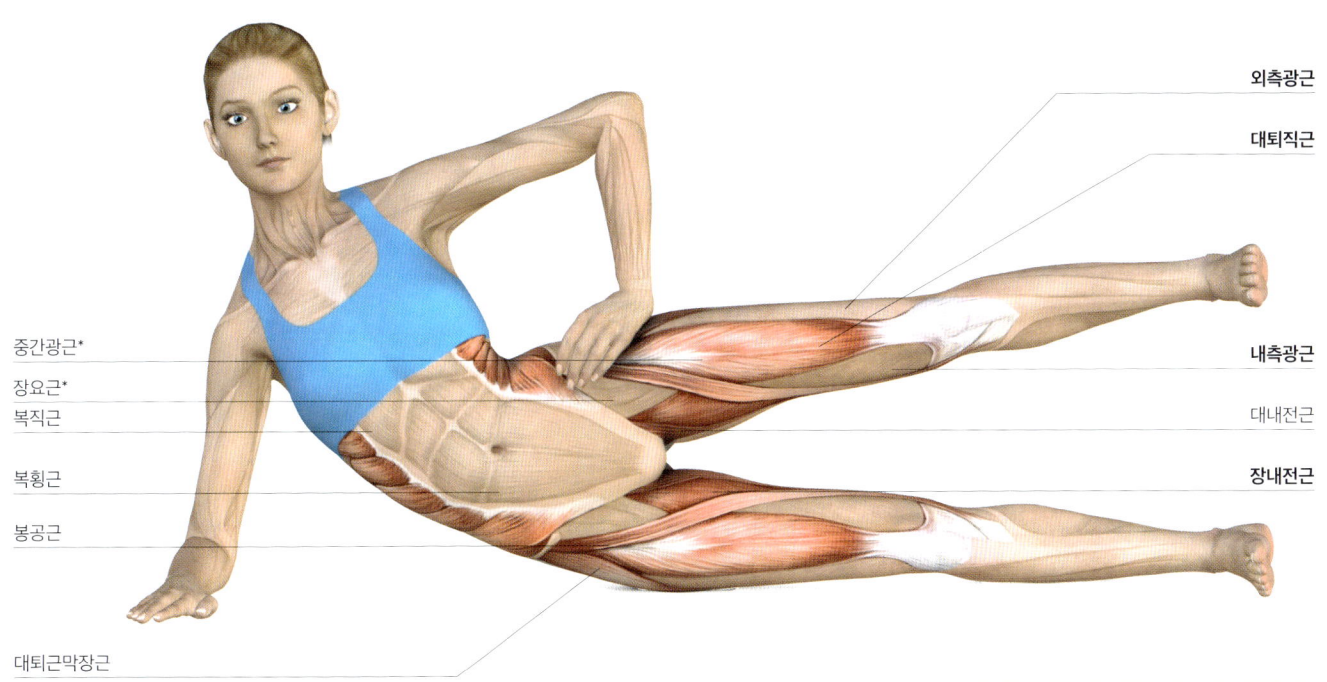

- 외측광근
- 대퇴직근
- 내측광근
- 대내전근
- 장내전근
- 중간광근*
- 장요근*
- 복직근
- 복횡근
- 봉공근
- 대퇴근막장근

바른 자세
- 운동 내내 윗다리가 아래 다리 바로 위에 있도록 하기
- 상체를 똑바로 유지하기
- 엉덩이를 똑바로 유지하기

피할 점
- 성급히 동작하기
- 엉덩이 상부가 뒤나 앞으로 기울기

톱 자세 Body Saw

코어를 강화하는 톱 자세는 보이는 것보다 어려운 동작입니다. 톱질하는 것처럼 앞뒤로 몸을 움직이는 동안 몸을 일직선으로 유지해 해보세요. 자세를 더 좋게 만들 수 록 복부와 허리 근육이 더 강하게 운동될 겁니다.

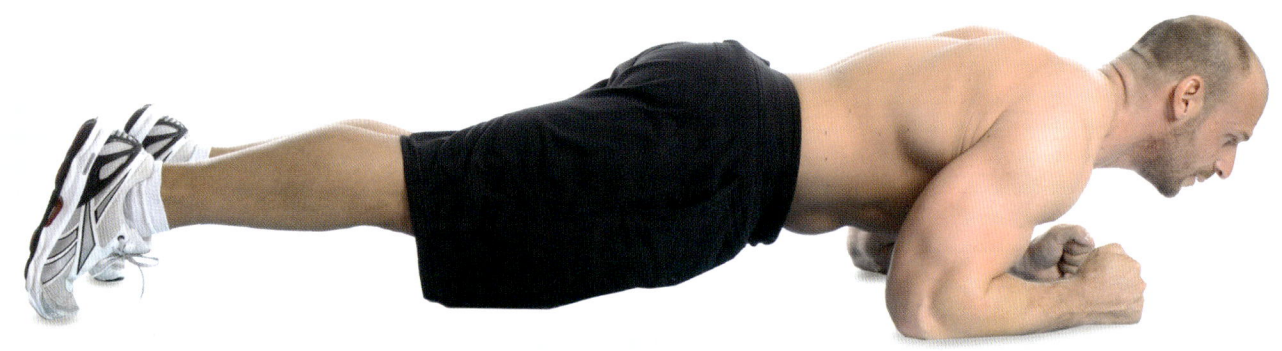

1 엎드린 상태에서 발가락과 팔뚝으로 균형을 유지합니다.

2 팔뚝을 아래로 밀고 발을 움직여 몸을 뒤로 이동합니다.

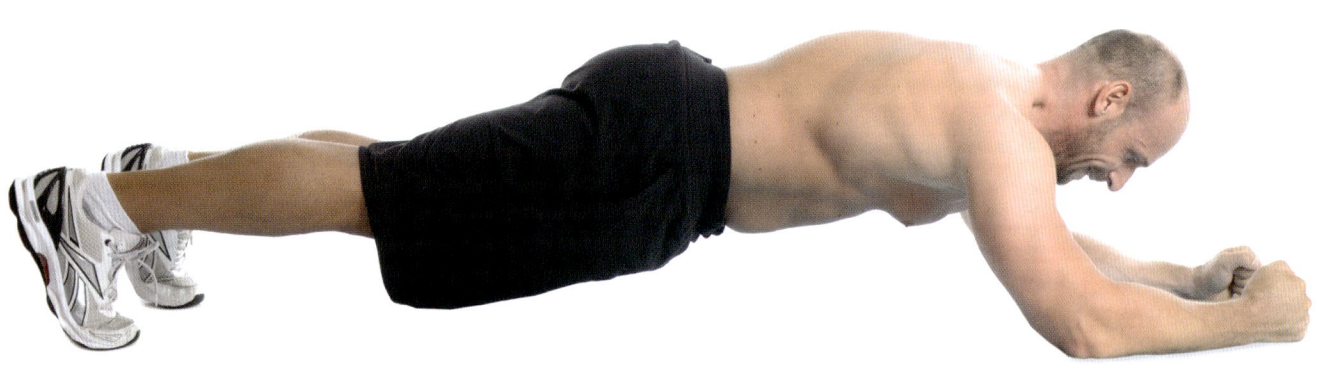

3 몸을 앞으로 이동 해 시작 자세로 돌아옵니다. 20회 3세트 반복합니다.

톱 자세 • 코어 강화운동

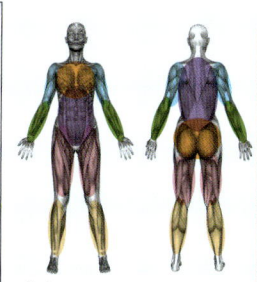

주석 설명
볼드체는 목표로 한 근육
검은색은 그 외 운동 근육
*는 심부근을 의미

단계
- 중급

시간
- 3분

효과
- 코어 안정화
- 복부 강화

주의사항
- 어깨 이상
- 허리 이상

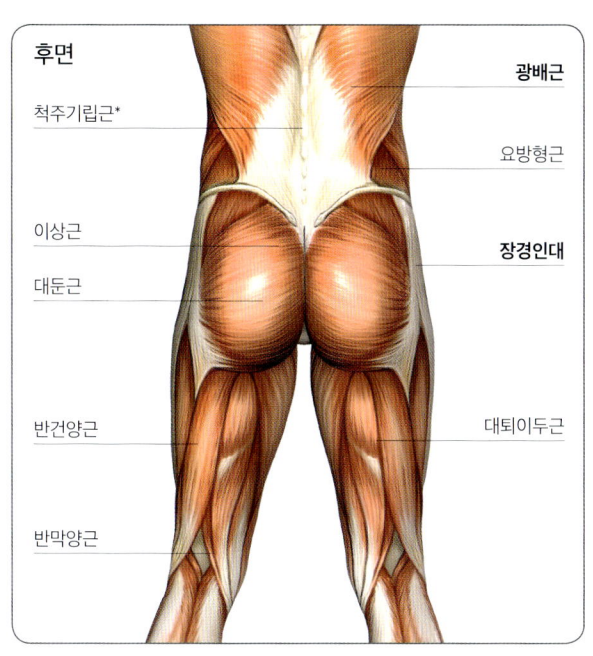

후면
- 척주기립근*
- 이상근
- 대둔근
- 반건양근
- 반막양근
- **광배근**
- 요방형근
- **장경인대**
- 대퇴이두근

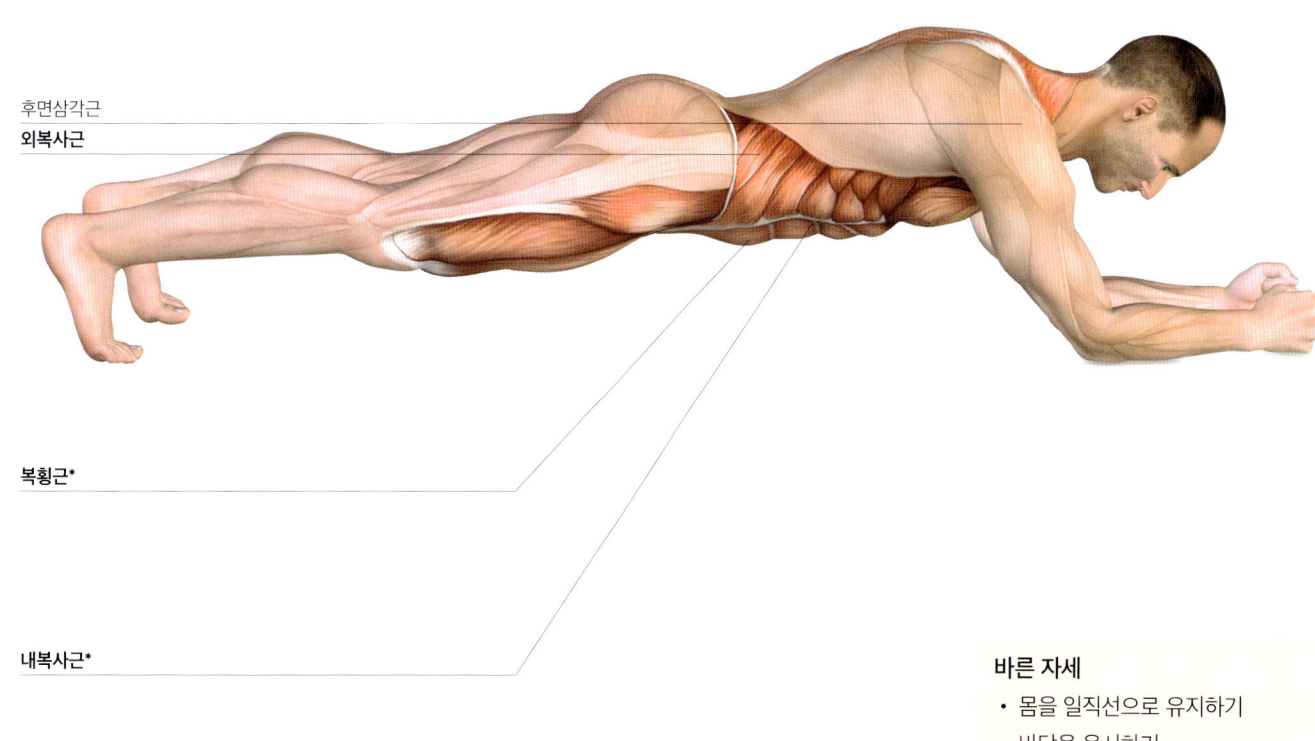

- 후면삼각근
- 외복사근
- 복횡근*
- 내복사근*

바른 자세
- 몸을 일직선으로 유지하기
- 바닥을 응시하기

피할 점
- 등을 앞으로 굽히기

147

옆구리 내리기 Side Bend

옆구리 내리기는 사근의 강화를 목표로 하는 강력한 코어 강화 운동입니다. 상체를 똑바로 유지하며 내릴 수 있는 데까지 옆구리를 내립니다. 몸통이 비틀리는 것은 복부가 충분히 운동되지 않는다는 뜻으로 자세를 교정할 필요가 있습니다.

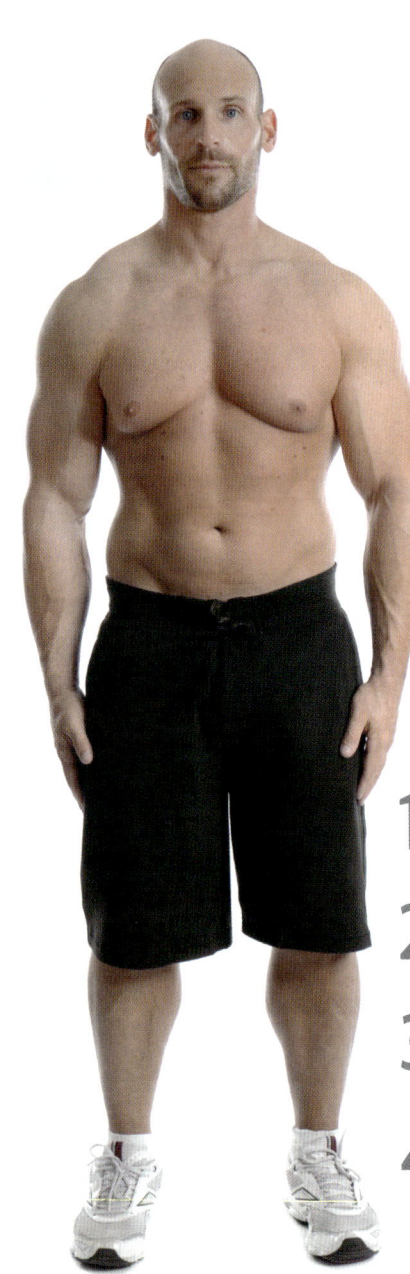
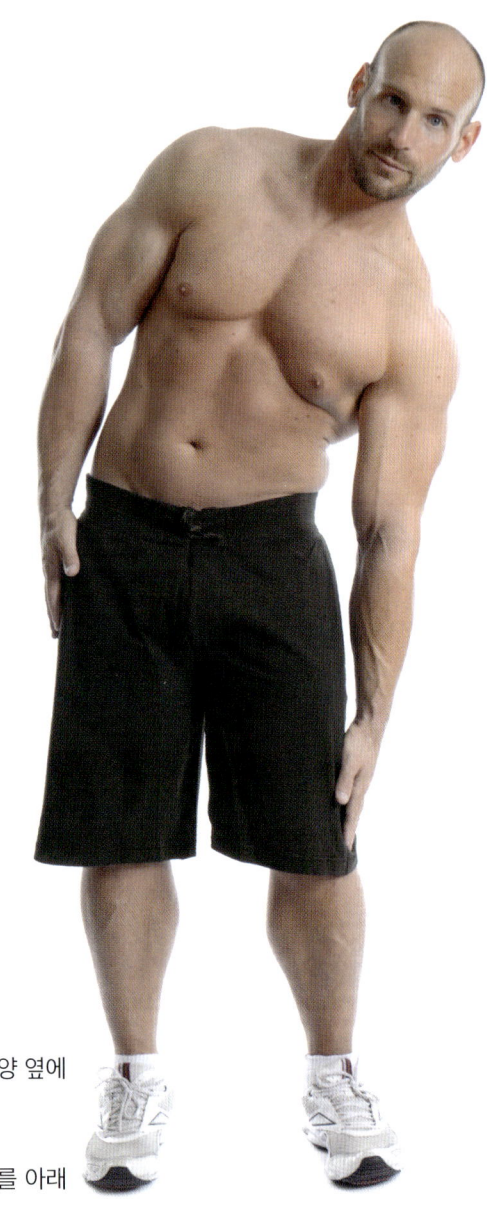

1. 서서 발을 어깨 넓이로 벌리고 팔은 양 옆에 붙입니다.

2. 몸통은 정면을 향하며 한쪽 옆구리를 아래로 내립니다.

3. 복부 근육을 사용해서 상체를 다시 정 자세로 복귀합니다.

4. 다른 쪽도 반복합니다. 교대로 각 20회씩 3세트 운동합니다.

바른 자세
- 정면 응시하기
- 두 발은 바닥에 고정하기

피할 점
- 앞이나 뒤로 기울기
- 어느 한쪽으로 상체를 비틀기

복직근

내복사근*

외복사근

복횡근*

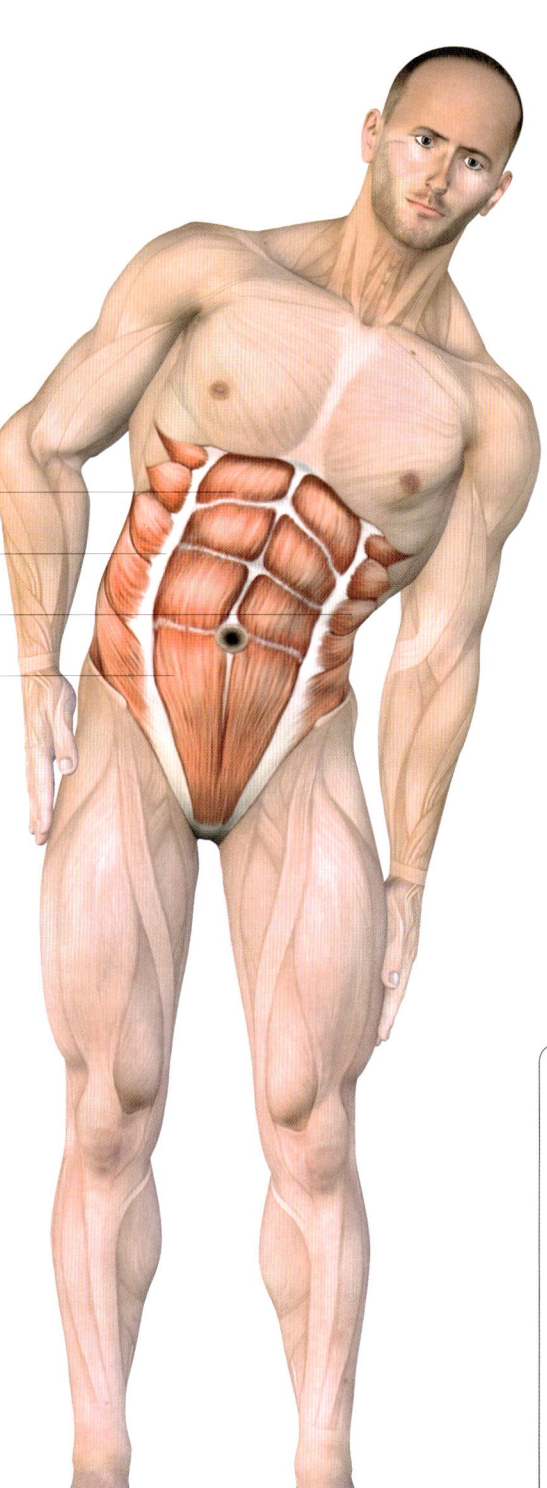

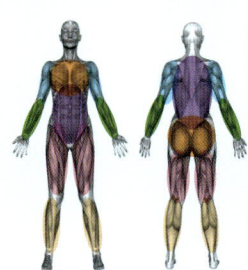

단계
- 초급

시간
- 4분

효과
- 사근 강화 및 스트레칭
- 복부 부위 탄력

주의사항
- 허리 이상

주석 설명
볼드체는 목표로 한 근육
검은색은 그 외 운동 근육
*는 심부근을 의미

후면

승모근

소원근
대원근
능형근*

광배근
척주기립근*
다열근*

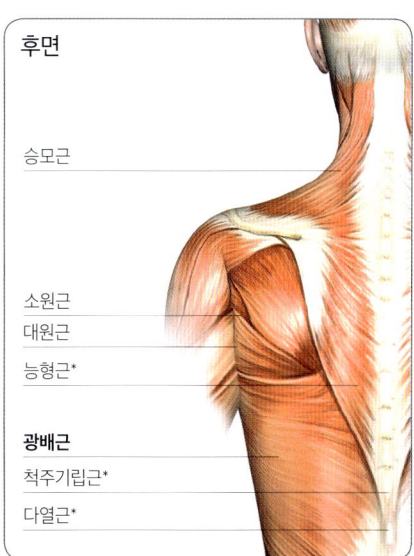

옆구리 내리기 · 코어 강화운동

149

버티컬 레그 크런치 Vertical Leg Crunch

버티컬 레그 크런치를 수행할 때는 복부가 단지 강화될 뿐 아니라 축소되고 선명해지는 것을 강하게 느껴야 합니다. 다리를 올리는 것으로 복부가 거의 모든 운동을 하게 됩니다. 바닥으로 몸을 내릴 때 동작을 부드럽게 유지하세요. 코어가 운동 전반에 걸쳐 활성화되게 말이죠.

1 똑바로 누워 팔을 머리 뒤로 올리고 다리는 쭉 뻗어 몸이 일직선이 되게 합니다.

2 팔을 앞으로 올려 똑바로 쭉 뻗습니다. 손은 어깨 바로 위에 위치하고 팔이 바닥과 90도를 이루게 합니다. 다리를 올려 팔과 평행이 되게 합니다.

3 복부를 사용하여 어깨를 바닥에서 올리고 쫙 편 손가락은 발가락을 향해 가져갑니다.

4 몸을 내리며 반복합니다. 20회 3세트 운동합니다.

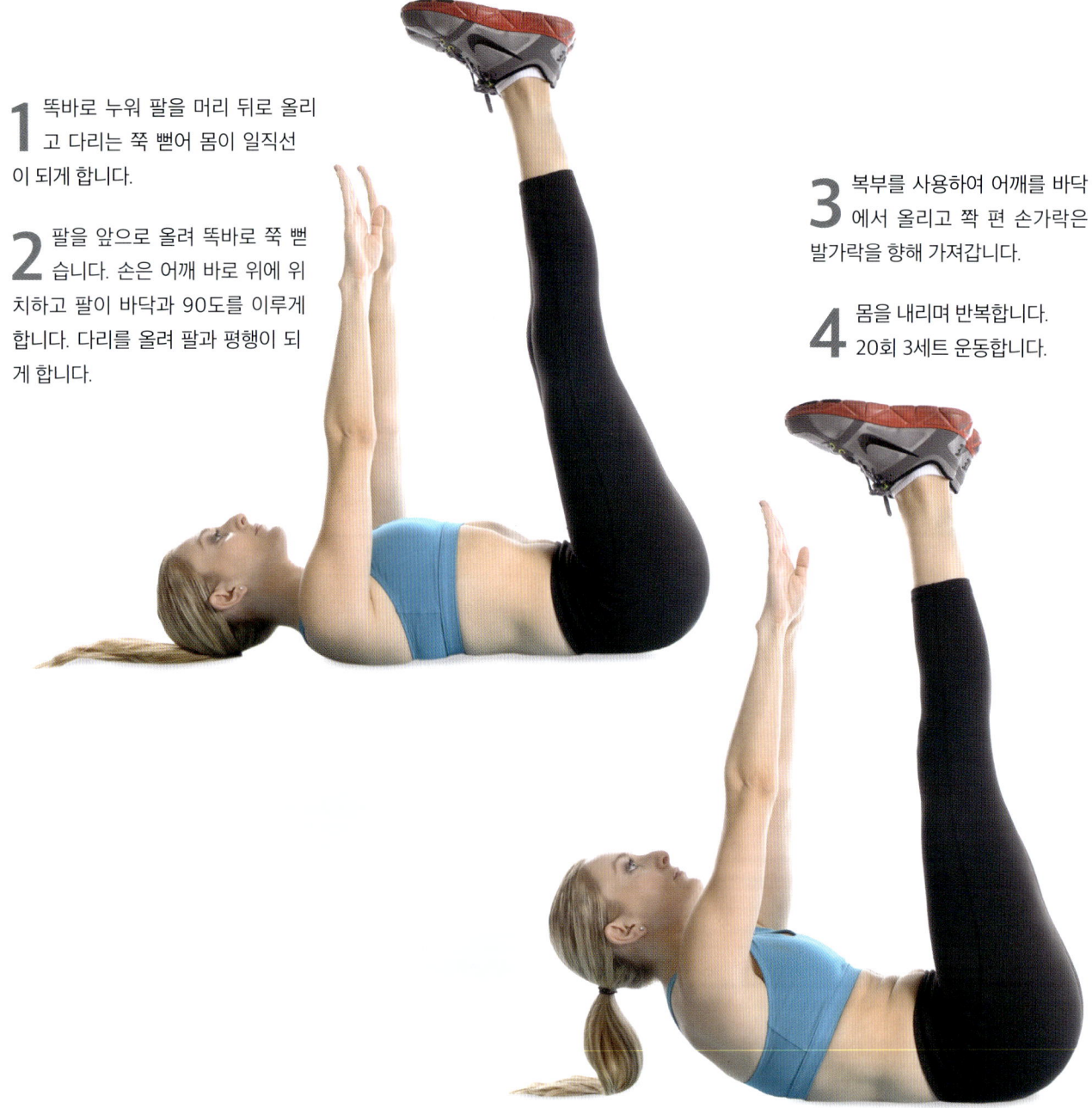

버티컬 레그 크런치 • 코어 강화운동

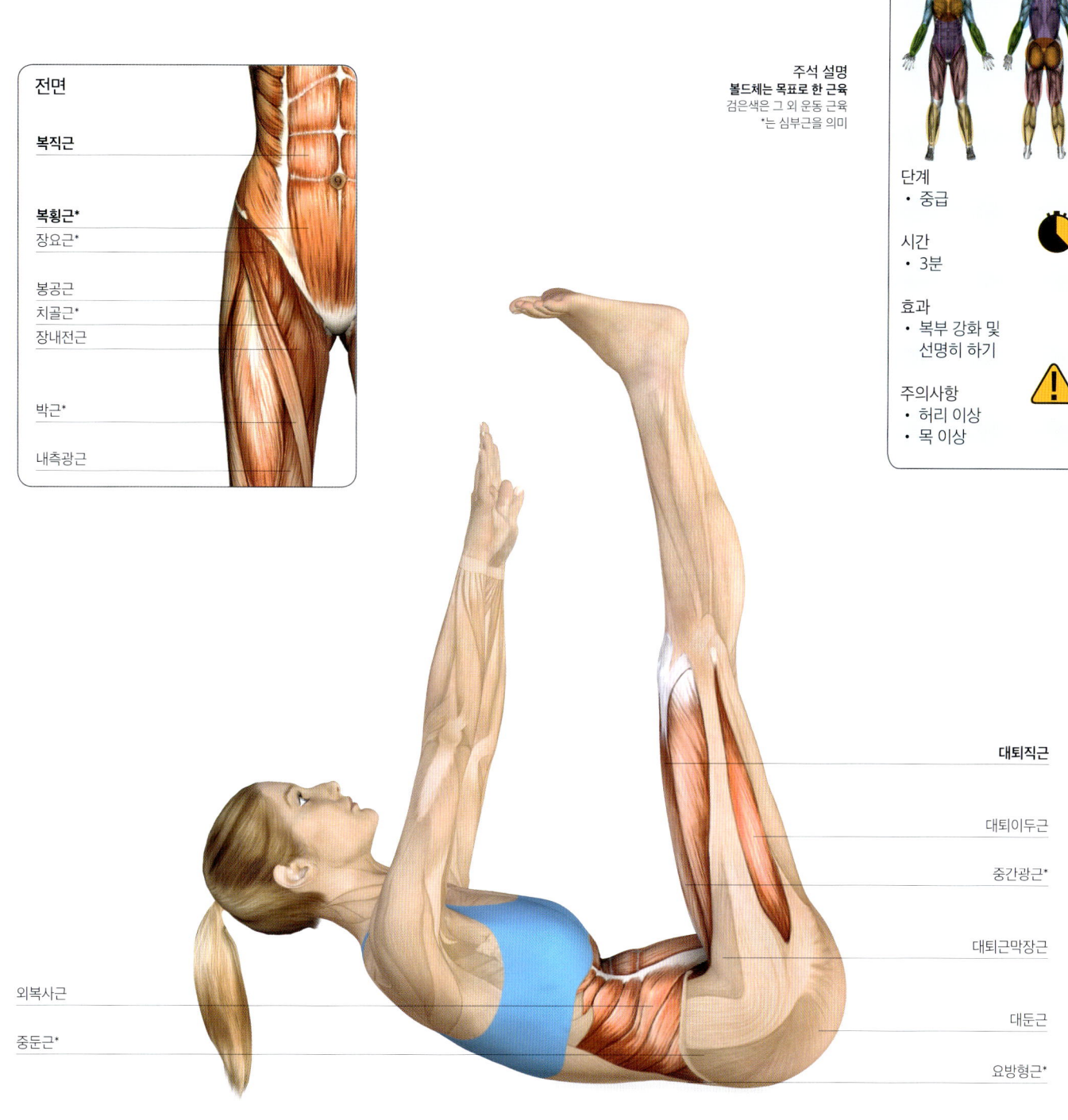

전면

복직근

복횡근*
장요근*

봉공근
치골근*
장내전근

박근*

내측광근

외복사근

중둔근*

주석 설명
볼드체는 목표로 한 근육
검은색은 그 외 운동 근육
*는 심부근을 의미

단계
- 중급

시간
- 3분

효과
- 복부 강화 및 선명히 하기

주의사항
- 허리 이상
- 목 이상

대퇴직근

대퇴이두근

중간광근*

대퇴근막장근

대둔근

요방형근*

바른 자세
- 팔과 다리를 쭉 펴기.
- 몸을 올릴 때나 내릴 때 모두 천천히 하기.
- 다리를 하나로 모으기.

피할 점
- 운동 시 허리 근육 사용하기.

밴드 롤 다운 트위스트
Band Roll-Down with Twist

밴드 롤다운 트위스트는 코어 전반에 걸쳐 운동하는 강력한 강화 운동입니다. 동작이 작아 보일 수 있으나 올바로 수행할 경우 복부에 그 효과를 확실히 실감할 겁니다.

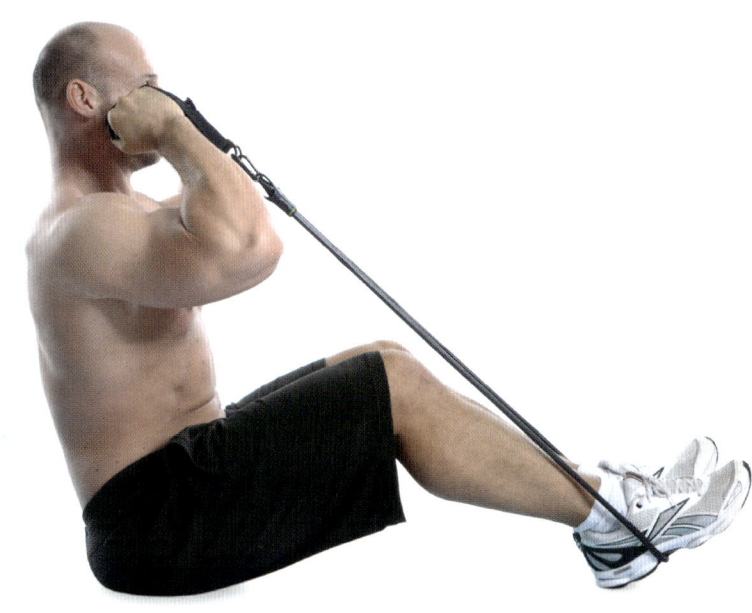

1 다리를 약간 굽혀 앉은 후 탄력 밴드를 발바닥에 겁니다. 양 손으로 손잡이를 잡아당기며 귀 주위로 가져옵니다.

2 몸통을 수축하며 팔꿈치를 허벅지로 가져갑니다. 이때 어깨와 등 상부는 내립니다.

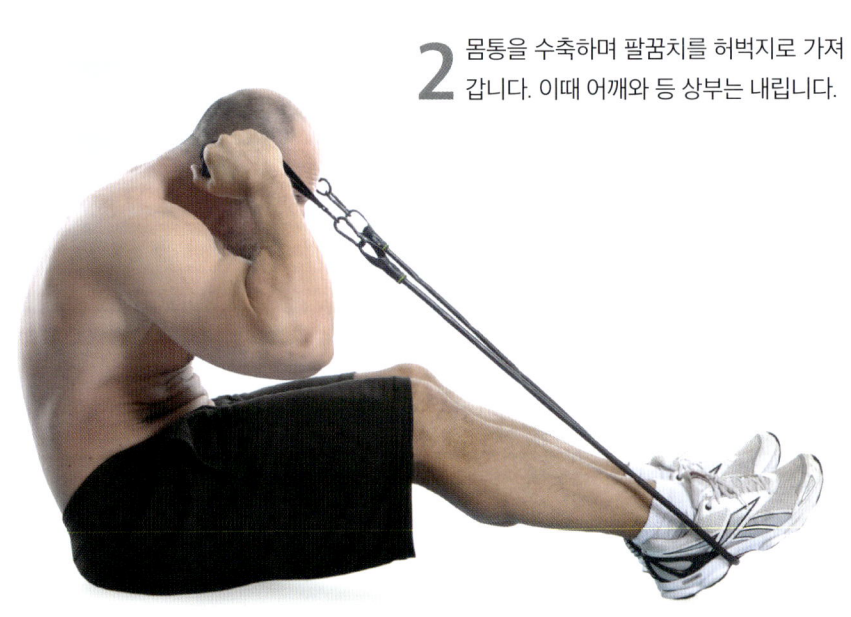

바른 자세
- 시작 자세에서 상체를 쭉 늘이기
- 밴드 손잡이를 귀 옆에서 잡고 있기
- 다리와 발을 고정하기

피할 점
- 몸통을 옆으로 비틀 때 등을 굽히기.

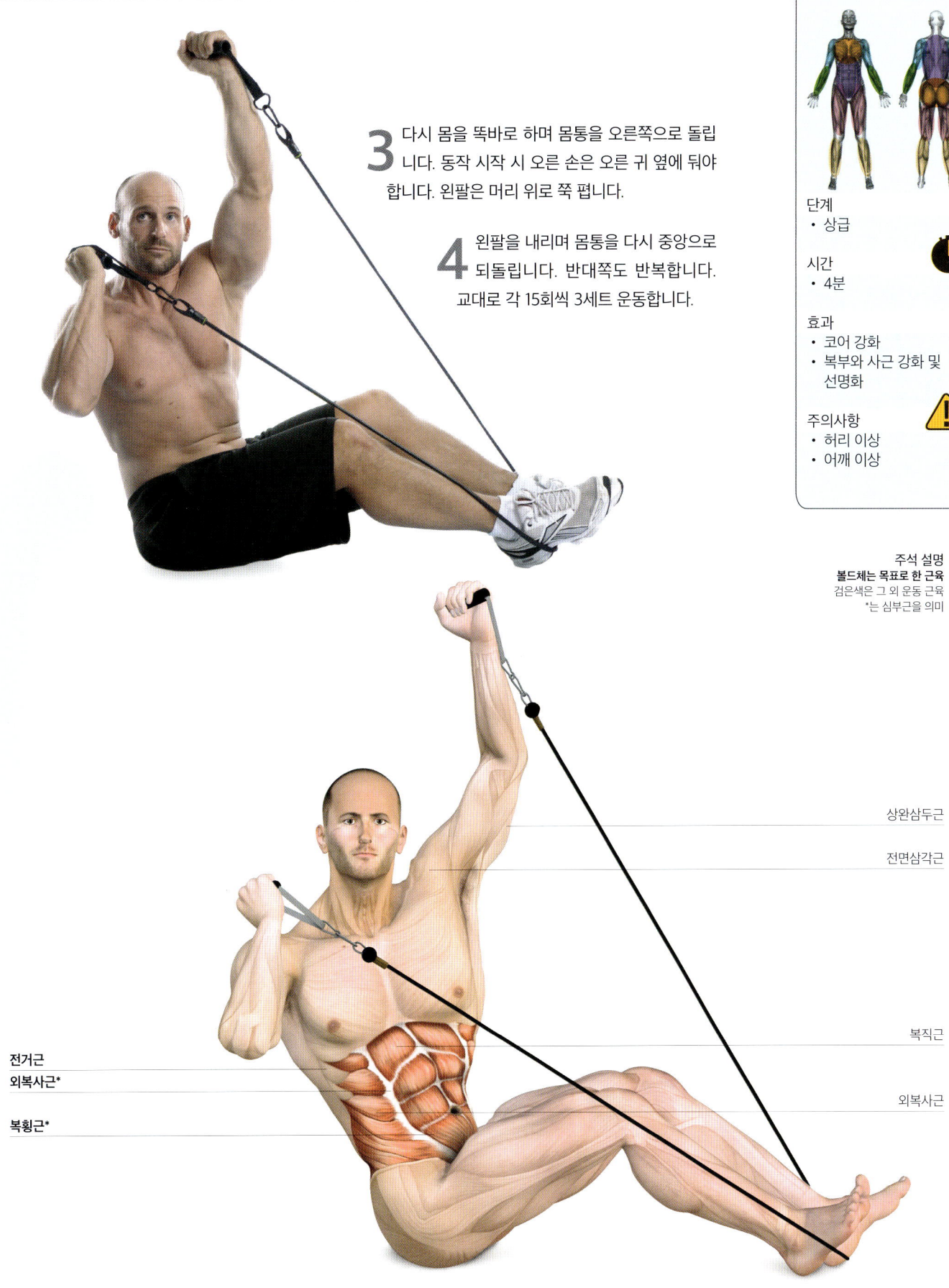

밴드 롤 다운 트위스트 • 코어 강화운동

3 다시 몸을 똑바로 하며 몸통을 오른쪽으로 돌립니다. 동작 시작 시 오른 손은 오른 귀 옆에 둬야 합니다. 왼팔은 머리 위로 쭉 폅니다.

4 왼팔을 내리며 몸통을 다시 중앙으로 되돌립니다. 반대쪽도 반복합니다. 교대로 각 15회씩 3세트 운동합니다.

단계
· 상급

시간
· 4분

효과
· 코어 강화
· 복부와 사근 강화 및 선명화

주의사항
· 허리 이상
· 어깨 이상

주석 설명
볼드체는 목표로 한 근육
검은색은 그 외 운동 근육
*는 심부근을 의미

전거근
외복사근*
복횡근*

상완삼두근
전면삼각근
복직근
외복사근

굿모닝 Good Mornings

굿모닝은 허리 강화에 효과적인 동작입니다. 웨이트 운동을 하는 분들은 보통 바벨을 사용해서 굿모닝을 하죠. 하지만 여기서는 각자의 체중이 운동의 버팀대가 됩니다.

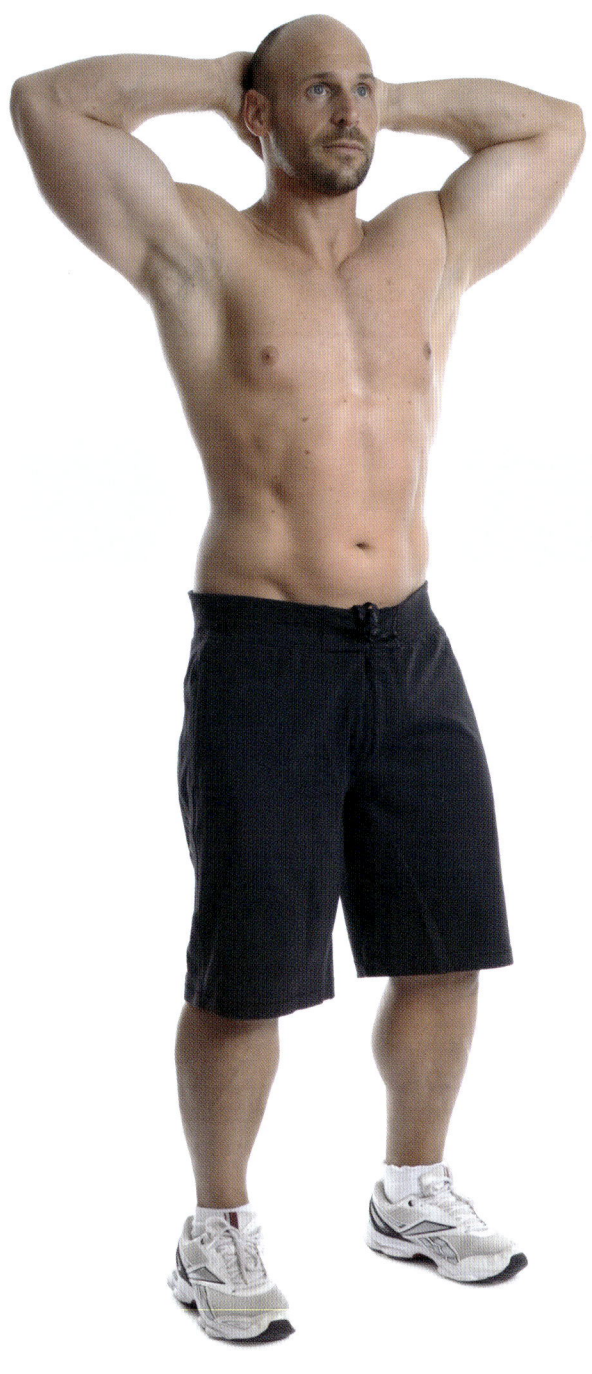
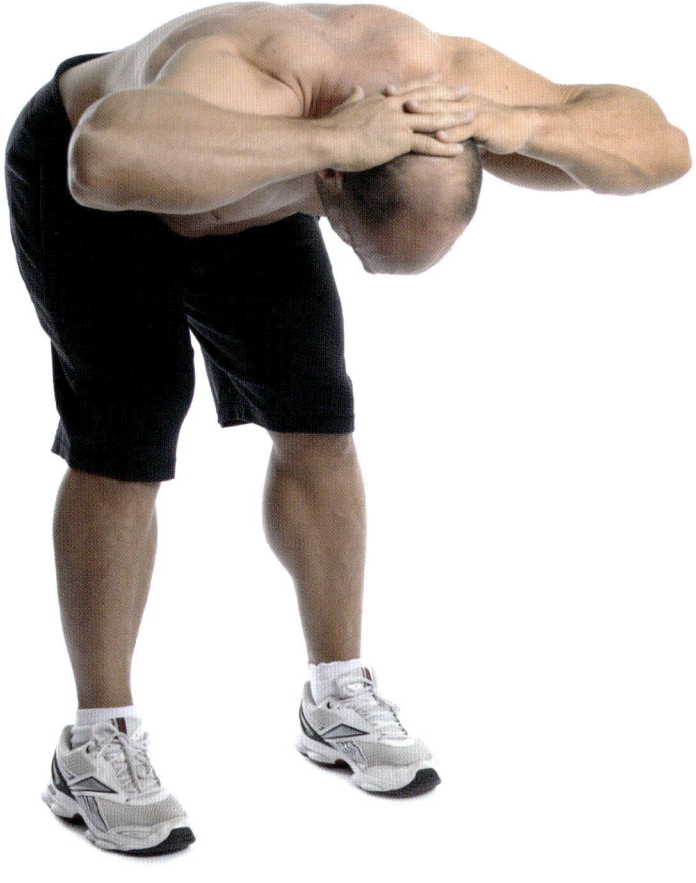

1. 서서 발을 어깨 넓이로 벌립니다. 팔꿈치를 편 양 손을 머리 뒤에서 깍지 끼웁니다.

2. 무릎을 약간 굽히고 등이 바닥과 거의 평행이 될 때까지 엉덩이부터 앞으로 숙입니다.

3. 직립 자세로 돌아와 반복합니다. 15회씩 3번 반복합니다.

굿모닝 • 코어 강화운동

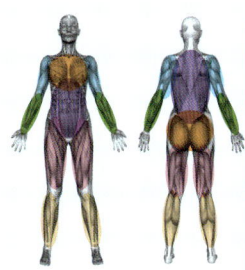

주석 설명
볼드체는 목표로 한 근육
검은색은 그 외 운동 근육
*는 심부근을 의미

단계
- 중급

시간
- 3분

효과
- 허리 강화
- 슬건 및 둔근 스트레칭

주의사항
- 허리 이상

바른 자세
- 천천히 조절하며 수행하기

피할 점
- 등 굽히기

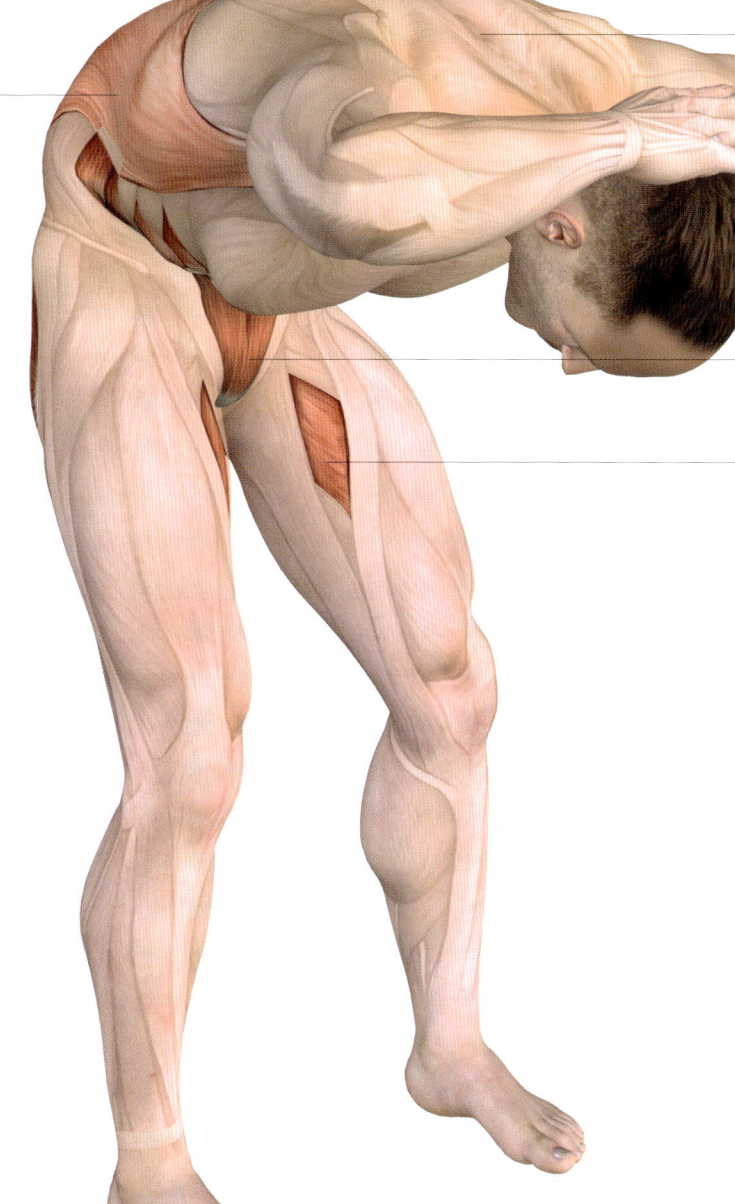

척주기립근*

광배근

복횡근*

대내전근

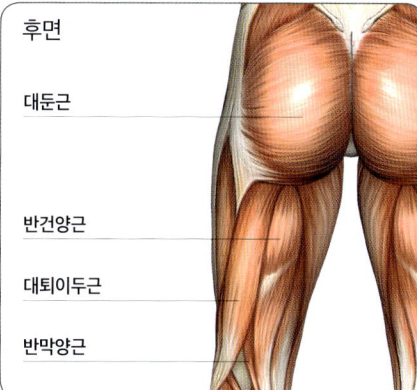

후면
- 대둔근
- 반건양근
- 대퇴이두근
- 반막양근

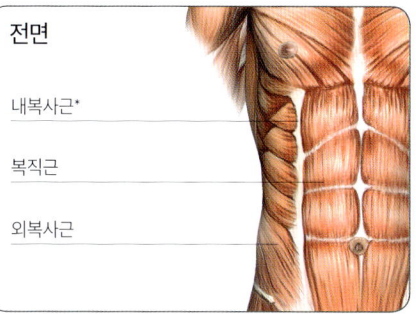

전면
- 내복사근*
- 복직근
- 외복사근

슈퍼맨 Superman

슈퍼맨은 몸의 모든 근육을 사용하지만 특히 엉덩이 굴근의 스트레칭과 강화에 효과적입니다. 이 운동은 등 운동 및 다열근과 전체 척주기립근의 강화에도 효과적이죠. 이 동작이 그래도 보기보다는 어렵다는 것을 염두에 두세요.

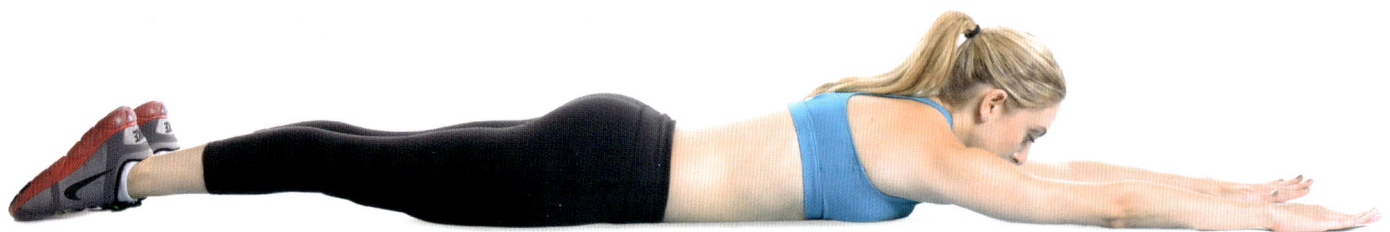

1 팔과 다리를 바닥에 쭉 편 채 배를 대고 엎드립니다.

2 팔과 다리를 동시에 들며 맨 위의 둔근을 조입니다.

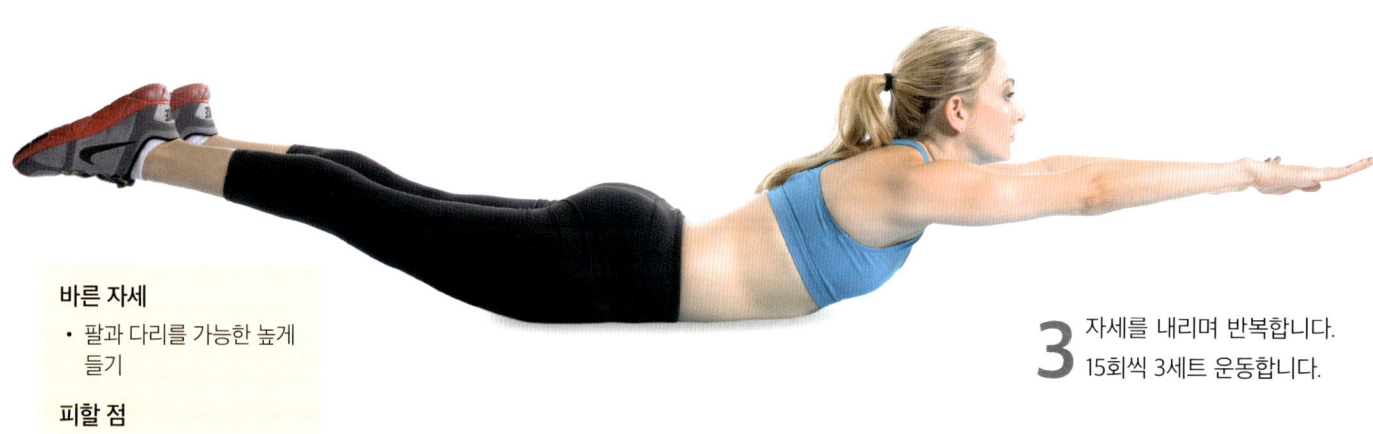

바른 자세
- 팔과 다리를 가능한 높게 들기

피할 점
- 목에 과도한 부담 주기

3 자세를 내리며 반복합니다. 15회씩 3세트 운동합니다.

슈퍼맨 • 코어 강화운동

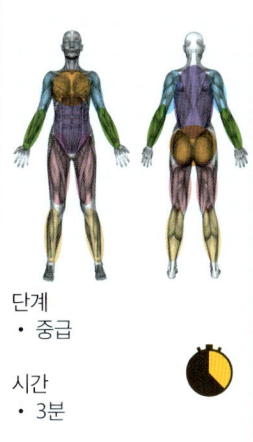

단계
- 중급

시간
- 3분

효과
- 엉덩이와 척추 신근 스트레칭

주의사항
- 등 이상

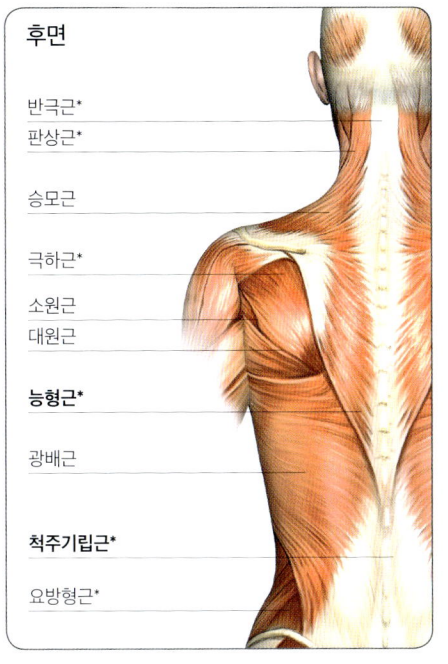

후면
- 반극근*
- 판상근*
- 승모근
- 극하근*
- 소원근
- 대원근
- **능형근***
- 광배근
- **척주기립근***
- 요방형근*

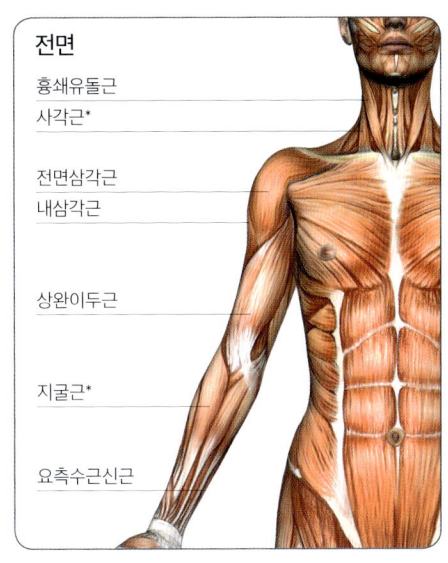

전면
- 흉쇄유돌근
- 사각근*
- 전면삼각근
- 내삼각근
- 상완이두근
- 지굴근*
- 요측수근신근

주석 설명
볼드체는 목표로 한 근육
검은색은 그 외 운동 근육
*는 심부근을 의미

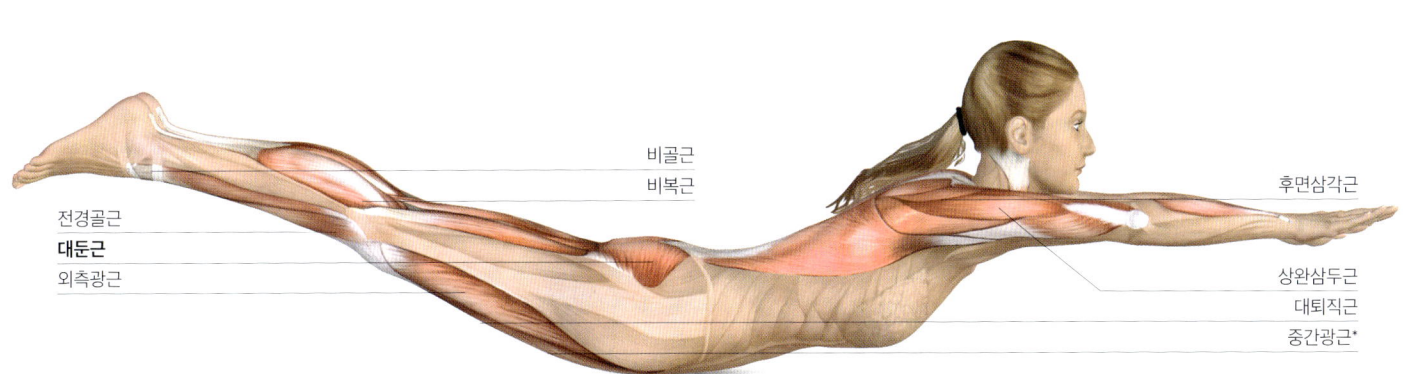

- 비골근
- 비복근
- 전경골근
- **대둔근**
- 외측광근
- 후면삼각근
- 상완삼두근
- 대퇴직근
- 중간광근*

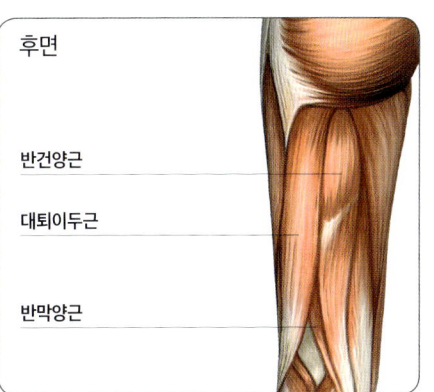

후면
- 반건양근
- 대퇴이두근
- 반막양근

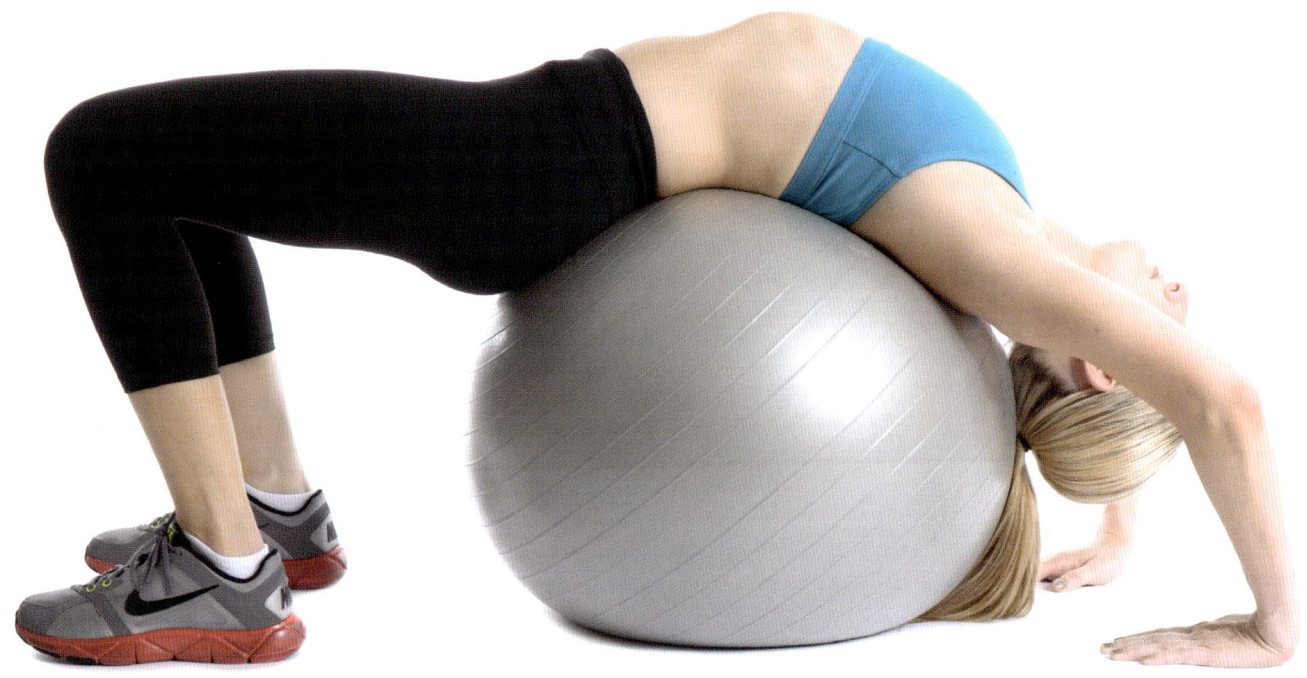

목차
등 올리기 스트레칭..........160
아기 자세..................161
짐볼 위에서 하는 복부 스트레칭 162

장 시간의 운동이 끝나고 몸은 이제 쿨 다운이 필요합니다. 쿨 다운은 강화되고 늘어나며 탱탱하게 긴장했던 근육들을 스트레칭 과정을 통해 되돌아보는 시간입니다. 더 강하고 무겁고 오래 균형 잡기 위해 동작들을 수없이 많이 반복 한 뒤에는 근육을 회복하는 데 시간이 걸립니다. 이때가 바로 등 올리기 스트레칭이나 짐볼 위에서 하는 복부 스트레칭이나 원기회복을 하는 데 더할 나위 없이 좋은 아기 자세가 필요한 때죠. 이 스트레칭들은 긴장을 풀어줄 뿐만 아니라 운동 내내 수행했던 과정들을 계속 유지하는 데 도움이 됩니다.

쿨 다운

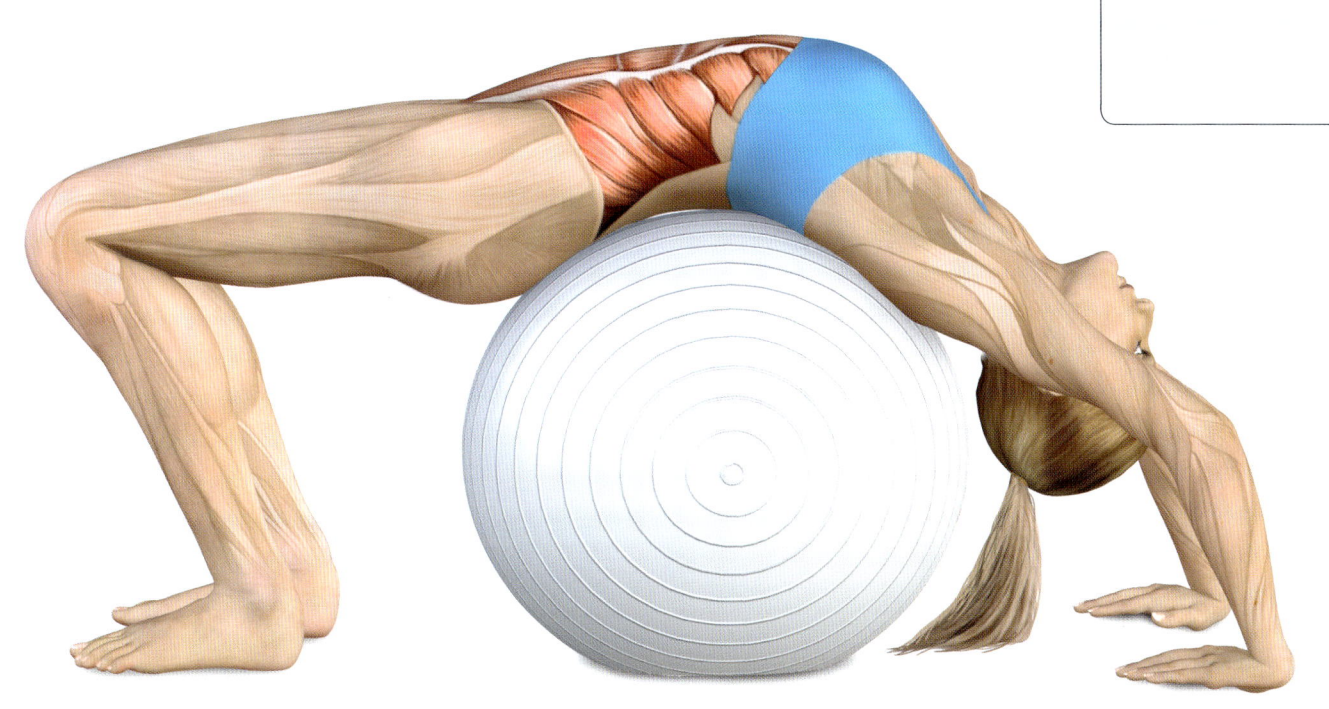

등 올리기 스트레칭 Back Arch Stretch

등 올리기 스트레칭은 훌륭한 등 쿨 다운 운동입니다. 장시간의 코어 훈련 운동의 마지막에 이 스트레칭은 등과 허리 근육에 멋진 스트레칭을 제공합니다.

단계
- 초급

시간
- 1분

효과
- 등 스트레칭

주의사항
- 손목 통증

바른 자세
- 복부의 긴장 유지하기

피할 점
- 동작 시 허리를 이용하여 허리 근육에 부담주기

1 엎드려서 엉덩이 넓이만큼 손바닥을 벌려 바닥을 짚고 무릎이 엉덩이 바로 아래에 오게 합니다.

2 횡격막의 뒤까지 닿는 것을 상상하며 숨을 들이쉽니다.

3 가능한 한 높이 등을 올립니다. 이 자세를 30초 동안 유지합니다.

4 몸을 푼 후 다시 30초간 반복합니다.

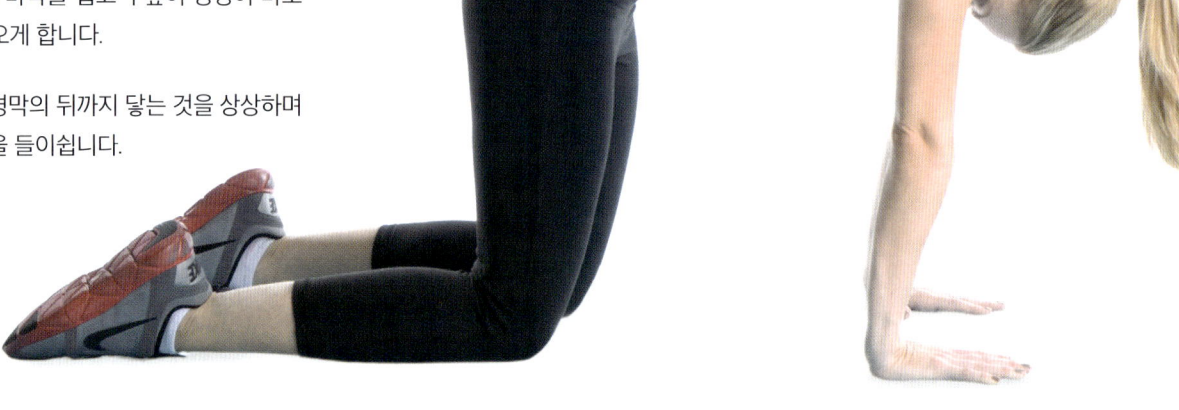

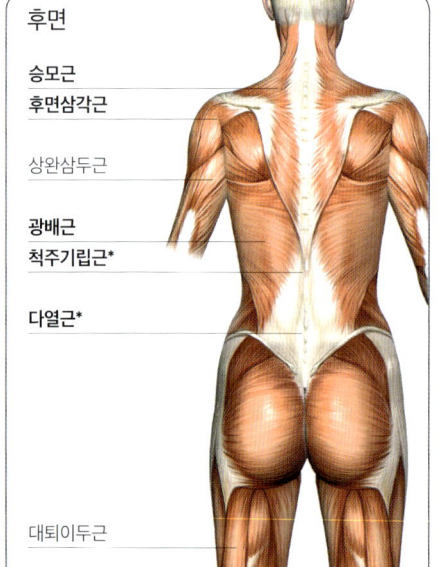

후면
- 승모근
- 후면삼각근
- 상완삼두근
- 광배근
- 척주기립근*
- 다열근*
- 대퇴이두근

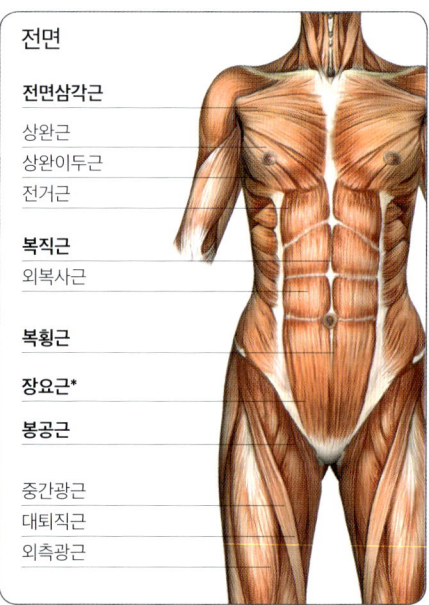

전면
- 전면삼각근
- 상완근
- 상완이두근
- 전거근
- 복직근
- 외복사근
- 복횡근
- 장요근*
- 봉공근
- 중간광근
- 대퇴직근
- 외측광근

주석 설명
볼드체는 목표로 한 근육
검은색은 그 외 운동 근육
*는 심부근을 의미

아기 자세 Child's Pose

아기 자세는 효과적으로 등 전체를 스트레칭합니다. 운동 마지막 때나 심신의 휴식과 원기회복이 필요할 경우 언제라도 이 자세를 해 보세요.

바른 자세
- 몸통을 똑바로 유지하기

피할 점
- 허리를 지나치게 늘리기
- 몸통을 비틀기

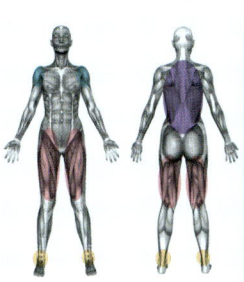

단계
- 초급

시간
- 1분

효과
- 등 스트레칭

주의사항
- 무릎 손상

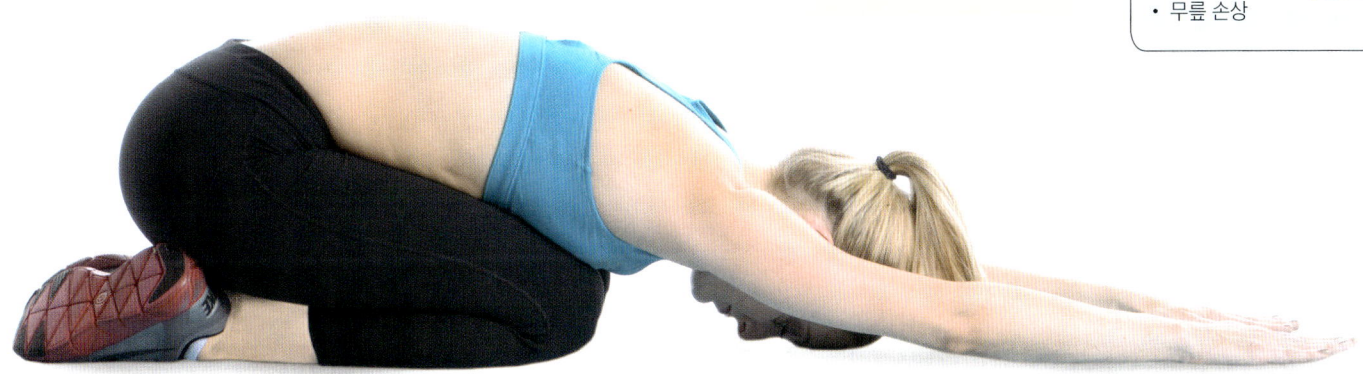

1 무릎을 꿇은 자세로 허벅지가 가슴 근처에 오게 엎드립니다. 팔은 앞으로 쭉 폅니다.

2 엉덩이쪽으로 체중을 밀며 팔을 가능한 한 멀리 뻗습니다. 30초 동안 유지합니다.

3 몸을 푼 후 30초간 반복합니다.

주석 설명
볼드체는 목표로 한 근육
검은색은 그 외 운동 근육
*는 심부근을 의미

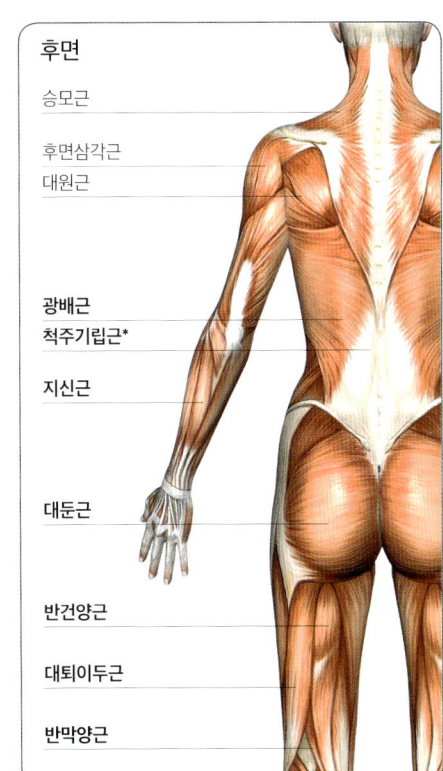

후면
- 승모근
- 후면삼각근
- 대원근
- 광배근
- 척주기립근*
- 지신근
- 대둔근
- 반건양근
- 대퇴이두근
- 반막양근

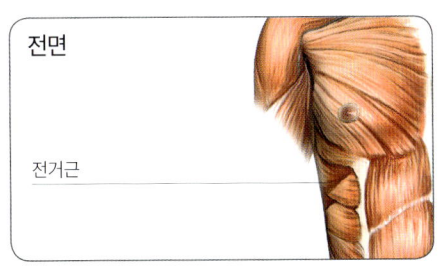

전면
- 전거근

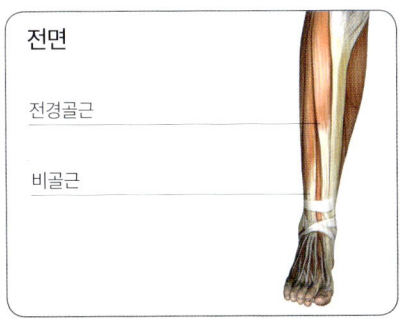

전면
- 전경골근
- 비골근

짐볼 위에서 하는 복부 스트레칭
Fitness Ball Abdominal Stretch

짐볼 위에서 하는 복부 스트레칭은 복부에 미치는 효과를 최대화하기 위해 볼을 사용합니다. 이 스트레칭은 특히 복직근에 효과가 좋죠.

1 짐볼 위에 등을 대고 눕습니다. 발은 어깨 넓이로 벌리고 팔은 구부려 머리 옆에 둡니다.

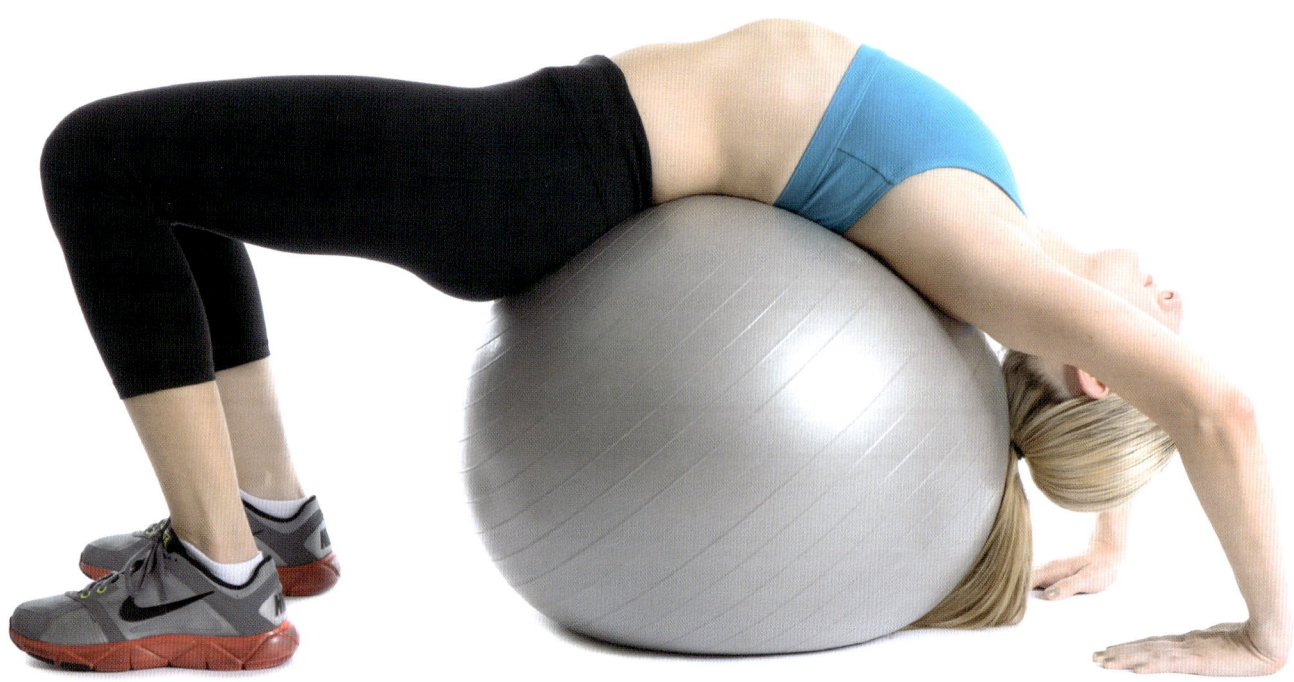

바른 자세
- 등 전체가 볼을 받치고 있기
- 발은 바닥에 고정하기
- 뒤를 짚을 때 몸자세를 유지할 것

피할 점
- 골반을 지나치게 높이 들기
- 볼을 출렁대기

2 팔을 뒤로 하여 손바닥이 바닥에 닿게 합니다.

3 엉덩이를 내리고 천장쪽으로 골반을 스트레칭합니다. 30초간 유지합니다.

4 몸을 푼 후 30초간 반복합니다.

짐볼 위에서 하는 복부 스트레칭 · 쿨 다운

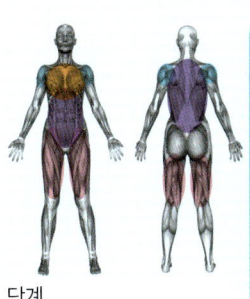

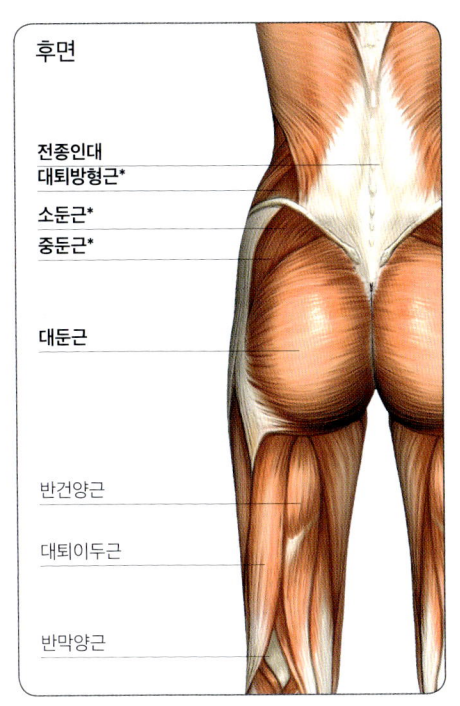

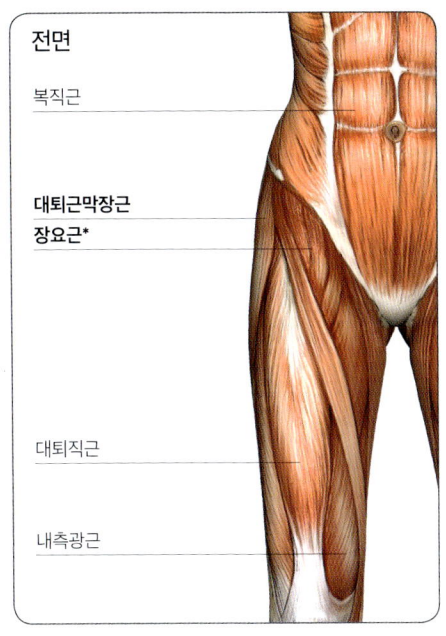

후면
- 전종인대
- 대퇴방형근*
- 소둔근*
- 중둔근*
- 대둔근
- 반건양근
- 대퇴이두근
- 반막양근

전면
- 복직근
- 대퇴근막장근
- 장요근*
- 대퇴직근
- 내측광근

단계
- 초급

시간
- 1분

효과
- 복부 스트레칭

주의사항
- 허리 이상
- 균형 이상
- 어깨 이상

주석 설명
볼드체는 목표로 한 근육
검은색은 그 외 운동 근육
*는 심부근을 의미

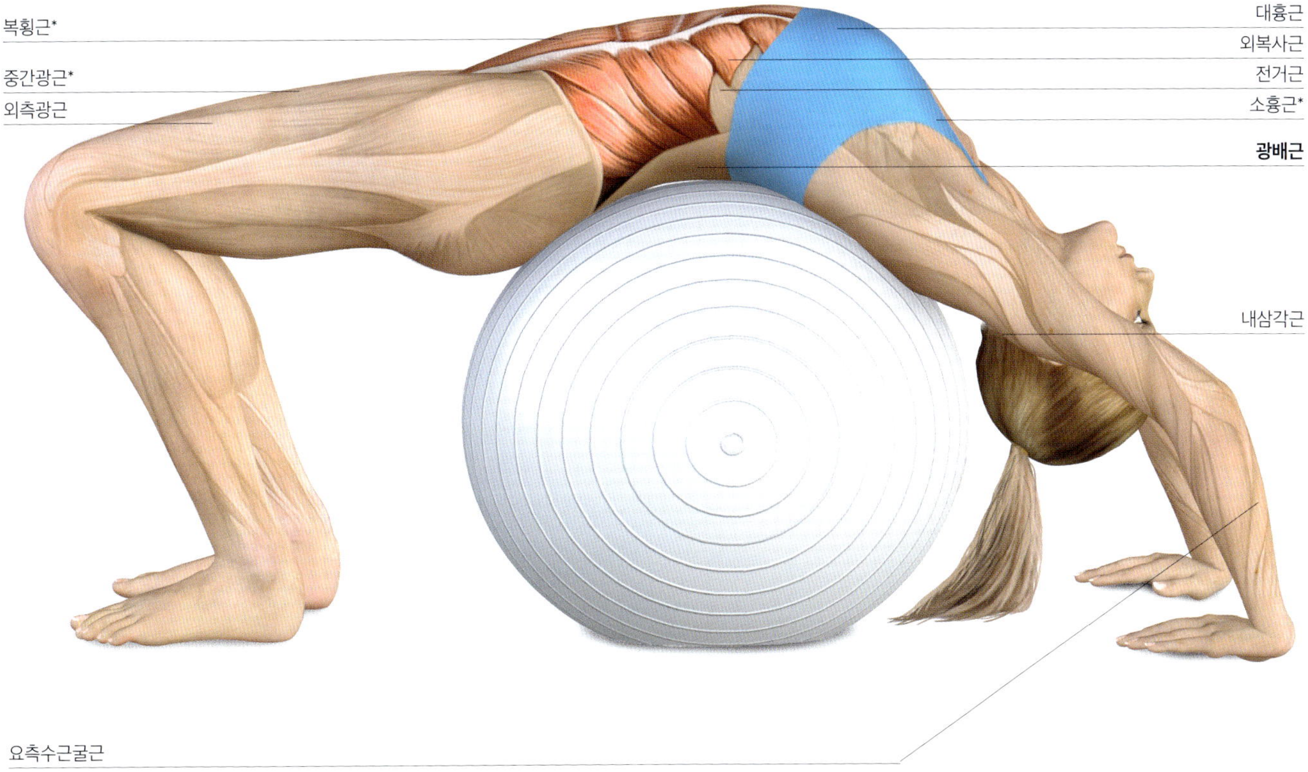

- 복횡근*
- 중간광근*
- 외측광근
- 대흉근
- 외복사근
- 전거근
- 소흉근*
- **광배근**
- 내삼각근
- 요측수근굴근

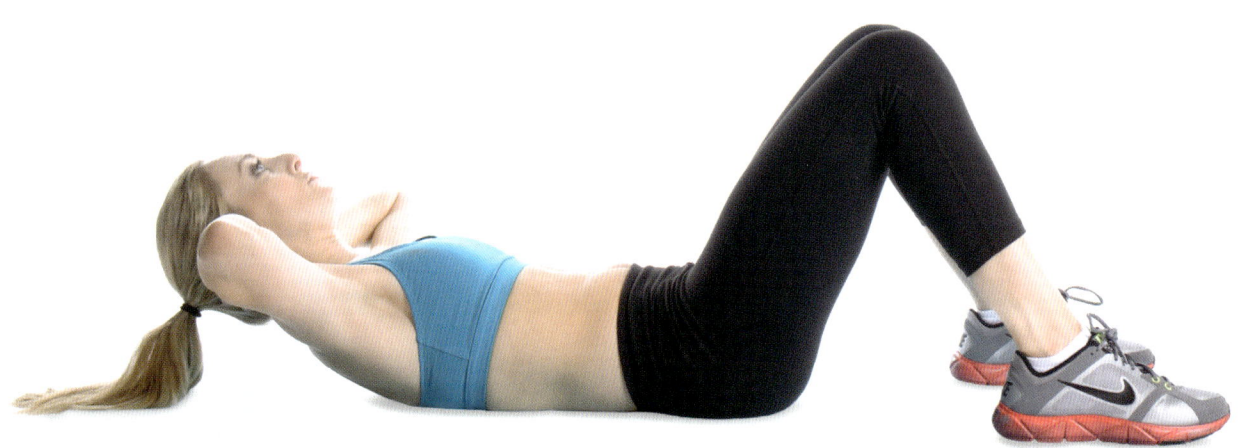

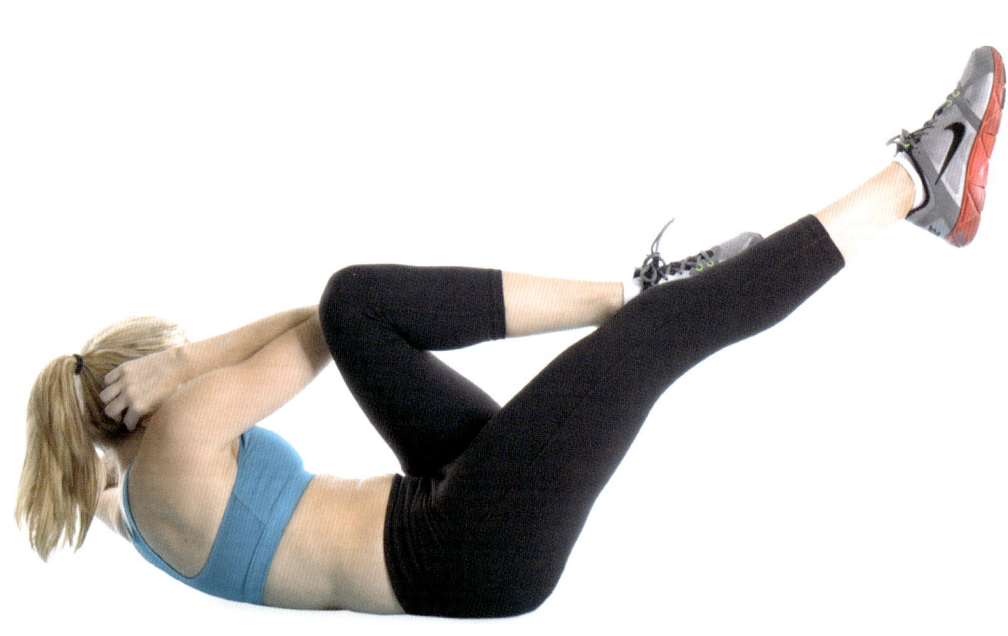

다양한 운동 프로그램

목차	
초급 운동	166
50세 이상을 위한 운동	166
상복부 운동	168
하복부 운동	168
종합 운동	170
스포츠 운동	172
워리어 운동	174
비키니 몸매 운동	176
밸런스와 자세 운동	176
파워 운동	178

이제 코어 훈련에 관한 풍부한 정보를 얻었을 겁니다. 여러분은 워밍업과 쿨 다운, 안정화와 강화 운동을 마쳤습니다. 그리고 어떤 운동이 자신에게 맞는지 감도 잡았을 겁니다. 다음의 운동법들은 코어 훈련을 삶의 방식으로 만드는 데 도움이 됩니다. 다양한 필요에 따라 초급부터 상급까지 혹은 상복부부터 하복부까지 많은 운동법들을 소개하고 있습니다. 이 중 한두 개 정도 자신에게 맞는 것이 있을 거예요. 일단 이 운동법들에 익숙해지면 반복 횟수를 늘리거나 운동을 더 추가해서 길게 하는 등, 좀 더 어렵게 해 보세요. 여기서 얻은 지식으로 운동법을 자신에게 맞게 조정할 수 있습니다. 체력을 강화하고 안정화하고자 할 때 가장 효과적인 방법은 매일 더 열심히 노력하는 것입니다.

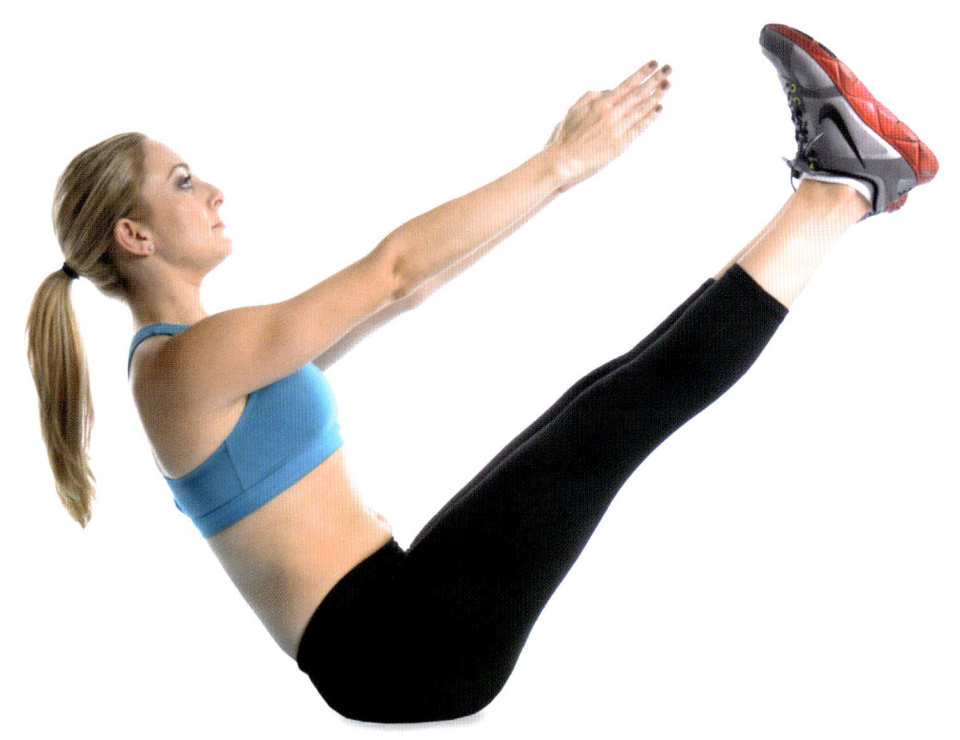

초급 운동

초급 운동은 코어 훈련에 대한 좋은 소개가 되며 세트 수나 반복 횟수를 단순히 조절함으로써 모든 단계의 운동에 맞게 할 수 있습니다.

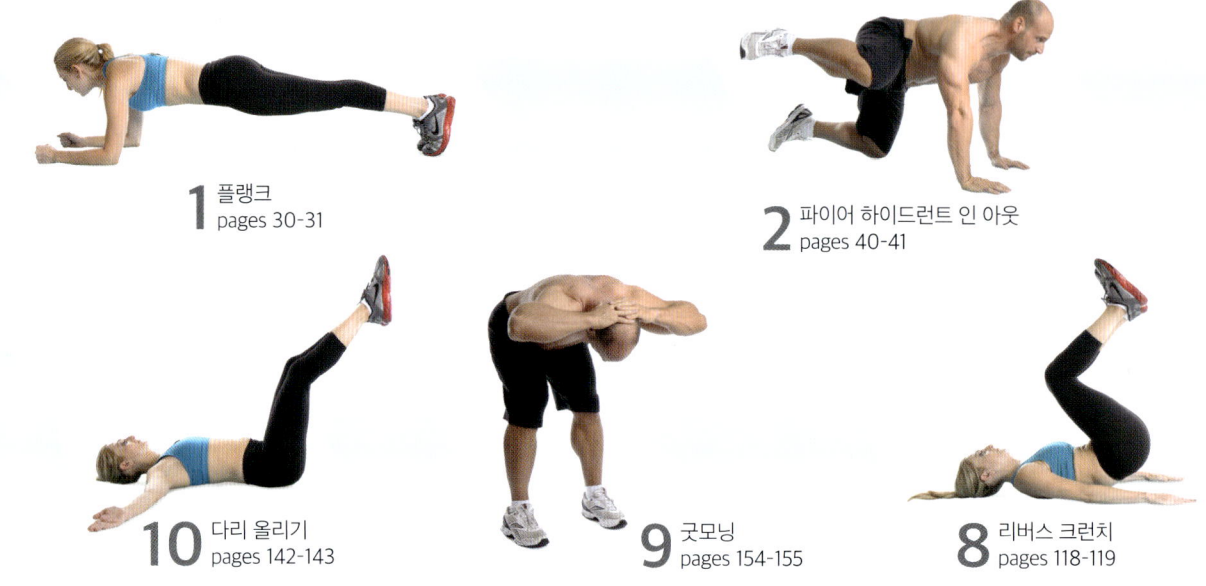

1 플랭크
pages 30-31

2 파이어 하이드런트 인 아웃
pages 40-41

10 다리 올리기
pages 142-143

9 굿모닝
pages 154-155

8 리버스 크런치
pages 118-119

50세 이상을 위한 운동

코어 훈련에 나이 제한은 없습니다. 이 운동은 특히 피트니스 요법을 막 시작한 나이 있으신분들이나 충격이 적고 균형 잡힌 연속적인 운동을 찾는분들에게 적당합니다.

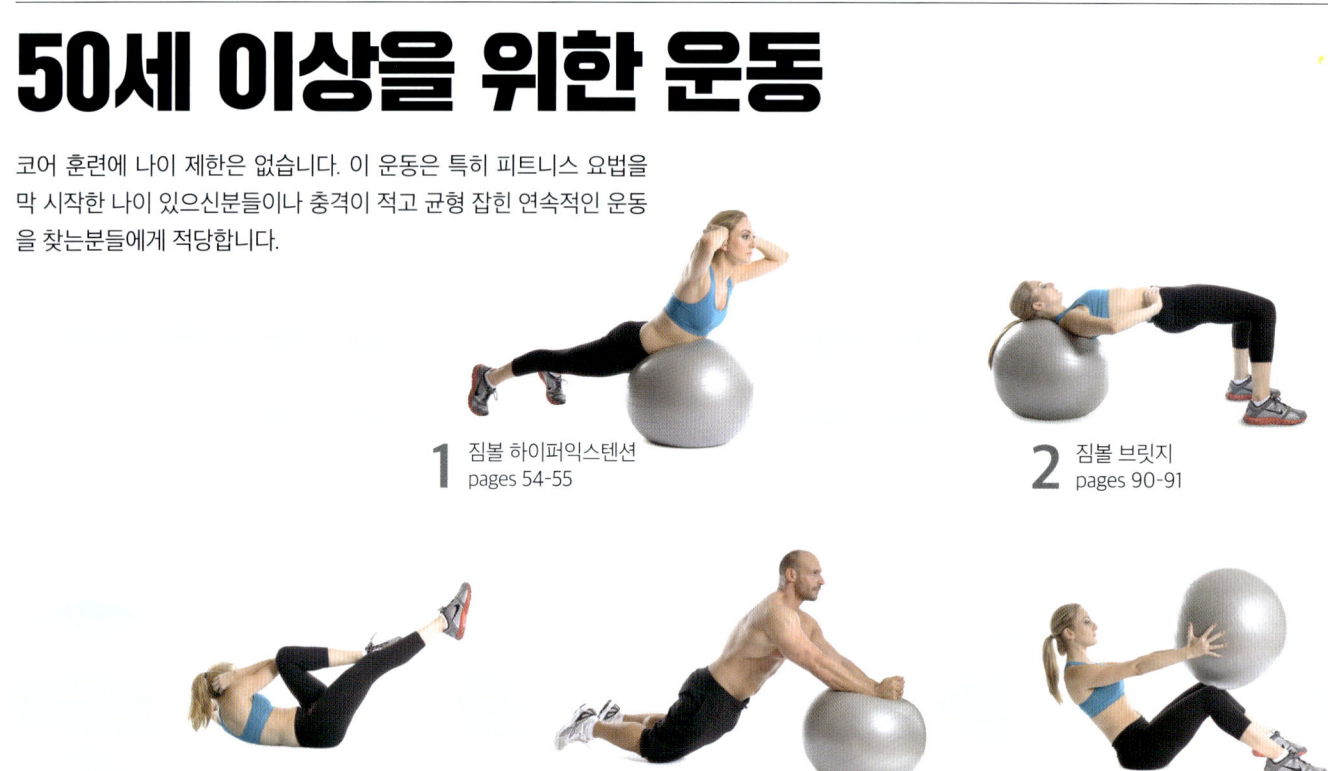

1 짐볼 하이퍼익스텐션
pages 54-55

2 짐볼 브릿지
pages 90-91

10 자전거 크런치
pages 108-109

9 짐볼 롤아웃
pages 52-53

8 앉아서 하는 메디신 볼 러시안 트위스트
pages 136-137

다양한 운동 프로그램

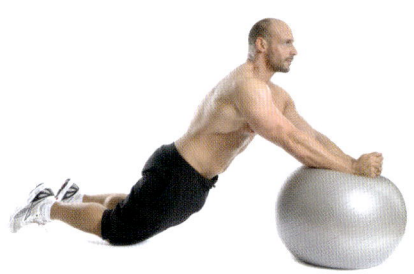

3 짐볼 롤아웃
pages 52-53

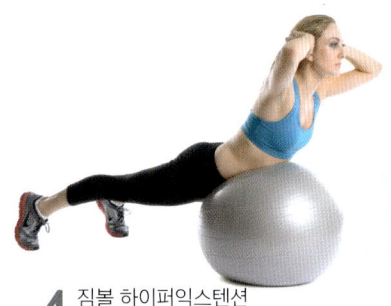

4 짐볼 하이퍼익스텐션
pages 54-55

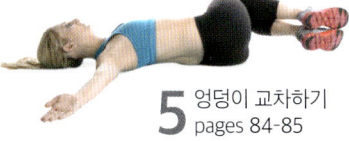

5 엉덩이 교차하기
pages 84-85

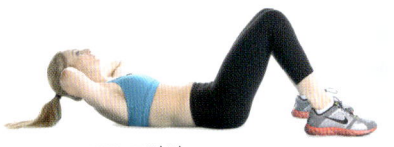

7 크런치
pages 106-107

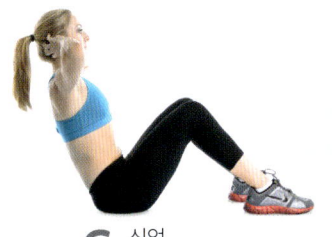

6 싯업
pages 98-99

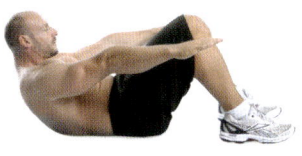

3 누웠다 일어나 무릎 닿기
pages 100-101

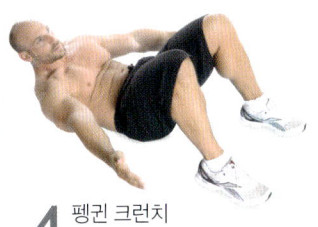

4 펭귄 크런치
pages 128-129

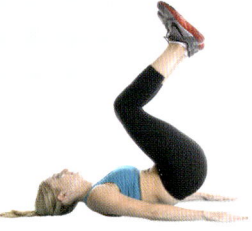

5 리버스 크런치
pages 118-119

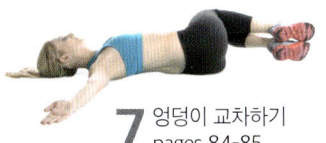

7 엉덩이 교차하기
pages 84-85

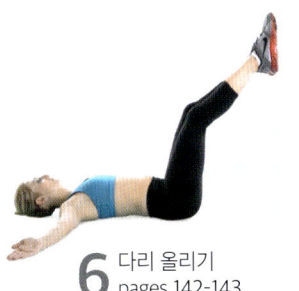

6 다리 올리기
pages 142-143

상복부 운동

이 운동은 상복부를 강화하고 선명히 하며 '식스팩' 달성을 돕습니다.

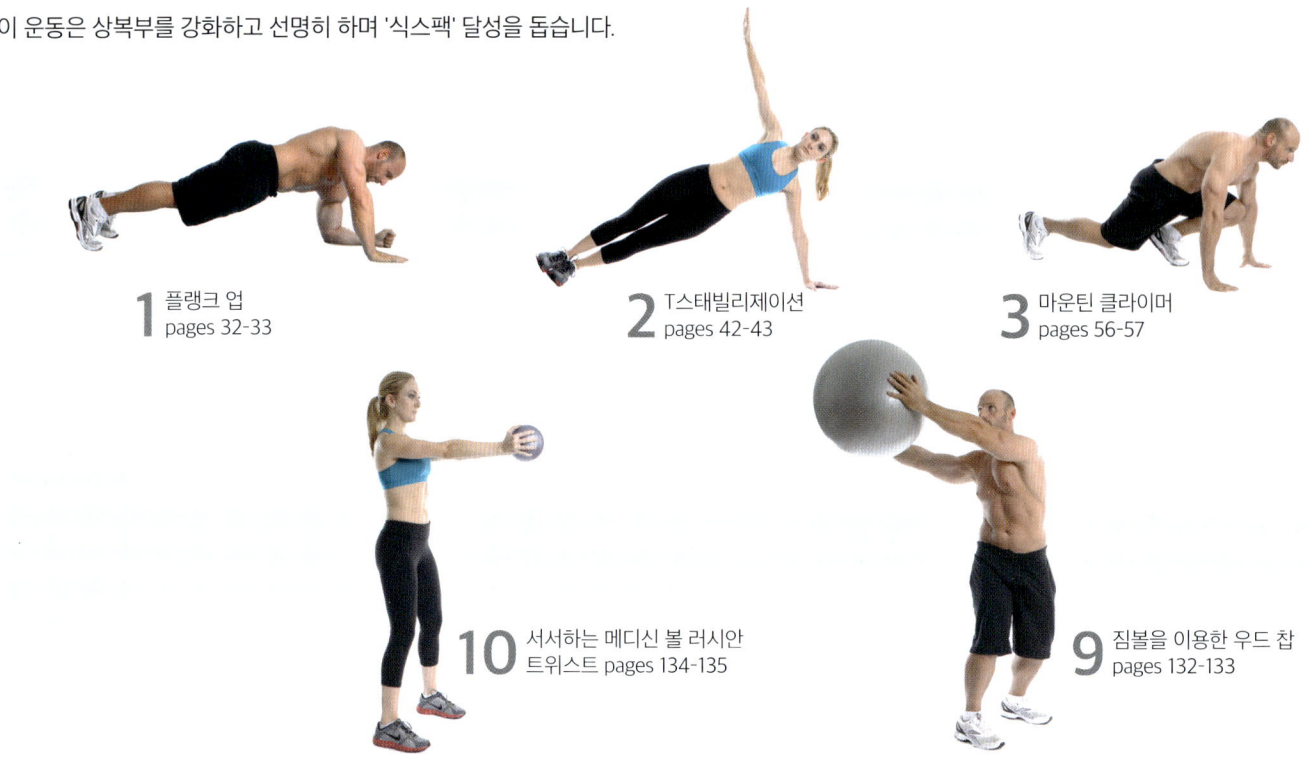

1 플랭크 업
pages 32-33

2 T 스태빌리제이션
pages 42-43

3 마운틴 클라이머
pages 56-57

10 서서하는 메디신 볼 러시안 트위스트 pages 134-135

9 짐볼을 이용한 우드 찹
pages 132-133

하복부 운동

닿기 어려운 복횡근을 목표로 하는 이 운동은 하복부 근육을 강하고 탄력 있게 할 겁니다.

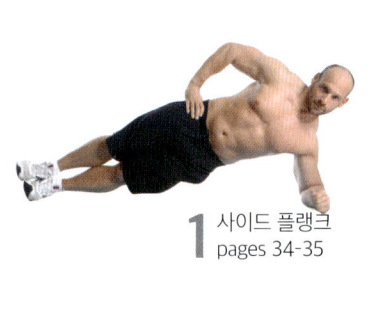

1 사이드 플랭크
pages 34-35

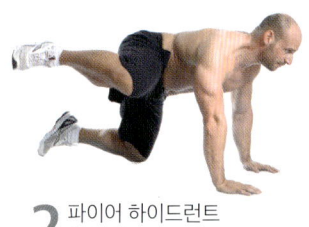

2 파이어 하이드런트 인 아웃 pages 40-41

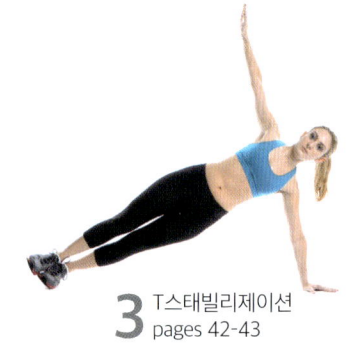

3 T 스태빌리제이션
pages 42-43

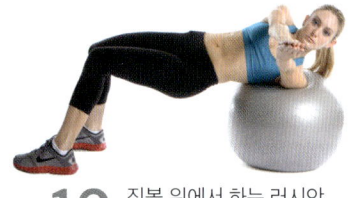

10 짐볼 위에서 하는 러시안 트위스트 pages 138-139

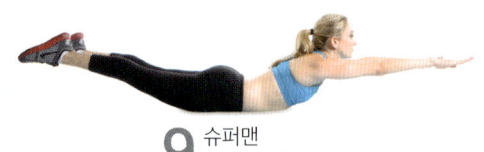

9 슈퍼맨
pages 156-157

다양한 운동 프로그램

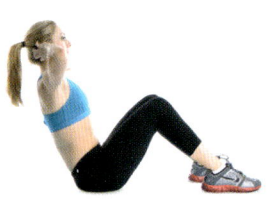
4 싯업
pages 98-99

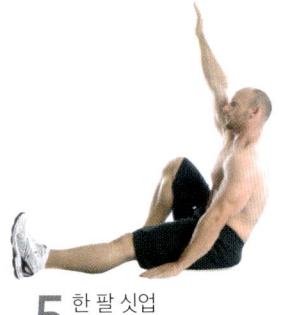
5 한 팔 싯업
pages 102-103

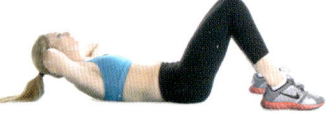
6 크런치
pages 106-107

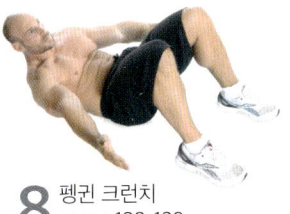
8 펭귄 크런치
pages 128-129

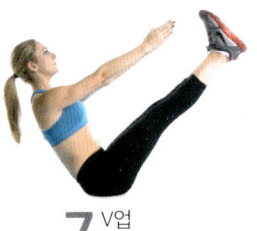

7 V업
pages 114-115

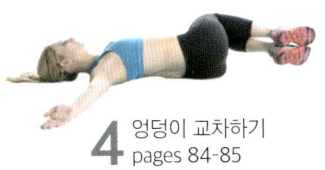
4 엉덩이 교차하기
pages 84-85

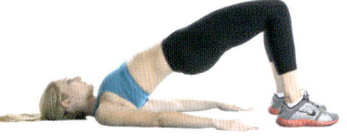
5 엉덩이 들기
pages 86-87

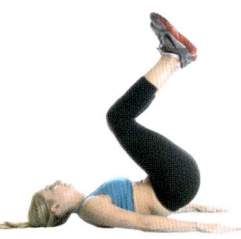
6 리버스 크런치
pages 118-119

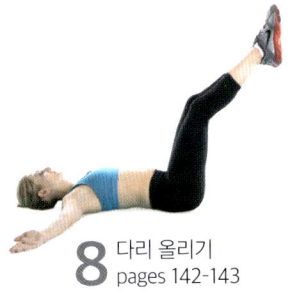
8 다리 올리기
pages 142-143

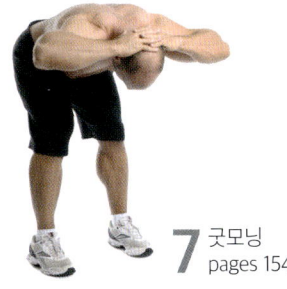
7 굿모닝
pages 154-155

169

종합 운동

코어 안정화와 강화를 균형 있게 혼합한 것이 특색인 운동으로 두분야의 최고 운동을 제공합니다.

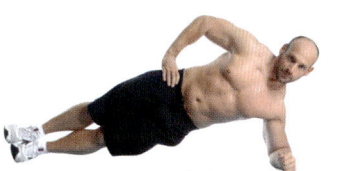
1 사이드 플랭크
pages 34-35

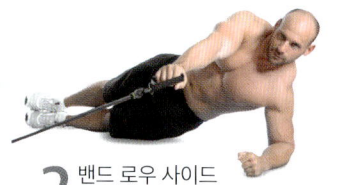
2 밴드 로우 사이드 플랭크 pages 38-39

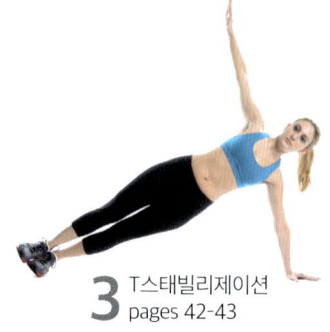
3 T 스태빌리제이션
pages 42-43

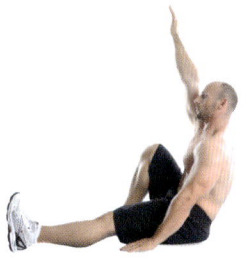
10 한 팔 싯업
pages 102-103

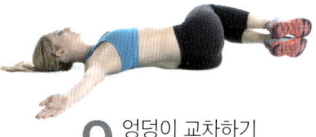
9 엉덩이 교차하기
pages 84-85

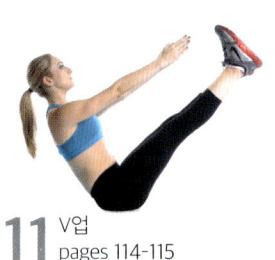
11 V업
pages 114-115

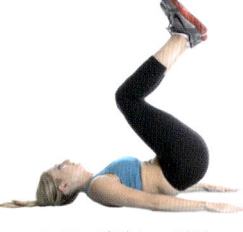
12 리버스 크런치
pages 118-119

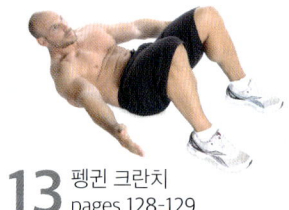
13 펭귄 크런치
pages 128-129

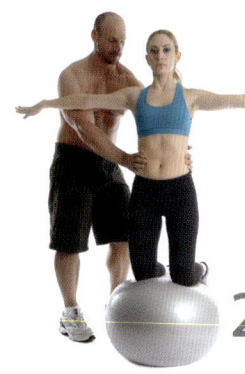
20 짐볼 위 무릎 앉기
pages 64-65

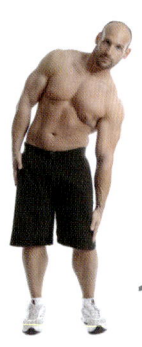
19 옆구리 내리기
pages 148-149

다양한 운동 프로그램

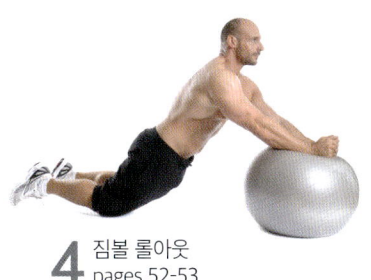
4 짐볼 롤아웃
pages 52-53

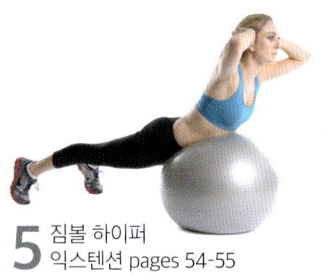
5 짐볼 하이퍼 익스텐션 pages 54-55

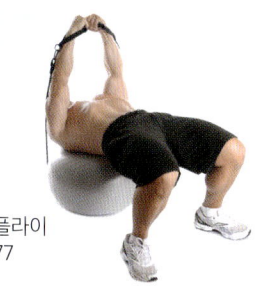
6 짐볼 밴드 플라이
pages 76-77

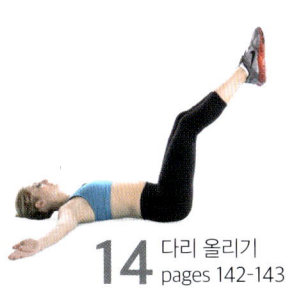
8 한 다리로 낮게 서 있기
pages 94-95

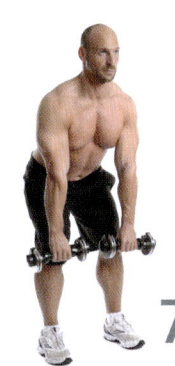
7 스티프 레그드 데드리프트
pages 92-93

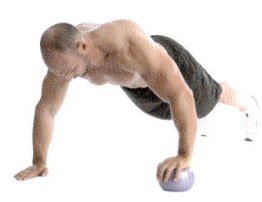
14 다리 올리기
pages 142-143

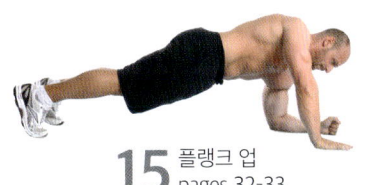
15 플랭크 업
pages 32-33

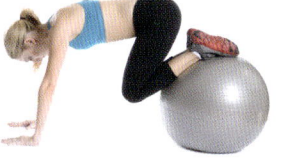
16 짐볼 잭나이프
pages 48-49

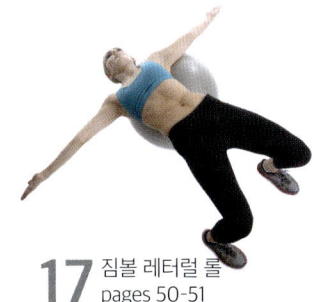
18 메디신 볼 워크 오버
pages 74-75

17 짐볼 레터럴 롤
pages 50-51

171

스포츠 운동

이 어려운 운동은 많은 스포츠에서 요구하는 회전 동작에 코어가 대비할 수 있도록 합니다.

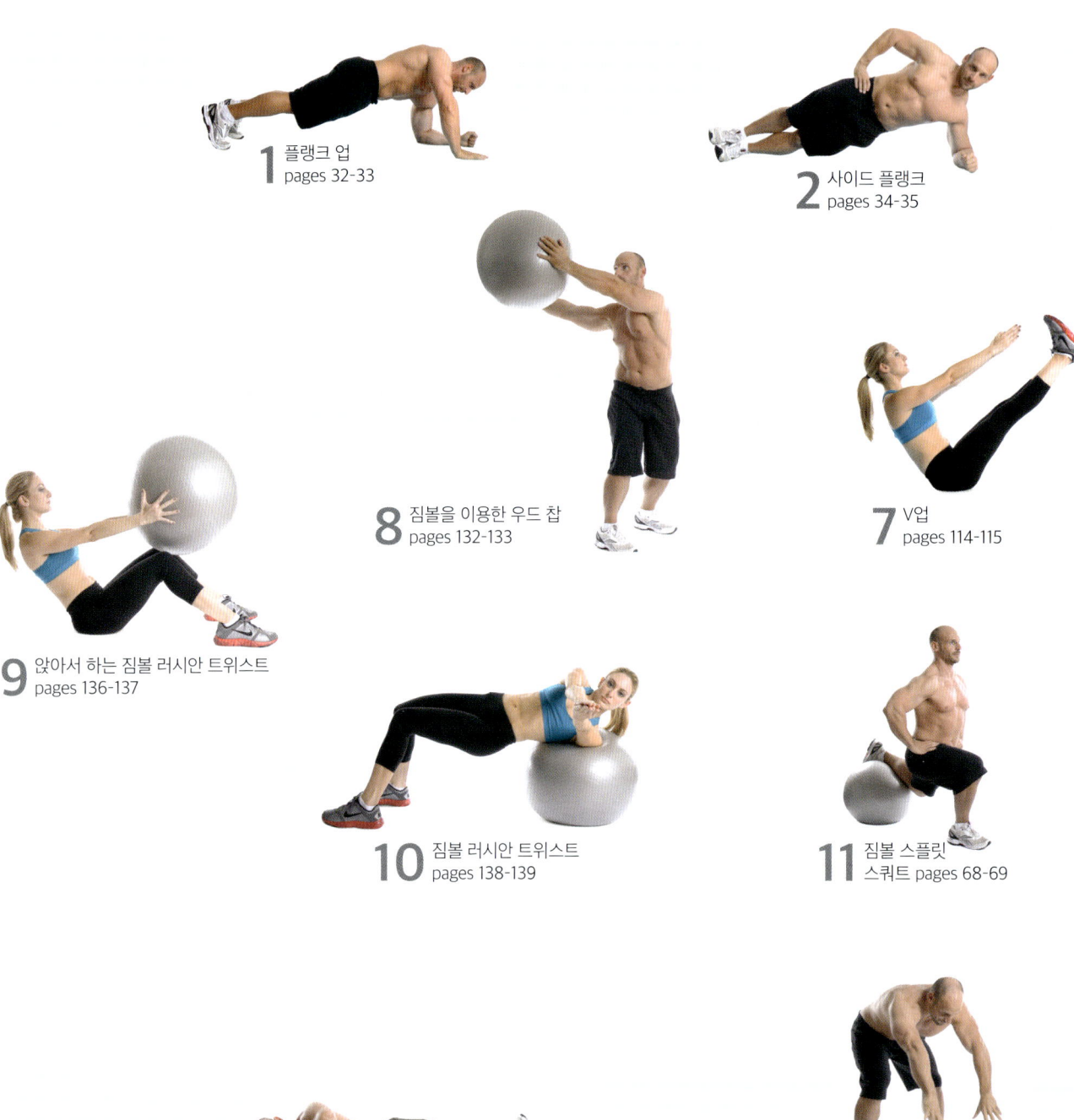

1 플랭크 업
pages 32-33

2 사이드 플랭크
pages 34-35

8 짐볼을 이용한 우드 찹
pages 132-133

7 V업
pages 114-115

9 앉아서 하는 짐볼 러시안 트위스트
pages 136-137

10 짐볼 러시안 트위스트
pages 138-139

11 짐볼 스플릿 스쿼트 pages 68-69

16 메디신 볼 대각선 크런치
pages 110-111

15 메디신 볼 슬램
pages 122-123

다양한 운동 프로그램

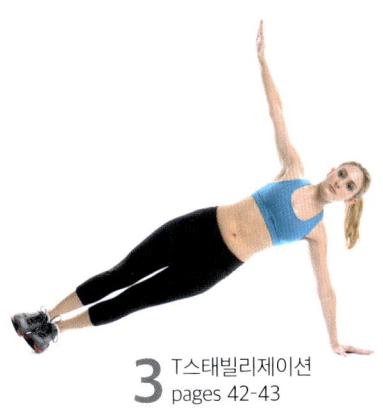
3 T스태빌리제이션
pages 42-43

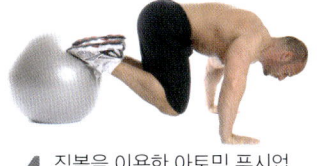
4 짐볼을 이용한 아토믹 푸시업
pages 44-45

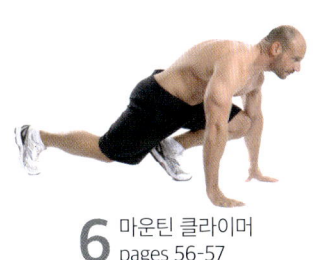
6 마운틴 클라이머
pages 56-57

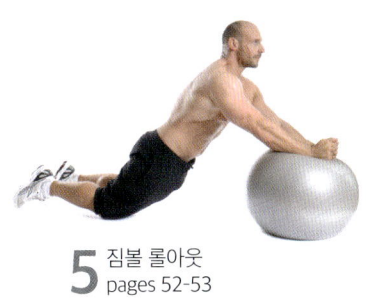
5 짐볼 롤아웃
pages 52-53

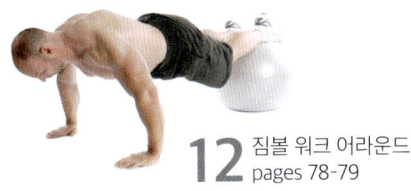
12 짐볼 워크 어라운드
pages 78-79

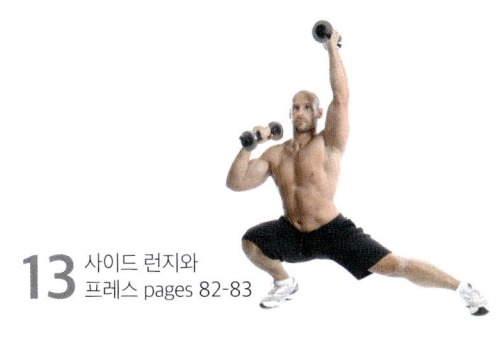
13 사이드 런지와
프레스 pages 82-83

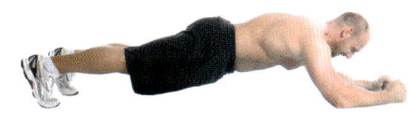
14 톱 자세
pages 146-147

173

워리어 운동

워리어 운동은 코어 안정화, 강화 및 열정적인 스포츠 활동성, 선명한 복부를 향한 지칠 줄 모르는 도전을 요구하는 운동이죠.

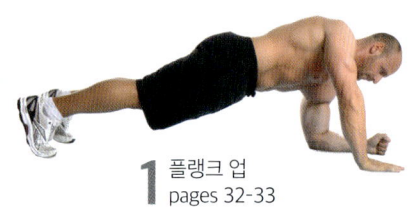

1 플랭크 업
pages 32-33

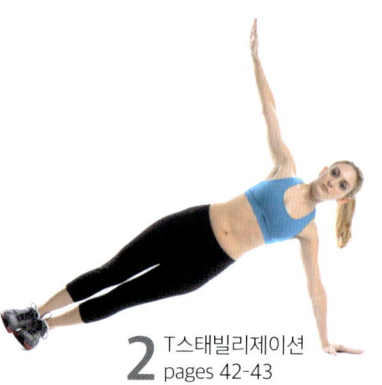

2 T 스태빌리제이션
pages 42-43

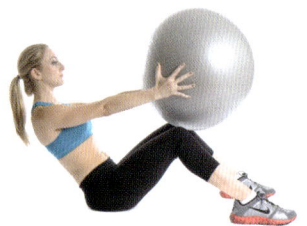

9 앉아서 하는 짐볼 러시안 트위스트 pages 136-137

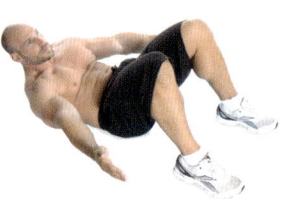

8 펭귄 크런치
pages 128-129

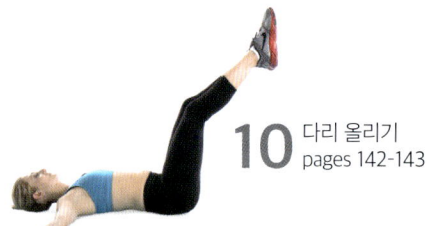

10 다리 올리기
pages 142-143

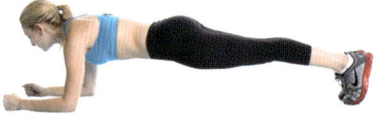

11 플랭크
pages 30-31

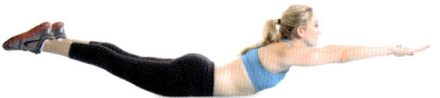

12 슈퍼맨
pages 156-157

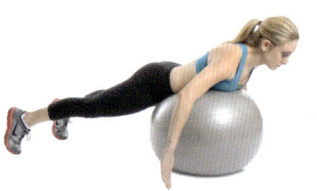

19 짐볼에 엎드려서 하는
어깨 외회전 운동 pages 70-71

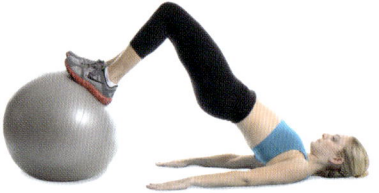

18 짐볼 위에서 엉덩이 올리기
pages 88-89

다양한 운동 프로그램

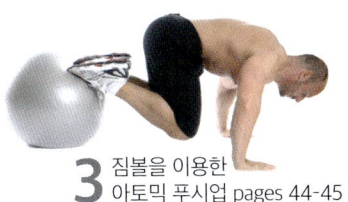

3 짐볼을 이용한
아토믹 푸시업 pages 44-45

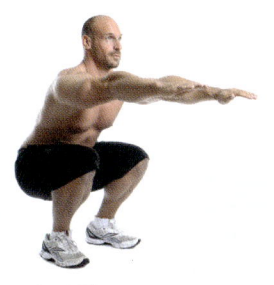

4 스쿼트
pages 58-59

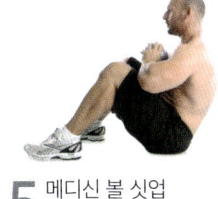

5 메디신 볼 싯업
pages 104-105

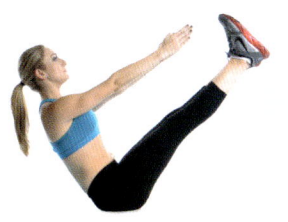

7 V업
pages 114-115

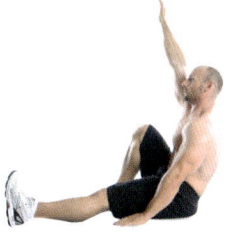

6 한 팔 싯업
pages 102-103

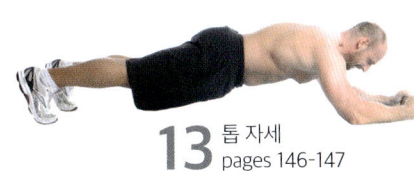

13 톱 자세
pages 146-147

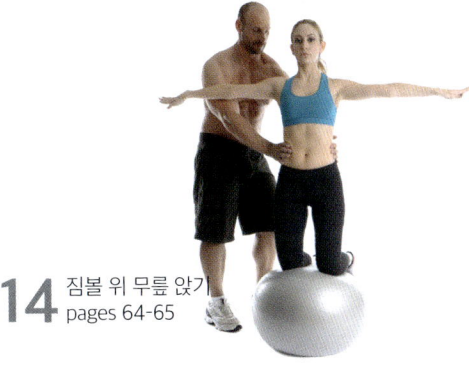

14 짐볼 위 무릎 앉기
pages 64-65

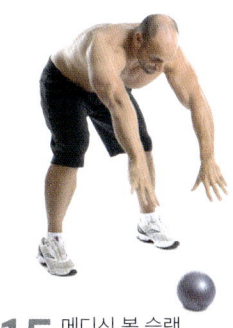

15 메디신 볼 슬램
pages 122-123

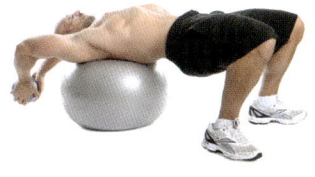

17 짐볼 위에서 메디신 볼
들어올리기 pages 80-81

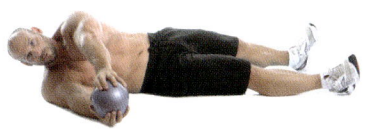

16 메디신 볼 대각선 크런치
pages 110-111

비키니 몸매 운동

코어 운동의 완벽한 조합으로 해변 계절에 움푹 페인 선명한 복부를 돋보이게 하죠. 여성들의 경우 날씬한 허리와 복부를 위한 준비가 됩니다.

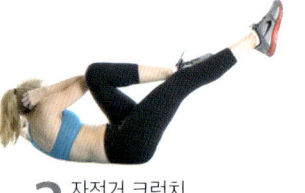

1 크런치
pages 106-107

2 자전거 크런치
pages 108-109

3 V업
pages 114-115

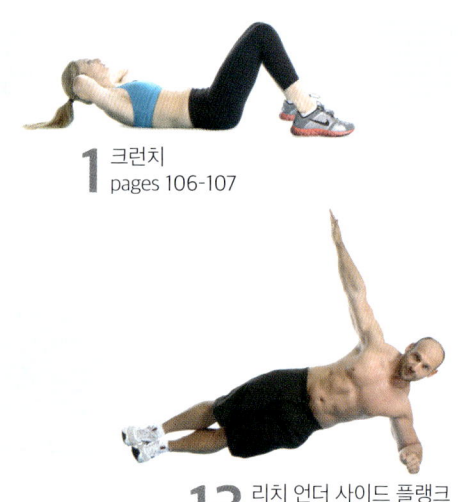

13 리치 언더 사이드 플랭크
pages 36-37

12 플랭크
pages 30-31

11 톱 자세
pages 146-147

균형과 자세 운동

이 운동을 꾸준히 하면 자세와 균형을 돕는 주요 및 보조 근육들을 강화할 수 있습니다.

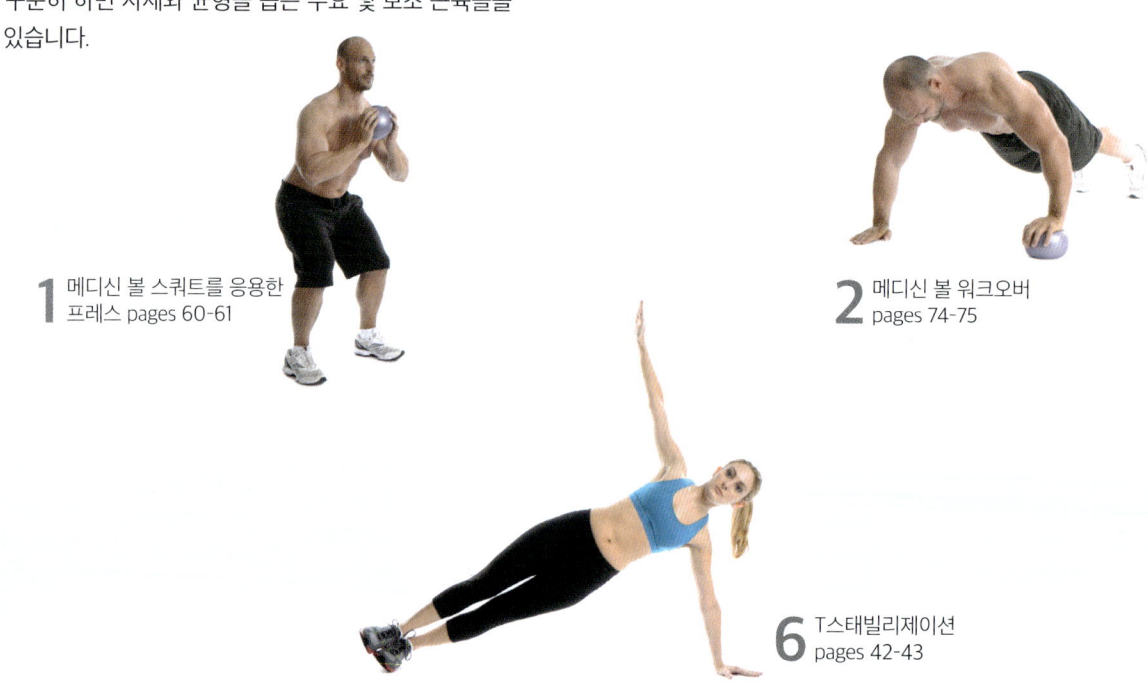

1 메디신 볼 스쿼트를 응용한 프레스 pages 60-61

2 메디신 볼 워크오버
pages 74-75

6 T 스태빌리제이션
pages 42-43

다양한 운동 프로그램

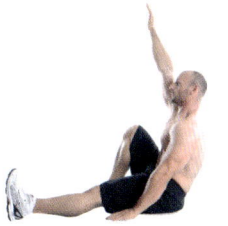
4 한 팔 싯업
pages 102-103

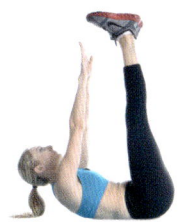
5 버티컬 레그 크런치
pages 150-151

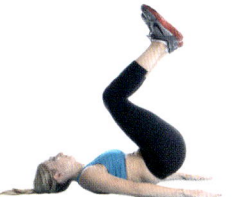
6 리버스 크런치
pages 118-119

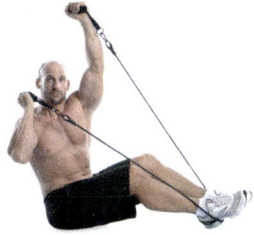
7 밴드 롤 다운 트위스트
pages 152-153

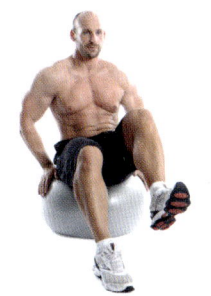
10 짐볼 위에서 다리 교차해서 올리기
pages 140-141

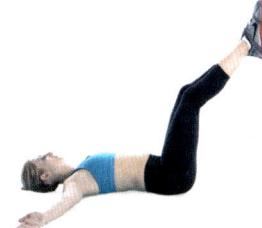
9 다리 올리기
pages 142-143

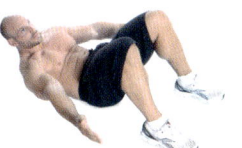
8 펭귄 크런치
pages 128-129

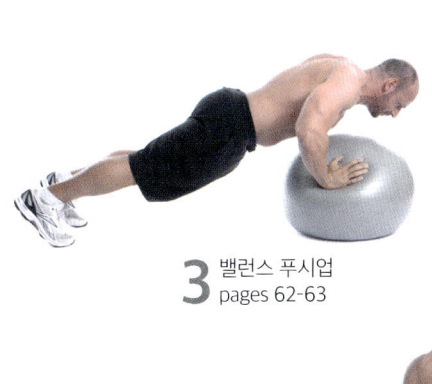
3 밸런스 푸시업
pages 62-63

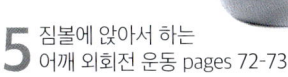
5 짐볼에 앉아서 하는
어깨 외회전 운동 pages 72-73

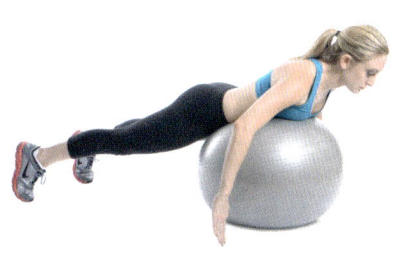
4 짐볼에 엎드려서 하는
어깨 외회전 운동 pages 70-71

177

파워 운동

힘이 많이 드는 이 운동은 코어를 강화하고 모든 신체적 도전에 있어 힘을 발휘할 수 있게 합니다.

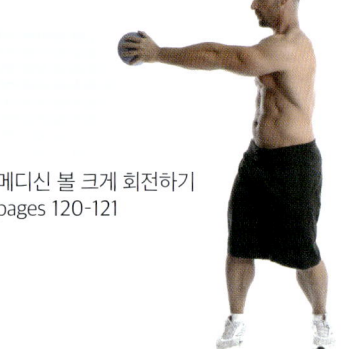

1 메디신 볼 크게 회전하기
pages 120-121

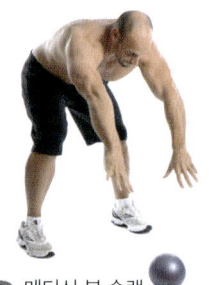

2 메디신 볼 슬램
pages 122-123

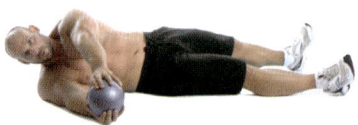

3 메디신 볼 대각선 크런치
pages 110-111

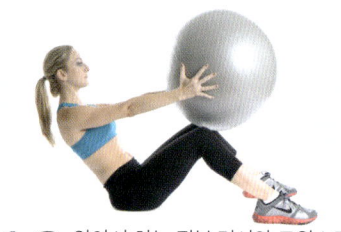

10 앉아서 하는 짐볼 러시안 트위스트
pages 136-137

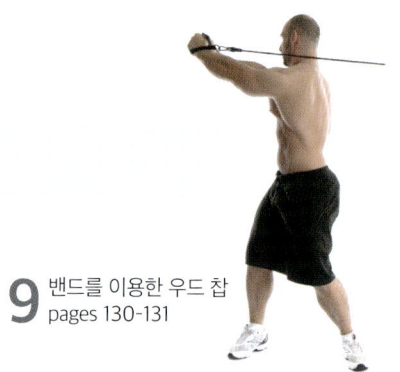

9 밴드를 이용한 우드 찹
pages 130-131

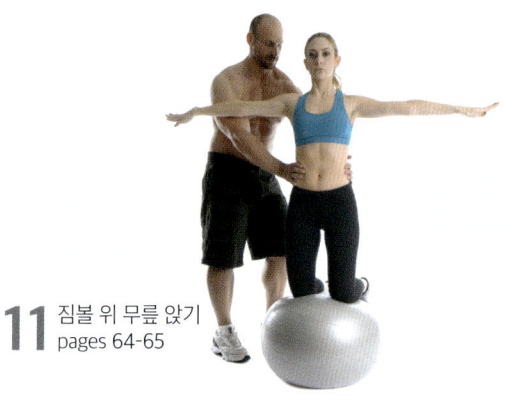

11 짐볼 위 무릎 앉기
pages 64-65

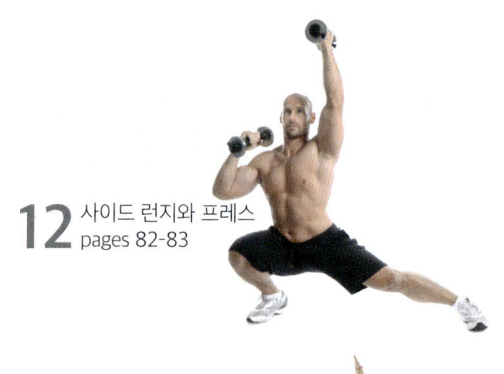

12 사이드 런지와 프레스
pages 82-83

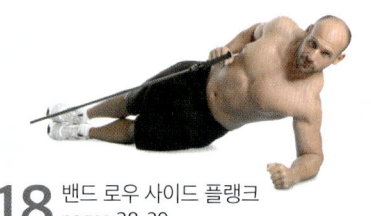

18 밴드 로우 사이드 플랭크
pages 38-39

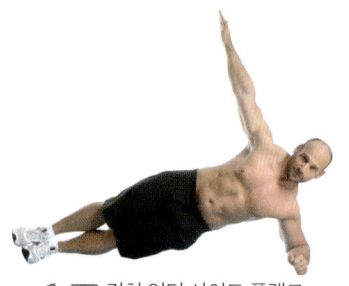

17 리치 언더 사이드 플랭크
pages 36-37

다양한 운동 프로그램

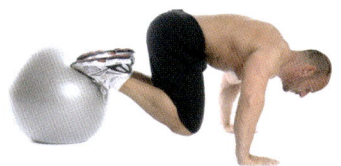

4 짐볼을 이용한 아토믹 푸시업
pages 44-45

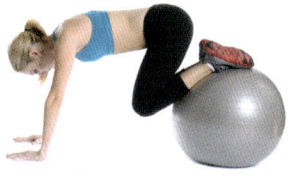

5 짐볼 잭나이프
pages 48-49

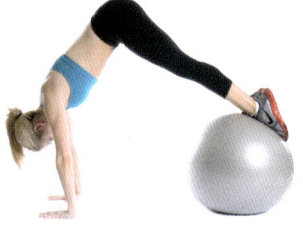

6 짐볼 파이크
pages 46-47

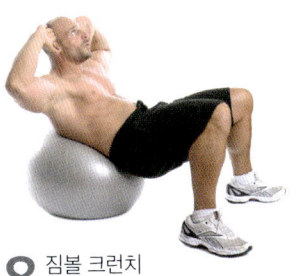

8 짐볼 크런치
pages 116-117

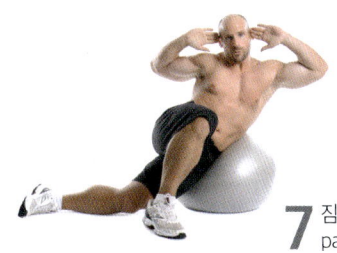

7 짐볼 옆구리 크런치
pages 112-113

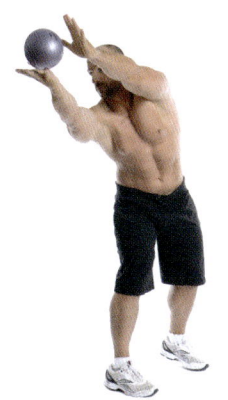

13 메디신 볼 어깨 위로 던지기
pages 66-67

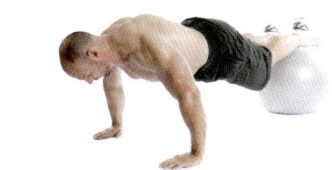

14 짐볼 워크어라운드
pages 78-79

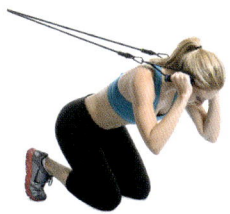

16 밴드로 하는 무릎 자세 크런치
pages 124-125

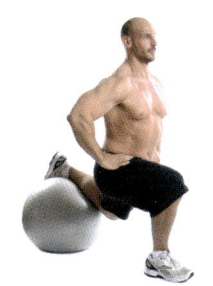

15 짐볼 스플릿 스쿼트
pages 68-69

179

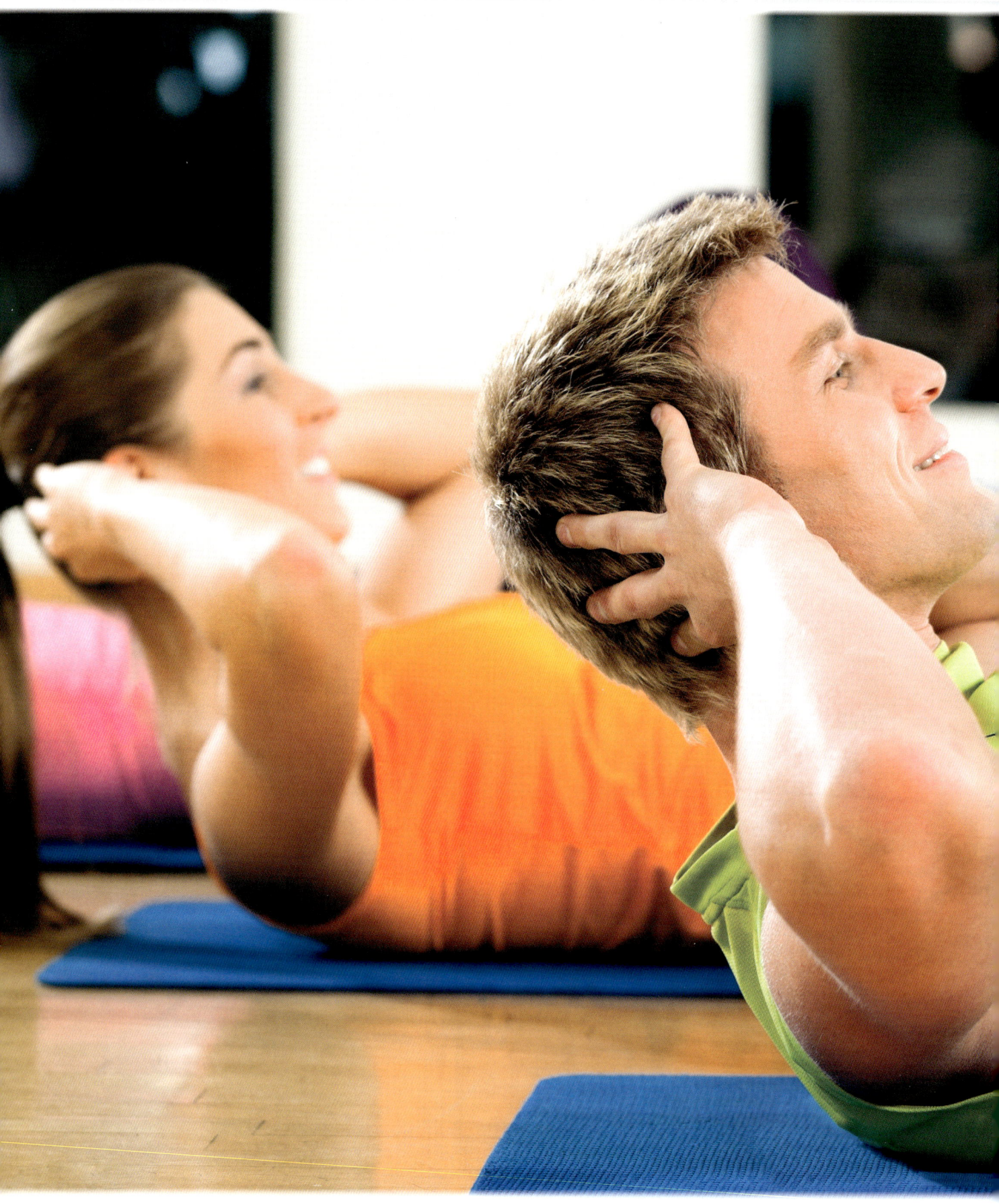

결론

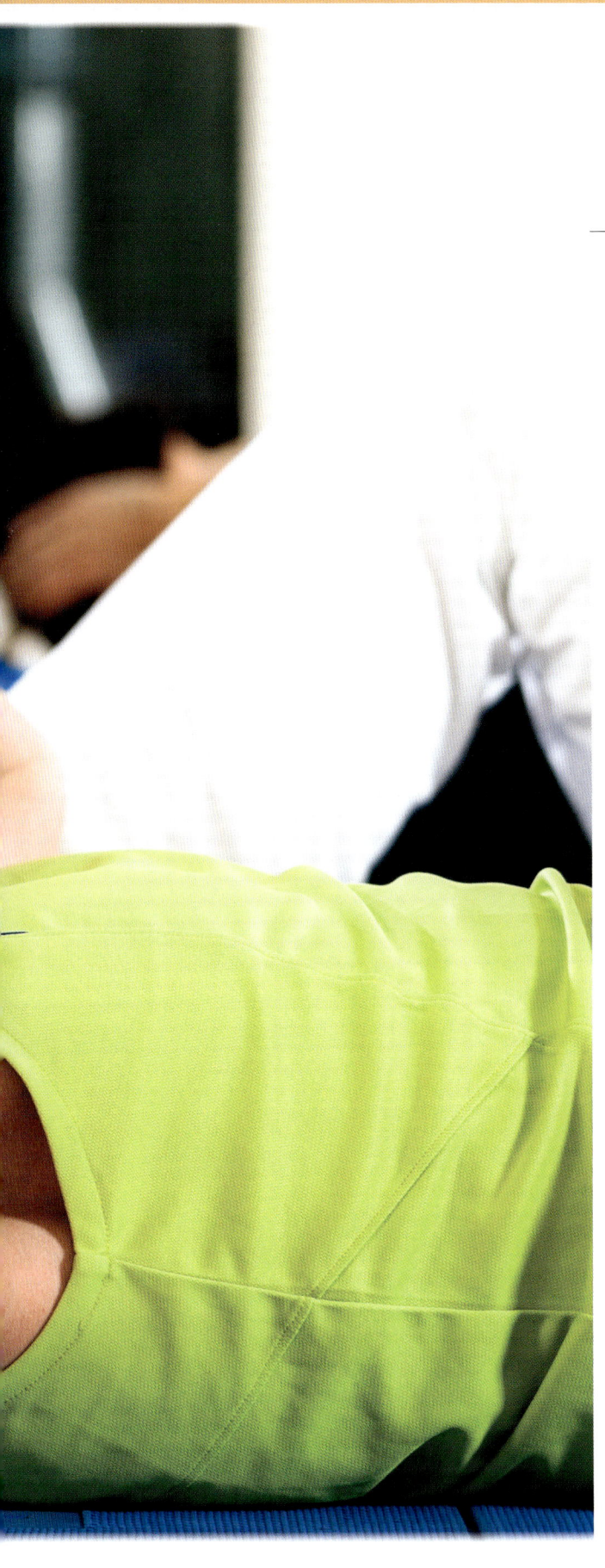

마치며

축하합니다! 여러분은 이제 어렵지만 역동적이고 다양한 운동을 광범위하게 수행하는 법을 배웠습니다. 이 책에 소개된 도구들이 준비되면 일상에서 사용하는 중요한 코어 근육들의 안정화와 강화를 위해 필요한 것은 모두 갖추게 됩니다.

다음으로는 무엇을 해야 할까요?

이제는 코어 훈련을 일상적인 삶의 일부로 만들 때입니다. 헬스클럽에 등록 할 수도 있지만 거실에 적당한 공간과 운동복, 매트 정도만 있다면 가정 내 짐은 완성입니다. 여러분은 이 책을 탐색하며 코어 근육의 역할 및 가장 효과적으로 운동하는 법을 배웠습니다. 나머지는 여러분께 달렸습니다.

여기에 소개된 운동법에만 구애받지 마세요. 코어 훈련의 기본과 일련의 운동법을 파악한 뒤, 필요에 따라 자신만의 피트니스 운동을 만들어 보세요. 중요한 것은 일상에 코어 훈련 시간을 포함시키는 겁니다. 코어 운동을 하는 시간을 마련하는 것이 날씬하고 기능적이고 강하고 멋진 몸매로 가는 길이라는 점을 잊지 마세요.

용어 해설

일반적 용어

외전운동: 몸의 중심축으로부터 멀리 하는 운동.

전면: 앞에 위치한.

심혈관 운동: 심박 수를 올리고 작용하는 근육에 산소와 영양이 풍부한 혈액을 공급하는 운동.

경추: 두개골 바로 아래 위치한 척추 위 부위.

쿨 다운: 운동 마지막에 수행하는 운동으로 격렬하게 힘을 발휘 한 후 몸을 식히고 긴장을 푸는 운동.

코어 안정화: 복부 근육과 심화한 안정화를 통해 요추의 움직임에 대한 저항성을 기르는 운동. 코어 강화와 내구성을 향상함.

코어 강화: 복부 근육과 심화한 안정화를 하는 동시에 요추를 움직이게 하는 운동.

코어: 척추 근처에 위치하며 신체에 구조적 지지대를 제공하는 심근을 지칭. 코어는 주 코어 근육과 보조 코어 근육의 두 집단으로 나뉜다. 주 근육은 몸통, 복부 주위, 등의 중간과 허리에 있다. 이 부위는 골반 저근(항문거근, 치골 미골근, 장골 미골근, 치골 직장근, 미골근)과 복부(복직근. 복횡근, 외복사근, 내복사근), 척추 신근(다열근, 척주기립근, 판상근, 흉최장근, 반극형근), 횡경막을 망라한다. 보조 코어 근육은 광배근, 대두근, 승모근 (상부, 중앙, 하부)가 해당한다. 보조 코어 근육은 몸이 활동하거나 안정상이 추가되는 동작을 할 때 주 근육을 돕는다.

크런치: 반듯이 누워 무릎을 세우고 손을 머리 뒤로 한 채 어깨를 골반 쪽으로 굽히는 일반적인 복부 운동.

데드리프트(deadlift): 안정적으로 상체를 앞으로 굽힌 자세에서 바벨 등의 웨이트를 드는 운동을 지칭.

덤벨: 양 쪽에 공이나 플레이트가 달린 짧은 막대기로 이뤄진 저항력 장비. 운동 시 한 손이나 양 손으로 덤벨을 들 수 있다.

운동 매트: 보통 고무로 만들어 진 견고한 매트로 두께는 최소 1.5인치(1.27 센티)다. 다양하게 말려진 형태로 길이는 72에서 82 인치(180-220 센티), 넓이는 20에서 40인치(50-100센티) 가까이까지 다양하다.

신근: 몸의 중앙으로 부터 쭉 펴기 위해 사용되는 근육.

외회전: 몸의 중앙에서 떨어져 몸을 움직이는 행동.

짐볼: 커다란 공기 주입식 공으로 코어 훈련 동안 버팀대로 사용. 짐볼은 균형과 안정성을 위해 사용하며 코어 근육에 작용함. 스위스 볼이라고도 불림.

굴곡: 관절 구부림.

굴근: 팔꿈치를 구부리거나 허벅지를 복부쪽으로 올릴 때 사용하는 두 뼈 사이의 각을 낮추는 근육.

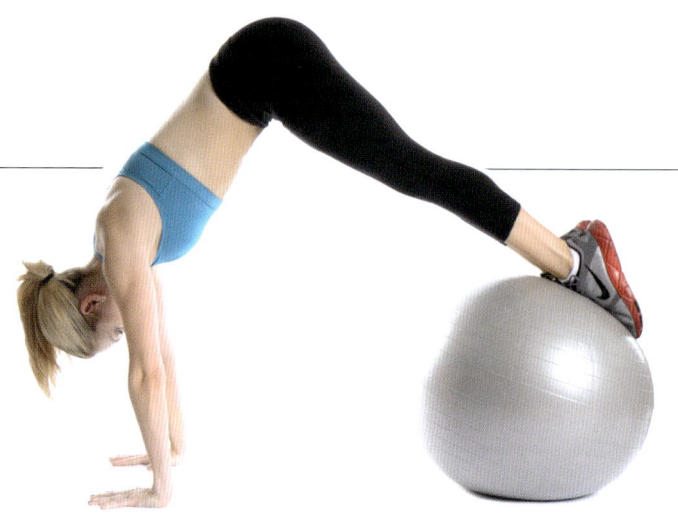

플라이: 팔꿈치가 일정한 각도를 유지하는 동안 손과 팔이 곡선으로 움직이는 운동. 플라이 운동은 상체 근육의 운동이 됨.

핸드 웨이트: 플레이트가 달린 강화와 탄력을 증진하기 위해 소형 웨이트.

하이퍼익스텐션(hyperextension): 등의 중앙이나 상부 및 허리 부위 운동으로 특히 골반을 고정하면서 몸통이나 하체를 바닥에서 들어올리는 것과 관련된 척주기립근에 효과적임.

장경인대: 엉덩이부터 무릎 바로 밑 경골 바깥까지 확장된 두꺼운 섬유 조직 인대. 장경인대는 일부 허벅지 근육과 함께 무릎 관절 외부의 안정성을 제공함.

내회전: 몸의 중심을 향해 몸의 일부를 움직이는 활동.

등척 운동: 관절을 그대로 유지한 채 근육을 정적으로 수축하는 운동.

래터럴(lateral): 외측에 위치한.

요추: 척추 아래 부분.

내측: 중앙에 위치한.

메디신 볼: 웨이트 운동과 탄력성을 위해 사용되는 작은 웨이트 공.

중립 자세: 척추의 자연스런 곡선이 유지되는 자세로 한쪽 혹은 양쪽 발을 매트에 두고 누울때 적용됨.

중립: 다리, 골반, 엉덩이나 다른 일부를 구부리거나 앞으로 숙이지 않은 자세

플레이트(plate): 덤벨에 달린 주철로 만든 웨이트. 무게는 보통 56kg에서 시작하고 22kg이나 더 많이 무게를 올릴 수 있다.

후면: 뒤에 위치한.

프레스: 웨이트나 다른 저항력을 몸에서 밀어내게 움직이는 운동.

운동범위: 관절이 굴절자세부터 확장자세 사이에 움직일 수 있는 거리와 방향.

탄력 밴드: 근력 운동에 사용되며 저항력을 제공하는 고무로 된 튜브 혹은 납작한 밴드. '피트니스 밴드', '스트레칭 밴드', '스트레치 튜브' 로도 불림

용어 해설

회전근: 엉덩이나 어깨 같은 관절의 회전을 돕는 일련의 근육.

견갑골: 등 중앙이나 상부에 돌출한 뼈로 '어깨뼈'로도 알려져 있음.

스플릿 스쿼트: 세우지 않은 다리를 세운 다리의 몇 걸음 뒤 바닥에 둔 채 고정된 런지처럼 한 다리로 보조하는 운동.

스쿼트: 엉덩이를 뒤로 내밀며 상체를 내리기 위해 몸무게를 실어 엉덩이와 무릎을 굽혔다가 다시 일어나는 운동. 스쿼트는 주로 허벅지, 엉덩이, 둔부 및 슬근을 목표로 함.

상조적 운동: 운동 간 혹은 운동과 다이어트를 전략적으로 결합하는 것으로 최소한의 시간에 최상의 결과를 생산하기 위해 사용됨.

흉추: 척추 중앙부분.

워밍업: 더 강력한 운동을 위해 몸을 준비하는 짤막한 가벼운 운동.

라틴어 용어 해설

다음 용어 해설은 우리 몸의 근육계를 묘사하기 위해 사용된 라틴어를 설명하기 위한 것입니다. 경우에 따라, 그리스어에서 비롯된 몇몇 단어들은 본문에 표시해 두었습니다.

가슴(Chest)

Coracobrachialis(부리위팔근): 그리스어인 코라코이데스는 "까마귀처럼 생긴 것", 그리고 브라키움은 "팔"을 의미합니다.

Pectoralis major and minor(큰가슴근과 작은가슴근): 펙투스는 "가슴"을 의미합니다.

복부(Abdomen)

Obliquus externus(배바깥빗근): 오블리쿠스는 "비스듬히 기운 것", 그리고 엑스터너스는 "바깥쪽"을 의미합니다.

Obliquus internus(배속빗근): 오블리쿠스는 "비스듬히 기운 것", 그리고 인터너스는 "안쪽"을 의미합니다.

Rectus abdominis(배곧은근): 레고는 "쭉 뻗은, 곧게 펴진 것", 그리고 앱도먼은 "복부"를 의미합니다.

Serratus anterior(앞톱니근): 세라는 "톱", 그리고 안테는 "앞쪽"을 의미합니다.

Transversus abdominis(배가로근): 트랜스버수스는 "가로지르는 것", 그리고 앱도먼은 "복부"를 의미합니다.

목(Neck)

Scalenus(목갈비근): 그리스어 스칼레노스는 "다르게 생겼다"는 의미입니다.

Semispinalis(반가시근): 세미는 "반쪽", 그리고 스파이니는 "척주"를 의미합니다.

Splenius(널판근): 그리스어 스플레니온은 "석고붕대"라는 의미입니다.

Sternocleidomastoideus(목빗근): 그리스어 스터논은 "가슴", 그리스어 클레이스는 "열쇠" 그리고 그리스어 마스토이데스는 "가슴처럼 생긴 것"을 의미합니다.

등(Back)

Erector spinae(척주세움근): 이렉투스는 "곧게 펴진 것", 그리고 스파이나는 "가시"를 의미합니다.

Latissimus dorsi(넓은등근): 래투스는 "넓은", 그리고 도르섬은 "등"을 의미합니다.

Multifidus spinae(뭇갈래근): 멀티피드는 "갈라져 있는 것", 그리고 스파이니는 "척주"를 의미합니다.

Quadratus lumborum(허리네모근): 쿼드라투스는 "네모난 것, 직사각형", 그리고 룸버스는 "허리"를 의미합니다.

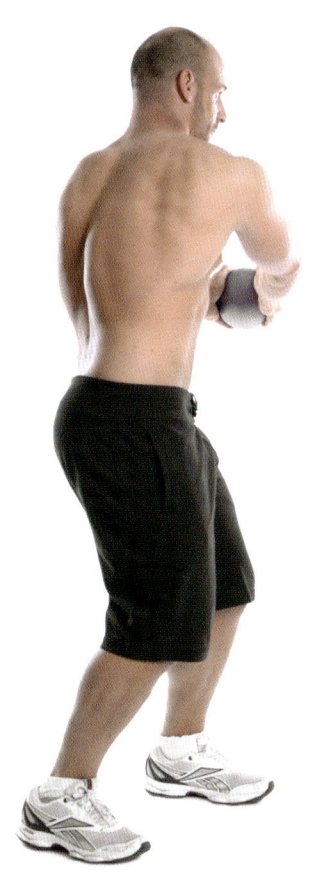

Rhomboideus(마름근): 그리스어 렘베스타이는 "회전하는 것"을 의미합니다.

Trapezius(등세모근): 그리스어 트라페지온은 "작은 테이블"을 의미합니다.

어깨(Shoulders)

Deltoideus anterior, medial, posterior(어깨세모근 전면, 중간, 후면): 그리스어 델토이데스는 "세모난 것"을 의미합니다.

Infraspinatus(가시아래근): 인프라는 "아래", 그리고 스피나는 "가시"를 의미합니다.

Levator scapulae(어깨올림근): 레바레는 "들어올리는 것", 그리고 스카풀래는 "어깨뼈"를 의미합니다.

Subscapularis(어깨밑근): 서브는 "밑", 그리고 스카풀래는 "어깨뼈"를 의미합니다.

Supraspinatus(가시위근): 수프라는 "위", 그리고 스피나는 "가시"를 의미합니다.

Teres major and minor(큰원근, 작은원근): 테레스는 "원형"을 의미합니다.

위팔(Upper arm)

Biceps brachii(위팔두갈래근): 바이셉스는 "머리가 두 개인 것", 그리고 브라키움은 "팔"을 의미합니다.

Brachialis(위팔근): 브라키움은 "팔"을 의미합니다.

Triceps brachii(위팔세갈래근): 트라이셉스는 "머리가 세 개인 것", 그리고 브라키움은 "팔"을 의미합니다.

아래팔(Lower arm)

Anconeus(팔꿈치근): 그리스어 안코나드는 "팔꿈치"를 의미합니다.

Brachioradialis(위팔노근): 브라키움은 "팔", 그리고 라디우스는 "바퀴살"을 의미합니다.

Extensor carpi radialis(노쪽 손목 폄근): 엑스텐데르는 "폄", 그리스어 카르포스는 "손목", 그리고 라디우스는 "바퀴살"을 의미합니다.

Extensor digitorum(손가락폄근): 엑스텐데르는 "폄", 그리고 디지투스는 "손가락,발가락"을 의미합니다.

Flexor carpi pollicis longus(긴엄지굽힘근): 플렉테르는 "굽힘", 그리스어 카르포스는 "손목", 폴리시스는 "엄지손가락", 그리고 롱구스는 "긴 것"을 의미합니다.

Flexor carpi radialis(노쪽손목굽힘근): 플렉테르는 "굽힘", 그리스어 카르포스는 "손목", 그리고 라디우스는 "바퀴살"을 의미합니다.

Flexor carpi ulnaris(자쪽손목굽힘근): 플렉테르는 "굽힘", 그리스어 카르포스는 "손목", 그리고 울나리스는 "아래팔"을 의미합니다.

Flexor digitorum(손가락굽힘근): 플렉테르는 "굽힘", 그리고 디지투스는 "손가락, 발가락"을 의미합니다.

Palmaris longus(긴손바닥근): 팔마리스는 "손바닥", 그리고 롱구스는 "긴 것"을 의미합니다.

Pronator teres(원엎침근): 프로네이트는 "엎침", 그리고 테레스는 "원형"을 의미합니다.

엉덩이(Hips)

Gemellus inferior and superior(아래쌍둥이근, 위쌍둥이근): 게미누스는 "쌍둥이"를 의미합니다.

Gluteus maximus(큰볼기근): 그리스어 글루토스는 "볼기", 그리고 막시무스는 "가장 큰 것"을 의미합니다.

Gluteus medius(중간볼기근): 그리스어 글루토스는 "볼기", 그리고 메디알리스는 "중간"을 의미합니다.

Gluteus minimus(작은볼기근): 그리스어 글루토스는 "볼기", 그리고 미니무스는 "가장 작은 것"을 의미합니다.

Iliopsoas(엉덩허리근): 일리움은 "사타구니", 그리고 그리스어 프소아는 "사타구니 주변근육"을 의미합니다.

Obturator externus(바깥폐쇄근): 옵투레어는 "막다", 그리고 엑스터너스는 "바깥쪽"을 의미합니다.

Obturator internus(속폐쇄근): 옵투레어는 "막다", 그리고 인터너스는 "안쪽"을 의미합니다.

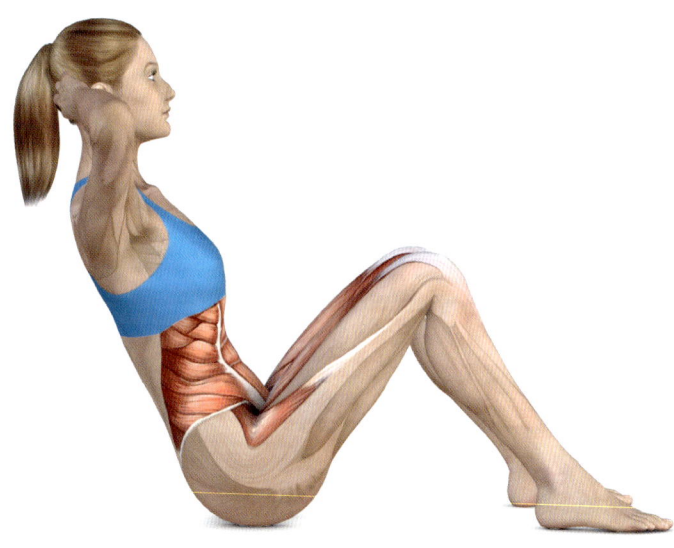

용어 해설

Pectineus(두덩근): 펙틴은 "빗"을 의미합니다.

Piriformis(궁둥구멍근): 피룸은 "배", 그리고 포마는 "~모양의 것"을 의미합니다.

Quadratus femoris(넙다리네모근): 쿼드라투스는 "네모난 것, 직사각형", 그리고 피머는 "허벅지"를 의미합니다.

넙다리(Upper leg)

Adductor longus(긴모음근): 어듀세르는 "수축하다", 그리고 롱구스는 "긴 것"을 의미합니다.

Adductor magnus(큰모음근): 어듀세르는 "수축하다", 그리고 마그누스는 "커다란 것"을 의미합니다.

Biceps femoris(넙다리두갈래근): 바이셉스는 "머리가 두 개인 것", 그리고 피머는 "허벅지"를 의미합니다.

Gracilis(두덩정강근): 그라실리스는 "가늘고 호리호리한 것"을 의미합니다.

Rectus femoris(넙다리곧은근): 레고는 "쭉 뻗은, 곧게 펴진 것", 그리고 피머는 "허벅지"를 의미합니다.

Sartorius(넙다리빗근): 사르시오는 "덧대는 것", 혹은 "고치는 행위"를 의미합니다.

Semimembranosus(반막모양근): 세미는 "반쪽", 그리고 멤브롬은 "팔다리"를 의미합니다.

Semitendinosus(반힘줄모양근): 세미는 "반쪽", 그리고 텐도는 "힘줄"을 의미합니다.

Tensor fasciae latae(넙다리근막긴장근): 테네르는 "늘어나는 것", 파시아는 "띠", 그리고 라테는 "놓여있는 것"을 의미합니다.

Vastus intermedius(중간넓은근): 바스투스는 "거대하고 커다란 것", 그리고 인터메디우스는 "중간"을 의미합니다.

Vastus lateralis(가쪽넓은근): 바스투스는 "거대하고 커다란 것", 그리고 래터랄리스는 "옆쪽"을 의미합니다.

Vastus medialis(안쪽넓은근): 바스투스는 "거대하고 커다란 것", 그리고 메디알리스는 "중간"을 의미합니다.

정강이(Lower leg)

Adductor digiti minimi(새끼발가락모음근): 어듀세르는 "수축하다", 그리고 디지투스는 "손가락,발가락", 그리고 미니무스는 "가장 작은 것"을 의미합니다.

Adductor hallucis(엄지발가락 모음근): 어듀세르는 "수축하다", 그리고 할렉스는 "엄지발가락"을 의미합니다.

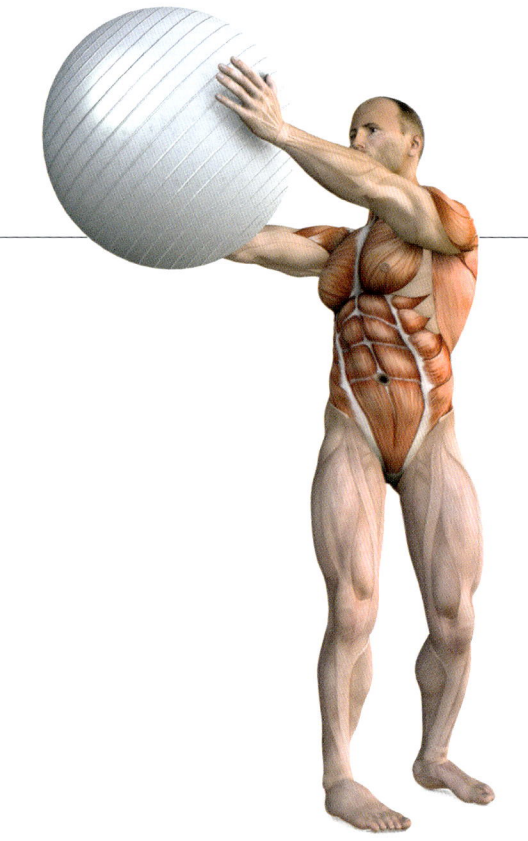

Extensor digitorum(발가락폄근): 엑스텐데르는 "폄", 그리고 디지투스는 "손가락,발가락"을 의미합니다.

Extensor hallucis(엄지발가락폄근): 엑스텐데르는 "폄", 그리고 할렉스는 "엄지발가락"을 의미합니다.

Flexor digitorum(발가락굽힘근): 플렉테르는 "굽힘", 그리고 디지투스는 "손가락,발가락"을 의미합니다.

Flexor hallucis(엄지발가락굽힘근): 플렉테르는 "굽힘", 그리고 할렉스는 "엄지발가락"을 의미합니다.

Gastrocnemius(장딴지근): 그리스어 가스트로크네미아는 "다리 장딴지"를 의미합니다.

Peroneus(종아리근): 페로네이는 "종아리뼈"를 의미합니다.

Plantaris(장딴지빗근): 플란타는 "가자미근"을 의미합니다.

Soleus(가자미근): 솔리아는 "샌들"을 의미합니다.

Tibialis anterior(앞정강근): 티비아는 "갈대 피리", 그리고 안테는 "앞쪽"을 의미합니다.

Tibialis posterior(뒤정강근): 티비아는 "갈대 피리", 그리고 포스테루스는 "뒤쪽"을 의미합니다.

포토 인덱스

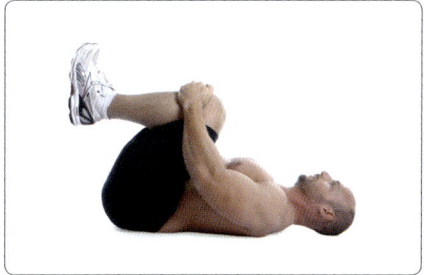

바로 누운 허리 스트레칭
24페이지

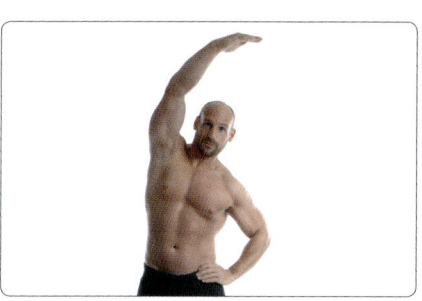

옆구리 스트레칭
25페이지

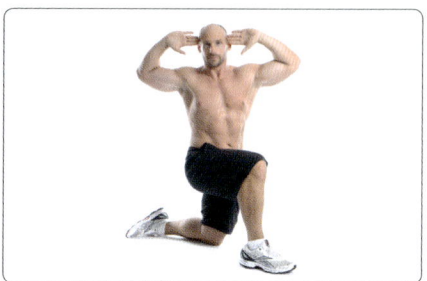

하프 닐링 로테이션
26페이지

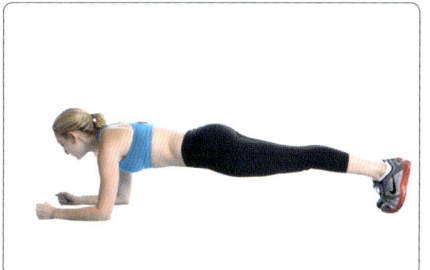

플랭크
30페이지

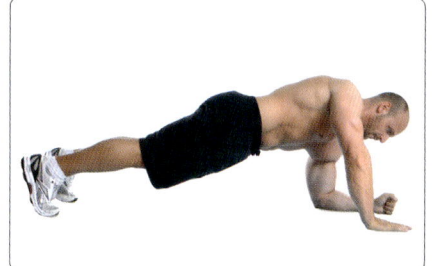

플랭크 업
32페이지

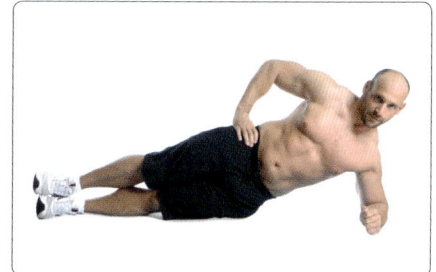

사이드 플랭크
34페이지

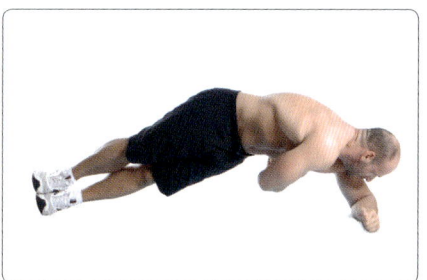

리치 언더 사이드 플랭크
36페이지

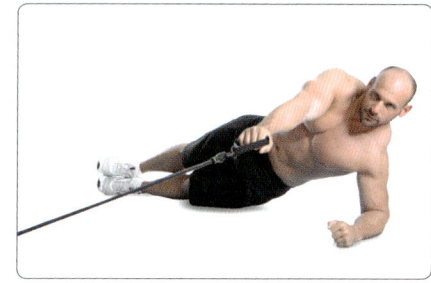

밴드 로우 사이드 플랭크
38페이지

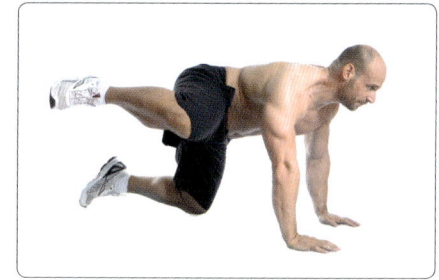

파이어 하이드런트 인 아웃
40페이지

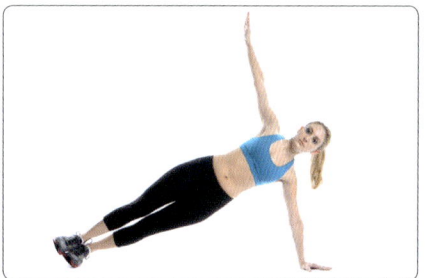

T스태빌리제이션
42페이지

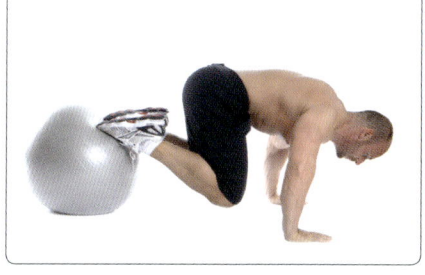

짐볼을 이용한 아토믹 푸시업
44페이지

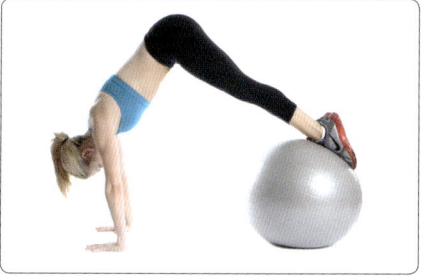

짐볼 파이크
46페이지

포토 인덱스

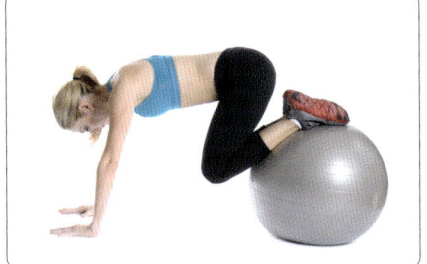
짐볼 잭나이프
48페이지

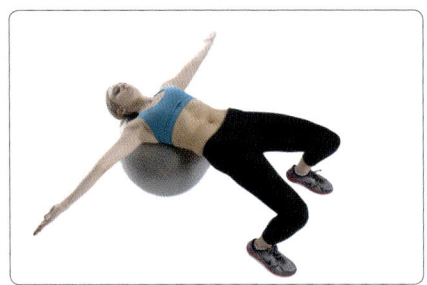
짐볼 레터럴 롤
50페이지

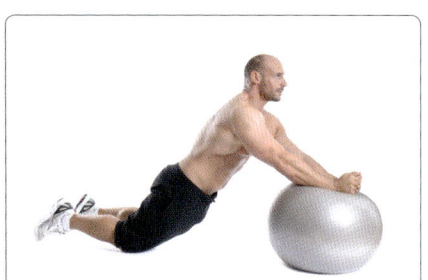
짐볼 롤아웃
52페이지

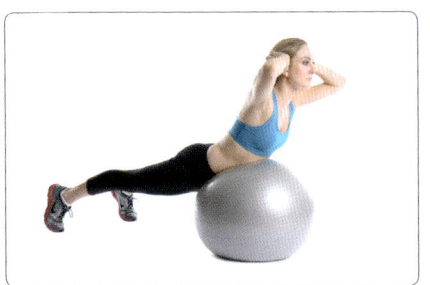
짐볼 하이퍼익스텐션
54페이지

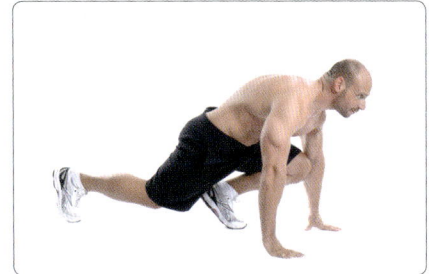
마운틴 클라이머
56페이지

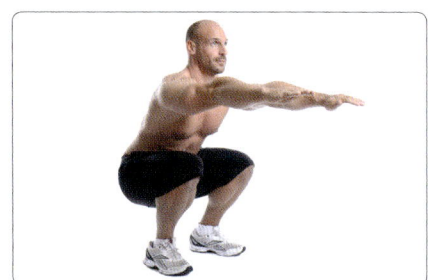
스쿼트
58페이지

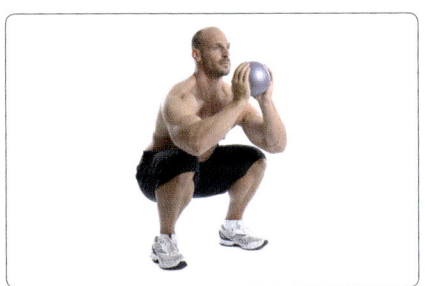
메디신 볼 스쿼트를 응용한 프레스
60페이지

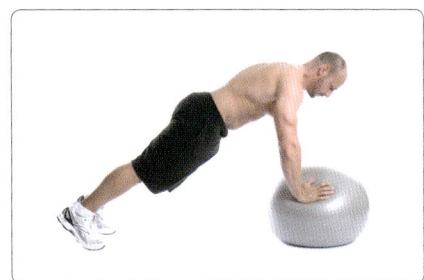
밸런스 푸시업
62페이지

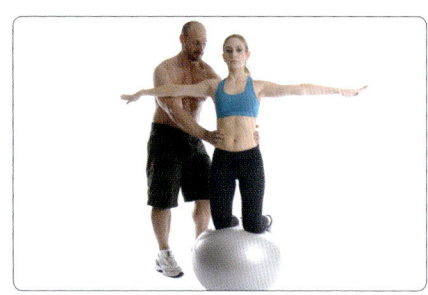
짐볼 위 무릎 앉기
64페이지

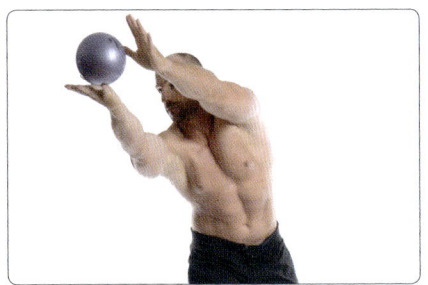
메디신 볼 어깨 위로 던지기
66페이지

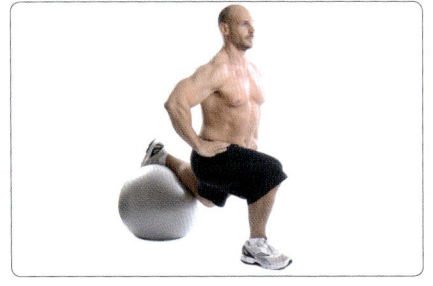
짐볼 스플릿 스쿼트
68페이지

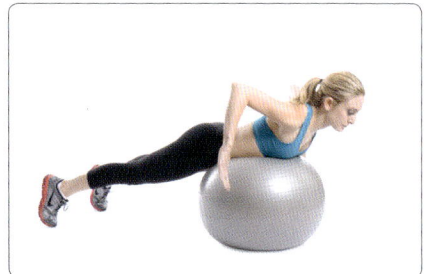
짐볼에 엎드려서 하는 어깨 외회전 운동
70페이지

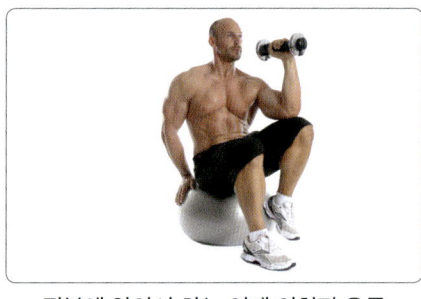
짐볼에 앉아서 하는 어깨 외회전 운동
72페이지

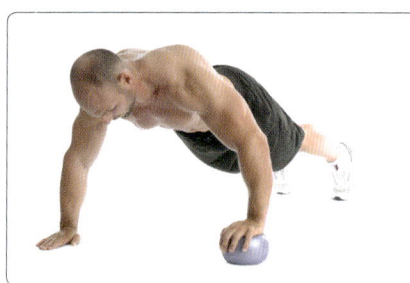
메디신 볼 워크 오버
74페이지

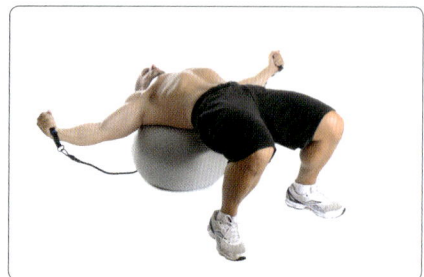
짐볼 밴드 플라이
76페이지

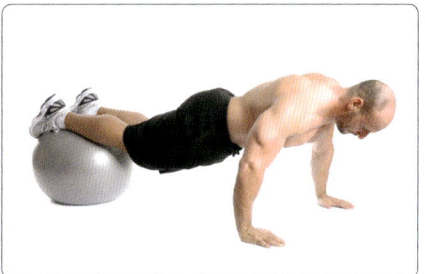
짐볼 워크 어라운드
78페이지

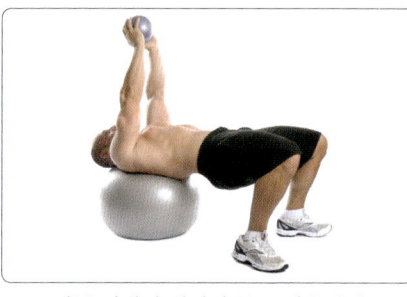
짐볼 위에서 메디신 볼 들어올리기
80페이지

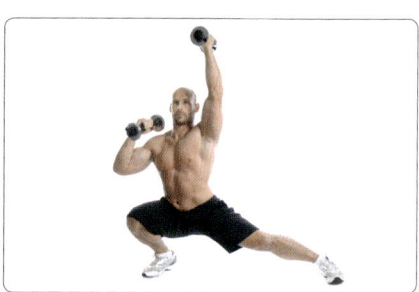
사이드 런지와 프레스
82페이지

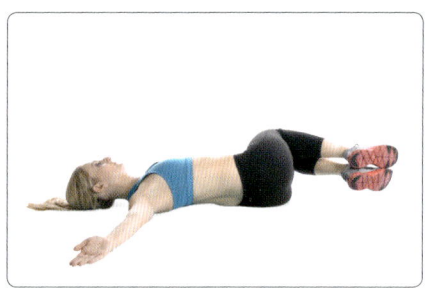
엉덩이 교차하기
84페이지

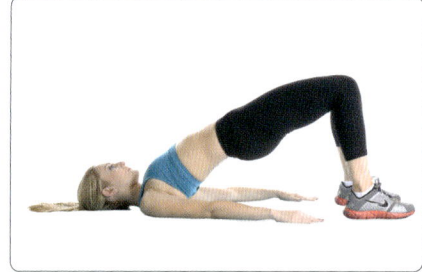
엉덩이 올리기
86페이지

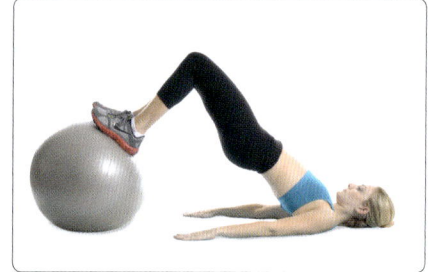
짐볼 위에서 엉덩이 올리기
88페이지

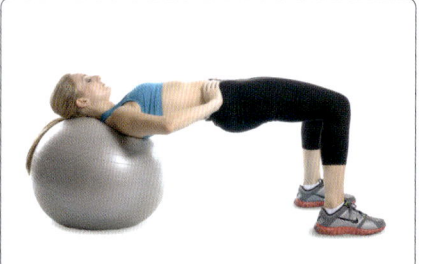
짐볼 브릿지
90페이지

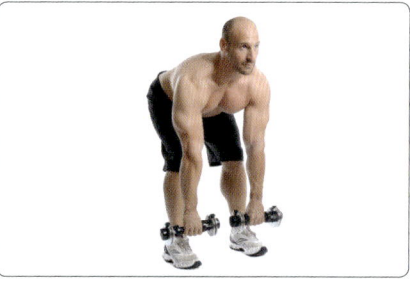
스티프 레그드 데드리프트
92페이지

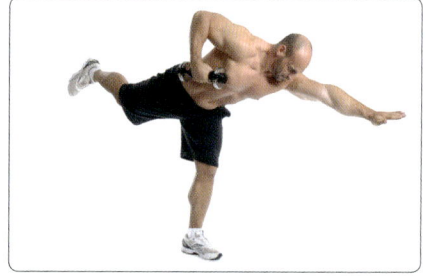
한 다리로 낮게 서 있기
94페이지

포토 인덱스

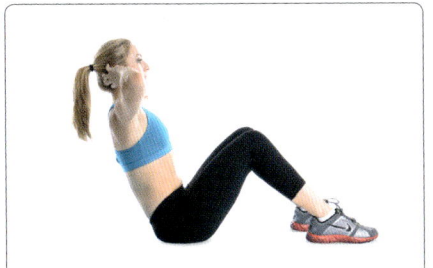
싯업
98페이지

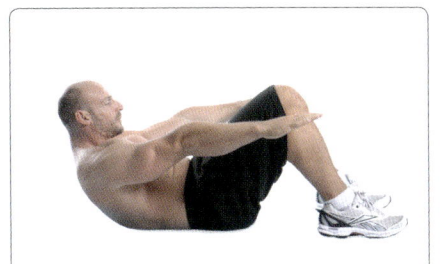
누웠다 일어나 무릎 닿기
100페이지

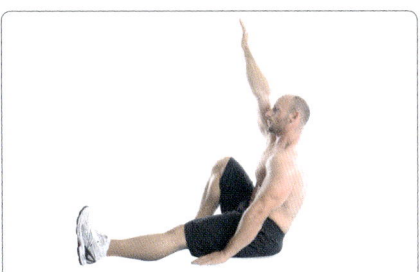
한 팔 싯업
102페이지

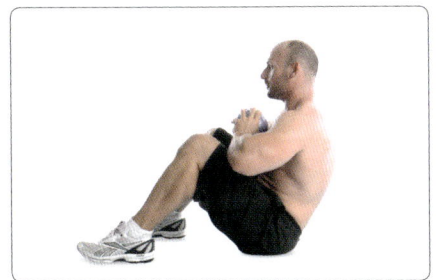
메디신 볼 싯업
104페이지

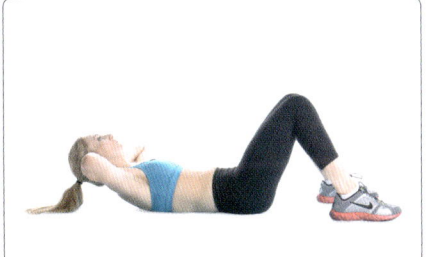
크런치
106페이지

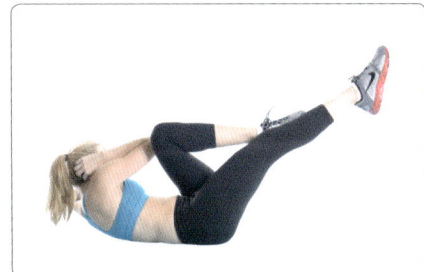
자전거 자세 크런치
108페이지

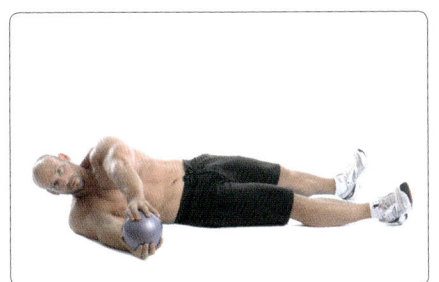
메디신 볼로 하는 대각선 크런치
110페이지

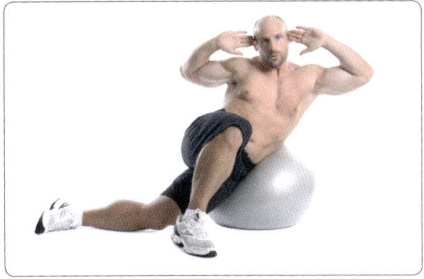
짐볼 옆구리 크런치
112페이지

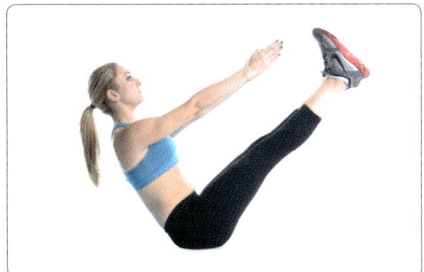
V업
114페이지

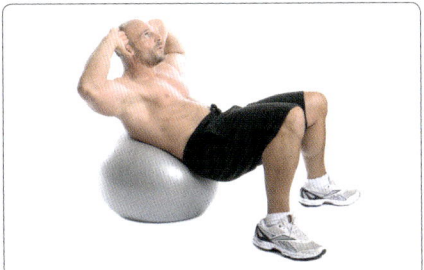
짐볼 크런치
116페이지

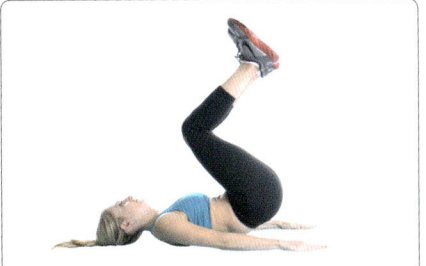
리버스 크런치
118페이지

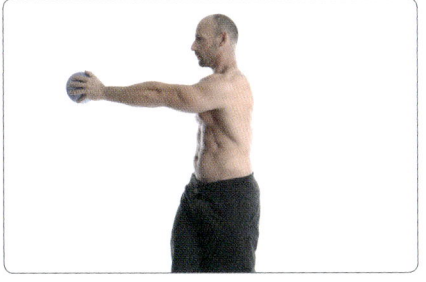
메디신 볼 크게 회전하기
120페이지

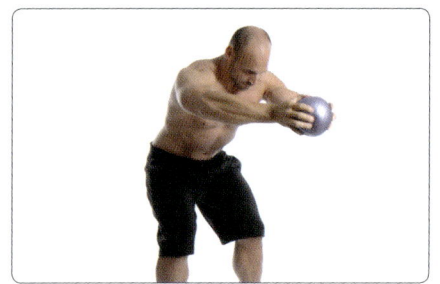
메디신 볼 슬램
122페이지

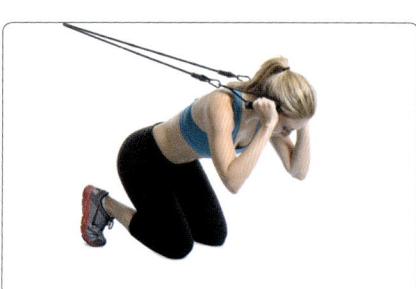
밴드로 하는 무릎 자세 크런치
124페이지

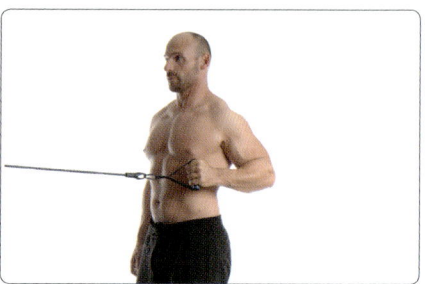
한 팔 밴드 당기기
126페이지

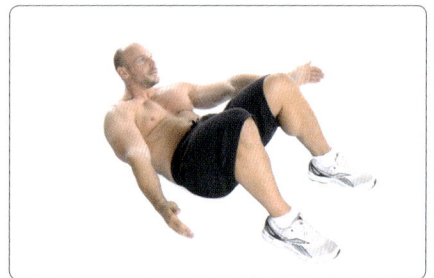
펭귄 크런치
128페이지

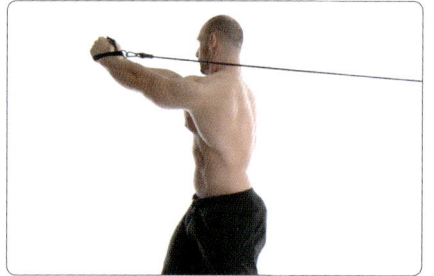
밴드를 이용한 우드 찹
130페이지

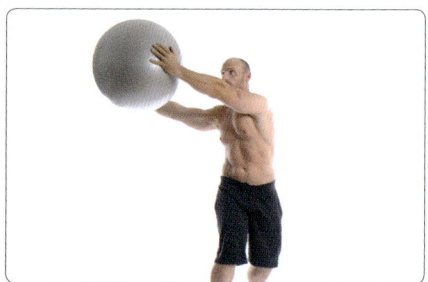
짐볼을 이용한 우드 찹
132페이지

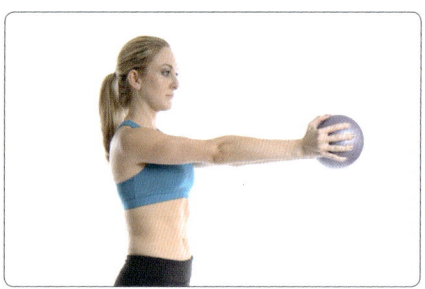
서서하는 메디신 볼 러시안 트위스트
134페이지

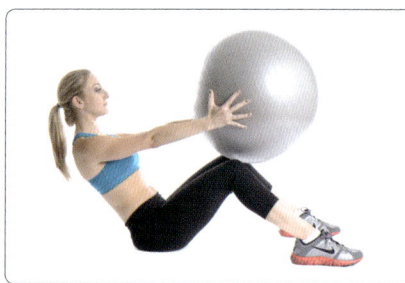
앉아서 하는 짐볼 러시안 트위스트
136페이지

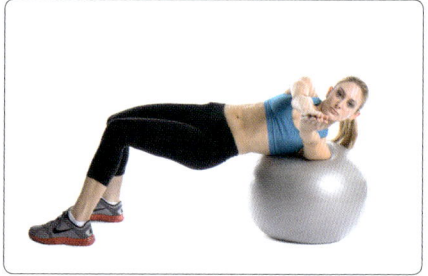
짐볼 러시안 트위스트
138페이지

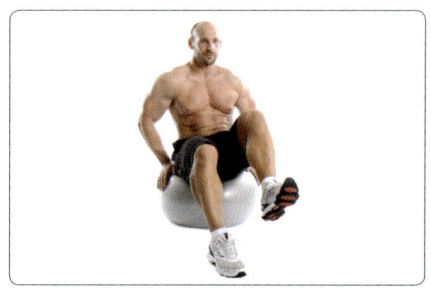
짐볼 위에서 하는 다리 교차해서 올리기
140페이지

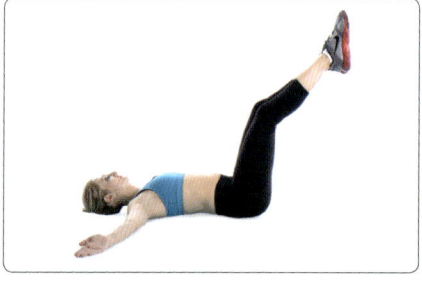
다리 올리기
142페이지

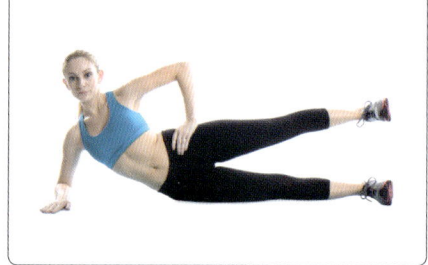
옆으로 다리 올리기
144페이지

포토 인덱스

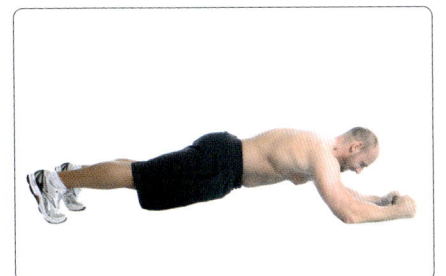
톱 자세
146페이지

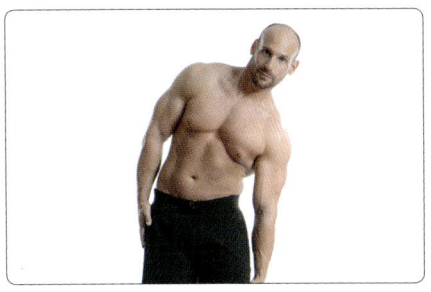
옆구리 내리기
148페이지

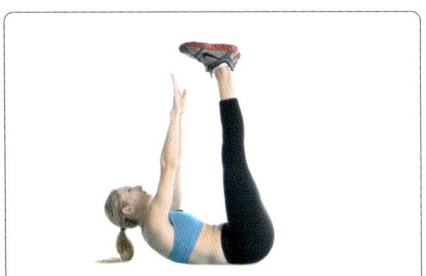
버티컬 레그 크런치
150페이지

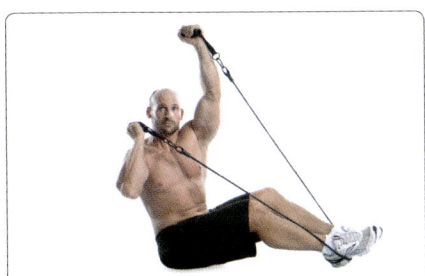
밴드 롤 다운 트위스트
152페이지

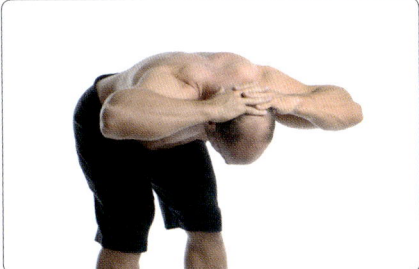
굿모닝
154페이지

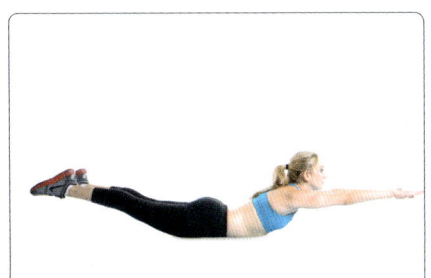
슈퍼맨
156페이지

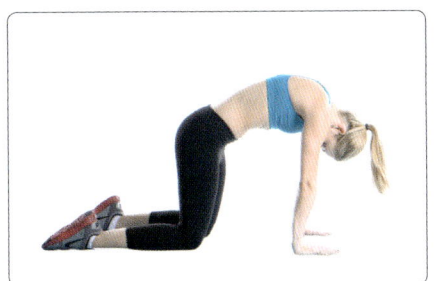
등 올리기 스트레칭
160페이지

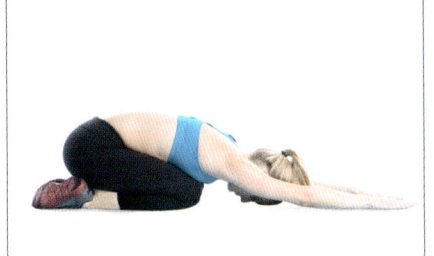
아기 자세
161페이지

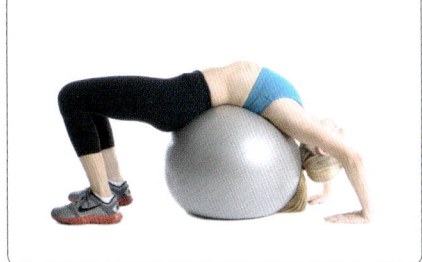
짐볼 위에서 하는 복부 스트레칭
162페이지

저자 및 감수자

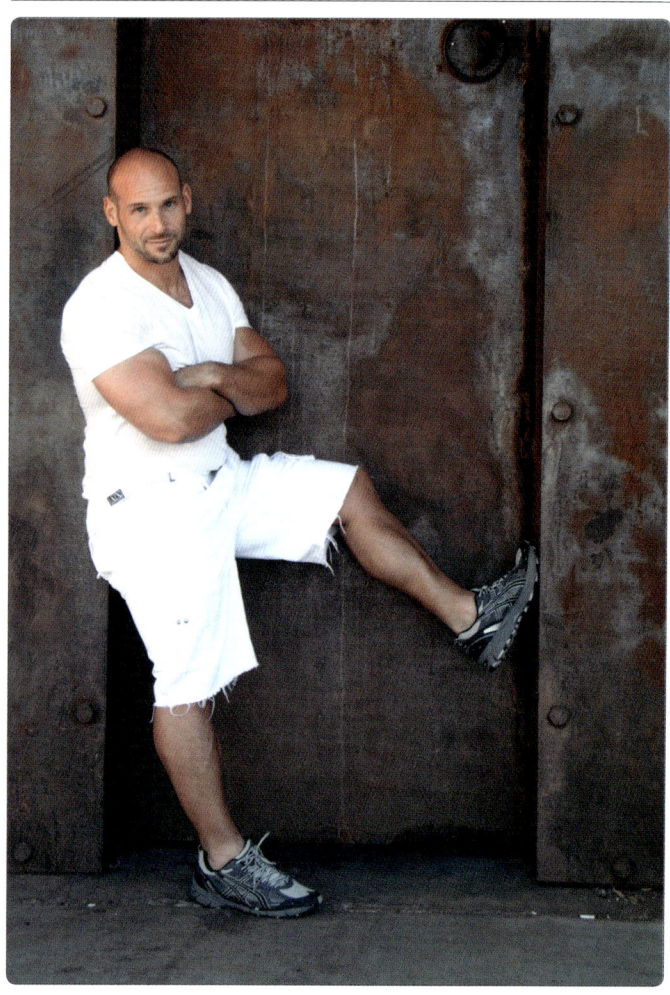

옮긴이 **이지애**

메릴랜드 대학교 심리학과를 졸업하였으며, 현재 번역에이전시 엔터스코리아에서 전문 번역가로 활동하고 있다. 주요 번역서로는 『더미를 위한 NLP』, 『임상심리사 2급』, 『고결한 여인』, 『대한민국 행복지도』, 『반려동물을 잃은 반려인을 위한 안내서』가 있다.

감수 **현명기**

의학박사이자 피부과 전문의로 오랫동안 수많은 환자들을 치료하며 피부미용과 건강에 효과적인 운동법들에 대해 연구해왔다. 옮긴 책으로 베스트셀러 『필라테스 교과서』가 있으며 <요가 교과서>, <네이비씰 피트니스 교과서>를 감수했다. 부산대학교 의학전문대학원 피부과 외래교수, 대한피부과학회 평의원, 대한피부과학회 부산울산경남지회 회장 등을 역임했다.

지은이 **홀리스 랜스 리브만** Hollis Lance Liebman

홀리스 랜스 리브만은 피트니스 매거진의 편집자로 활동해온 내셔널 보디빌딩 챔피언이다. 그는 바디 사진 전문가이자 보디빌딩 및 피트니스 대회의 심판으로 활약하고 있다. 현재 로스엔젤레스에 거주 중인 저자는 열렬한 리뷰어들을 얻으며 할리우드의 일부 엘리트들과 함께 일하고 있다. 영화 엑스맨의 주인공 휴 잭맨 역시 그의 고객이었다.
그의 웹사이트 www.holliswashere.com에 방문하면 피트니스 팁들과 완벽한 트레이닝 프로그램을 볼 수 있다.

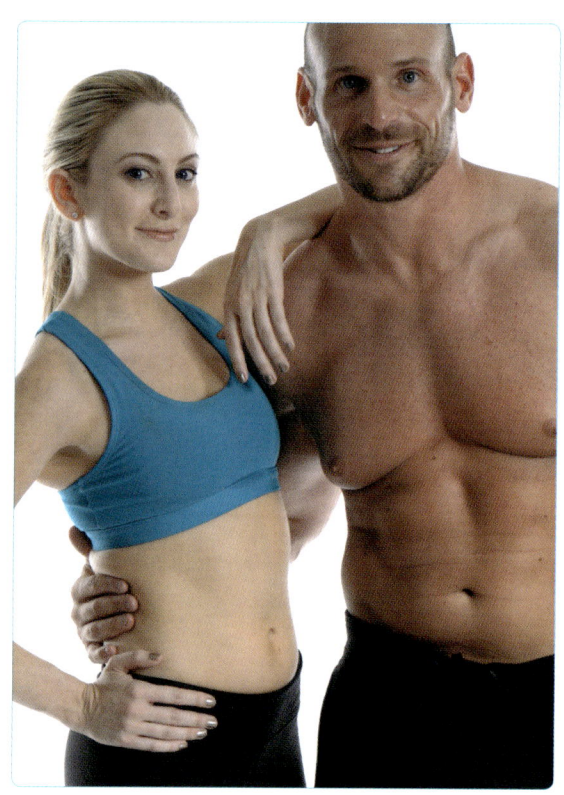

모델 **코리 코헨** Cori D. Cohen

코어 트레이닝 모델인 코리 코헨은 공인 영양사로 뉴욕에 거주하며 건강한 라이프 스타일을 위한 코치로 활동하고 있다. 그녀는 간호센터와 재활센터에 거주 중인 사람들을 비롯하여 다양한 고객들에게 맞춤형 영양 상담 서비스를 제공한다. 델라웨어대학교, 뉴욕주립대학교 산하의 FIT(Fashion Institute of Technology), 그리고 헬스 관련 전공으로 유명한 LIU 포스트를 졸업했다. 현재 신문사 퀸즈 쿠리어(Queens Courier)의 독자들에게 가치 있는 영양 조언을 해주는 컬럼니스트로 활약하고 있기도 하다.